デズモンド・モリス
常盤新平＝訳
ウーマンウォッチング
Desmond Morris
Shinpei Tokiwa
the naked woman
SHOGAKUKAN

ウーマンウォッチング
the naked woman

デズモンド・モリス
Desmond Morris

ウーマンウオッチング　目次

装幀　菊地信義
カバー写真　島袋一雄

訳者まえがき

デズモンド・モリスの『裸のサル』は世界に衝撃を与えました。この本が出版されたのは、一九六七年のことです。全世界で一〇〇〇万部も売れて、ほとんどあらゆる言語に翻訳されました。四〇年後の今読んでも新鮮です。古典と言ってもいいでしょう。

モリスの著作がなぜ多くの人に読まれてきたのか、それは一言で言えば、平易でわかりやすく、しかも面白いからです。モリスは無類のストーリーテラー、話し上手なのです。『裸のサル』のサルばかりでなく、『マンウォッチング』や『ボディウォッチング』『セックスウォッチング―男と女の自然史』などを読み始めれば面白くて最後まで読み通すでしょう。

モリスの本が面白いと言ってしまうのは語弊があるかもしれません。けれども、私などは読んで面白いから読んできたのです。私にもこの『ウーマンウォッチング』は、楽に理解できました。それで翻訳しようという気になったのです。それが動物学者デズモンド・モリスの魅力ではないでしょうか。

モリスは『裸のサル』で人間を体毛のないサルとして分析しました。「人間性」なるものをヒトというユニークな動物が持つ一つの「動物性」であると主張したのです。その後の著作で、モリスはこの見解を推し進めてきました。

『マンウォッチング』の訳者・藤田統氏はそのまえがきで述べています。

〈「マンウォッチング」とは、われわれが毎日の生活で見慣れているごくありふれた動作を、偏見のない目で観察することで、そこから人間行動の真の意味を探りだそうとする新しい試みである。人間は、かくも文明化された社会においてすら、なおも一〇〇万年前の先祖と同じように、自分の感情や欲望を無意識のうちに動作に表してしまう〉

『マンウォッチング』における著者の観察は男女を問いません。モリスはピープルウォッチャーなのです。『マンウォッチング』を執筆していたとき、「いつか女性だけにしぼった『ウーマンウォッチング』」を書いてみよう」と考えたのではないでしょうか。著者は「まえがき」に書いています。

〈本書は、数多くの非凡な特徴を説明しながら、女性の身体をめぐる旅へと読者を案内する。これは医学書でも、心理学者の実験分析でもなく、自然な環境で、現実に見られる女性を賛美した、一動物学者が描く肖像画である〉

「どんな女性もみな美しい肉体を持っている」というのが、モリスの信条です。女性は何百万年もの進化を経て、驚くべき適応性を持ち、洗練を身につけてきました。この地球上でもっとも驚異に満ちた動物と言われています。これはまさしく女性賛美の書なのです。

時代によって、場所によって、人間社会はいろいろな方法で女性の肉体を変え、飾ってきました。モリスはここに注目したのです。そして、できあがったのが、二〇〇四年に出版された本書、『ウーマンウォッチング』(原題〝the naked woman〟)です。

本書ではモリスはそれこそ「頭のてっぺんから爪先《つまさき》まで」の女体についてのガイド役を務めました。彼は女性の肉体について微に入り細を穿《うが》って明確に説明してくれます。それで驚くのですが、この動物学者は現代風俗の鋭い観察者でもあります。それも西欧だけの風俗を紹介しているのではなく、日本も含めた世界各国に目を配っています。ただ、日本については、モリスも誤解しているところがあるように見えます。しかし、これはご愛嬌《あいきょう》ととってもいいでしょうか。

『ウーマンウォッチング』に動物学者の目で見た女性の肉体の理解があります。科学的な事実がそこにちりばめられているのです。しかも、エピソードに富んでいて、その上、意外な結論が数多くあります。本書を読めば、モリスが「ヒューマン・アニマル、すなわち、人間という動物」のすぐれた観察者であることがわかります。たとえば「目」について。なぜ恋人同士がお互いに相手が魅力的に見えるのか。モリスは明快に解説しています。目の中心にある瞳孔《どうこう》は光の強弱を調節する。大好きなものを見ると、「瞳孔はふだんより拡大し、嫌いなものを目にすると瞳孔は収縮」する。では、恋人同士が開いた瞳孔を見つめ合うときに、なぜ相手が魅力的に見えるのか。本書を読めばその理由が明らかになります。

デズモンド・モリスは一九二八年の生まれですから、本書は彼がじつに七六歳のときの著作ということになります。とてもそうした年齢で書いたとは思われない、若々しさに溢《あふ》れた著書です。モリスが女性の部位を観察する目には旺盛《おうせい》な好奇心が感じられます。彼の目がときにエロティックに見えると言えば言いすぎになるでしょうか。

本書には、はじめて知る事実が数多くあります。いや、女性の身体について無知だったと悟る読者がきっと多いでしょう。私もその一人でした。向こうみずにもこの翻訳を引き受けたのも、一つには、女性の肉体の秘密を科学的に知りたかったからです。もう一つは門外漢の私にも翻訳ができるように思われたからです。

モリスの著作は私にとって読んで啓発され、しかも楽しい経験でした。それでも、『ウーマンウォッチング』の翻訳を小学館より依頼されたとき、私は正直なところ戸惑いました。小学館が翻訳者の選択を間違えたのではないかと思いました。私はこれまでアメリカの小説のほかにノンフィクションを翻訳しています。ノンフィクションは主としてマフィアとか、アル・カポネとか犯罪ものでした。『ウーマンウォッチング』のようなノンフィクションを手がけるのは始めてです。「わかりやすく正確に翻訳してもらえばいい」というのが小学館の唯一の注文でした。

読んでみますと、たしかにわかりやすい。専門用語がたくさん出てきますが、辞書でなんとかなりそうです。それで好奇心もあって、翻訳を引き受けました。以下の方たちが手伝ってくれました。天井典子、沖たみ、紀眸、久原寛子、針生真理のみなさんです。文京区湯島の聖堂に一室を借りて、五人の方たちと一年かかって翻訳をすすめ、用語を調べ、訳語の統一をはかりました。

それは難しい作業でしたが、楽しくもありました。乳房や膣などの部位にはセックスのことがふんだんに出てきます。そうした描写に笑いを誘うこともあり、モリスという学者は好色なのではないかとふと思ったものですが、しかし、著者に対してそのような印象を持つのは、訳者がいっそう好色だからではないかと反省しました。それで、私も厳粛に翻訳したつもりです。

女性の肉体について、本書のように興味深く書かれたものはほかにないでしょう。内容は科学的であって、しかも興味深いという本はなかなかないものです。『ウーマンウォッチング』はその稀《まれ》な例でしょう。

頭から始まる本書は、身体の中心部に行くにしたがって、次第に高揚していきます。著者の息づかいのようなものが感じられます。

著者はまたつねにユーモアも忘れません。「恥毛」の最後に書いています。フランス国王に仕えた淑女たちは憂さ晴らしに「魅惑的な陰毛にしようとたがいに競い合い、過度な装飾に耽《ふけ》っていた。リボンで結ぶ者、花で飾る者、宝石をちりばめる者……」。そして、モリスは「恥毛」をこうしめくくります。

〈このように、宝石で飾られた陰部は身体の中でいちばん貴重な部位となったので、女性の性器のよく知られた婉曲《えんきょく》表現の「女の宝石箱」や、単に彼女の「お宝」となった〉

はじめに書いたように、モリスは生まれながらのストーリーテラーなのです。女性の身体の一つひとつの部位から、物語をつむぎだしているのです。本書はデズモンド・モリス先生という動物学者の女性賛歌です。

最後に、本書の翻訳の機会を与えてくださった飯沼年昭氏、そして編集の労をとられた吉田兼一氏にあつくお礼を申し上げます。

二〇〇六年十二月

常盤新平

謝辞

私の心からのお礼をとくに次の方々に申し上げたい。不断に私を励まし、建設的な批評をしてくれた、妻のラモーナ。幾度となく貴重な討論を重ねてくれた、同僚のクリーヴ・ブロムホール。編集者の意見で、ランダムハウスのマーセラ・エドワーズ、キャロライン・ミシェル、ダン・フランクリン、エラー・オルフレイ。粘り強い写真の探索で、ナディン・バザー、本書の写真のデザインで、デーヴィッド・フォーダム。

まえがき

本書は、数多くの非凡な特徴を説明しながら、女性の身体をめぐる旅へと読者を案内する。これは医学書でも、心理学者の実験分析でもなく、自然な環境で、現実に見られる女性を賛美した、一動物学者が描く肖像画である。

人間の女性はその進化の過程で、男性よりも劇的な変化を遂げてきた。ほかの霊長類の多くの雌が持つ特性を失い、現代女性として、一種変わった独特の存在となった。

あらゆる女性は美しい肉体を持っている。美しいのは、何百万年にも及ぶ進化の輝かしいゴールであるからだ。女性には、地球上でもっとも素晴らしい生物たらしめる、驚くべき適応力と微妙な洗練が備わっている。にもかかわらず、さまざまな時代に、さまざまな場所で、人間社会はありとあらゆる方法で女性の身体を修正し、装飾して、より美しくしようと努めてきた。こうした努力の文化は楽しいものもあれば、苦痛に満ちたものもあったのだが、すべては、すでに美しい女性をさらに美しくするためになされた。

美の概念は地域によって大きく異なり、いずれの社会も何がより魅力的かという独自の見方を発展させてきた。ある文化はほっそりした体形を好むかと思えば、ふくよかな身体を好む文化もある。小さな胸を好む文化もあれば、大きい胸を好む文化もある。白い歯を好む文化もあれば、ヤスリで削った歯を好む文化もある。剃髪《ていはつ》を好む文化もあれば、長い豊かな髪を愛する文化もある。西欧文化の中でも、気まぐれなファッション界では最先端の流行がつねに入れ替わるので、際立った相違が見られる。

その結果、頭から足までたどる各章では、すべての人間の女性が共有する、素晴らしい生物学的特徴を説明するだけでなく、こうした特徴が誇張され、抑制され、拡大され、縮小される多くの方法を論じ、そのようにして、世の中でもっとも興味をそそる主題である「裸の女性」の全体像を描いてみたい。

個人的なことをひとつ記しておくと、本書は、人間の女性の進化や地位に、一生魅せられてきたことを物語っている。数年前、私はこの魅力に導かれて、アメリカのテレビ番組『人間の性』シリーズをつくることになり、全世界の男と女の関係の性質をくわしく調べた。さまざまな地域に足を運ぶほどに、多くの国で女性がいかに扱われているかを知るにつれ、悩みと怒りは増すばかりだった。西側社会ではフェミニストの抵抗運動により進展が見られたが、世界のほかの地域では、いまだに何百万という女性たちが、男性の「所有物」であり、社会的に劣る存在と見なされている。彼女たちには、フェミニスト運動などまったく関係なかった。

人間の進化を研究してきた動物学者の私にしてみれば、男性支配の傾向は、何百万年にもわたってホモ・サピエンスが進化してきた道のりに歩調を合わせるものではない。種としての人間の成功は、男と女の仕事の分担によるもので、男性は狩りの専門家になった。小さな部族生活では、男性は狩りのために部族を離れ、女性が社会生活の中心的な存在となって、食料を集め、調理し、子どもを育て、つねに部族をまとめていたのである。男性がきわめて重要な仕事にいっそう集中するようになると、女性はいくつかの問題を一時にうまく解決できるようになった（この性格の違いは現代のわれわれにも見られる）。男女どちらかの性が相手を支配することはけっしてなかった。生きていくために全面的に頼り合っていた。原始時代、人間の男女関係はバランスがとれていたのだ。違いはあったが、平等であった。

人口が増えて、町や都市がつくられ、部族民が市民となるに及んで、このバランスは失われた。それには、人間社会の中心にあった宗教が大きな役割を果たした。

古代には、偉大な神はつねに女性だったが、都市化が進むと、彼女は不運にも性転換を受け、わかりやすく言えば、慈悲深い母なる女神は権力主義の父なる男神となった。執念深い男神の後押しを得て、長い年月、無慈悲な聖職者たちは豊かな安定した生活と、男性の高い社会的な地位を確保した。それは、進化による生得権からかけ離れた、低い社会的地位に沈んだ女性たちの犠牲によったのである。

女性参政権を主張した人たちや、その後のフェミニストが取り戻そうとしたのが、この生得権だった。このような女性たちは社会的な尊敬を新たに求め、新たな権利を強く主張していたと思われるかもしれない。しかし、実は、彼女たちはたんに遠い昔にあった、原始時代の役割が戻ってくるのを求めていたにすぎなかった。西側では、彼女たちは十分な成功を収めたが、ほかの地域では女性の従属は広く維持されつづけている。

『人間の性』シリーズが終了してから、いっそうこの問題が頭から離れなくなったので、一九八五年の拙著『ボディウォッチング』の新版が出されると決まったとき、私は、前の本と同じように両性を扱うのではなく、新版では女性の身体だけに限定することにした。『ボディウォッチング』では、人間の身体を頭から足の爪先まで、順番に各部位を取り上げて考察した。本書でも同じ方式で、頭から足の爪先まで、さらに正確に言えば、頭髪から足まで、読者を解剖学的探査の旅へ案内する。『ボディウォッチング』から一部の内容が組み込まれているが、ほんのわずかである。前の本の改訂版として出発したとはいえ、『ウーマンウォッチング』はまったくと言っていいほど新しい本に仕上がった。

各章で、私は、すべての女性が共有する、女性の身体に特有の部位の動物学的特徴を提示し、ついで、さまざまな社会がこうした動物学的特徴を修正してきた多様な方法を考察した。非常に興味深い発見の旅であったので、本書を書き上げた今、女性の身体の複雑さについて知っていることすべてを、一八歳のときに知っていたらと切望しきりである。

進化

ネオテニー（幼形成熟）化するヒト

動物学者にとって、人間は非常に大きな脳を持つ、尾のないサルである。人間のもっとも驚くべき特徴は、まさに信じられないほどの成功を収めてきたことだ。他種の類人猿が終《つい》の住処《すみか》にうずくまって、チェーンソーの到来を待つ間に、六〇億の人間は世界のほぼ全域に出没し、ものすごい速さで、ものすごく遠くまで拡散して、巨大なバッタの大襲来のように、景色を劇的に一変させた。

人間が成功した秘密は、どんどん増大する人口の中で生きていく能力だった。最高の人口過密状態でも、人間は生活のストレスに適応し、他種のいかなる類人猿も耐えられない環境下で繁殖をつづけることができる。この能力と結びついたのが、人間を新しい挑戦へとたえず向かわせる、飽くなき好奇心である。

こうした友好性と好奇心の不思議な結びつきは、人間に見られる、幼児的な形質が成人になっても維持される、ネオテニー（幼形成熟）という進化過程によって可能になった。ほかの動物は子どものときはよく遊ぶが、成長するとこの特徴を失う。人間は一生、遊び心を持ちつづける。いつまでも大人にならないピーター・パンのような種なのである。

もちろん、大人になれば、遊びをいろいろな名前で呼ぶ。芸術とか研究、スポーツ、哲学、音楽、詩、旅行、娯楽とかという風に。子どもの遊びと同様に、こうした活動にはすべて、革新や冒険、探究、創造性が伴う。そして、こうした活動が私たちを真の人間にしたのである。

男性と女性は、まったく同じように進化の道のりをたどってきたわけではなかった。どちらも「子どものような大人」への長い道のりを進んできたが、ある特徴を持ちながら、わずかに異なるペースで前進してきた。男性は行動に、女性は肉体の構造に、子どものようなところがわずかにだが多い。

たとえば――。

三〇歳の男性は、同年齢の女性より一五倍も事故に遭いやすい。それは男性が、子どもの遊びの危険を冒す要素を女性よりも強く持ちつづけているからだ。この性質は男性をしばしばトラブルに巻きこむが、原始時代には、狩猟に成功するために男性が危険を冒さざるをえなかったときの貴重な長所であった。

原始時代の女性はじつに貴重な存在だったから、狩猟に出るような危険を冒すわけにいかなかったが、部族の男性は消耗品だったので、危険を冒す役まわりはもっぱら彼らが担うことになった。狩猟中に男性が数人死んでも、小部族の繁殖能力は低下しなかったが、女性が数人死ねば、繁殖率はいちじるしい危機に瀕《ひん》した。原始時代は地球上に生きている人間がごく少数だったから、繁殖率が非常に重要だったことを心にとめておかねばならない。

発明家は女性より男性のほうが多い。危険を冒すのは、肉体的であるばかりでなく、精神的なものでもあった。発明はつねに、何度も試されて、信頼されてきた伝統に頼らずに、未知の様式を試してみるという危険を伴う。女性は用心深くあらねばならなかった。原始時代に、部族社会の中心的役割を担い、狩猟以外のあらゆる責任を負っていた女性は、高くつく失敗をするわけにいかなかった。

進化の過程で、女性は同時に五つか六つのことをこなすのが男性より上手になった。言葉によるコミュニケーションがより流暢《りゅうちょう》になった。嗅覚《きゅうかく》、聴覚、触覚、色覚はすべて男性よりすぐれていた。よりよい養育者、感受性豊かな親になり、男性より病気に対する抵抗力がついた。母親の健康はきわめて重要だった。

こうしたことから、男性と女性の脳には違いが出た。すなわち、男性は、女性が「少女」の特徴を維持するよりも多くの「少年」の特徴を持ちつづけた。男性は想像力に富み、ときに強情になった。女性は分別と気遣いを身につけた。こうした違いはそれぞれの社会的役割に好都合だった。男性と女性とがお互いに補足し合い、共同作業を行うことで成功がもたらされたのである。

身体面では、話はかなり違ってくる。新たな分業が進んだことにより、男性は、狩猟のために、いっそう筋骨たくましく、活発で丈夫な身体が必要とされた。平均すると、男性の身体には二八キログラムの筋肉があるのに、女性には一五キログラムしかない。典型的な男性の身体は、女性より三〇パーセント強く、一〇パーセント重く、七パーセント高い。

女性の身体は繁殖のためにきわめて重要なので、男性以上にうまく飢餓《きが》から身を守らなければならなかった。その結果、肉づきがよく曲線的な平均的女性の身体には二五パーセントも脂肪があるのに、筋骨たくましい男性には一二・五パーセントしかない。

赤ん坊のような身体で男心をそそる

こうして女性に幼児のような皮下脂肪がより多く維持されるのは、女性の非常に幼児的な特徴で、ほかにも数多くの、女性に役立つ幼児的特徴があった。成人男性は進化によって、自分の子どもをしっかり保護するように条件づけられてきた。生育過程で成長が遅い人間の子どもは両親の手助けを必要とした。丸みのある、皮下脂肪に覆われた人間の赤ん坊の身体に、父親はとても強く反応する。これを女性は都合よく利用し、女性が赤ん坊のような身体の特徴を多く見せれば見せるほど、いっそう保護しようとする反応を配偶者から引き出せたのである。

たとえば、女性は成人しても男性より高音の声を保持した。低い男性の声の周波数は毎秒一三〇～一四五サイクルで、高い女性の声の周波数は毎秒二三〇～二五五サイクルである。つまり、女性は子どものような声を持ちつづけてきた。

女性は顔にも多くの幼児的な特徴を保持したが、もっとも際立っているのが、子どものような体毛であった。成人男性は眉《まゆ》が濃くなり、顎《あご》や鼻ががっしりし、口髭《くちひげ》や顎鬚《あごひげ》や胸毛が生えるけれど、女性はすべすべした華奢《きゃしゃ》な骨格の、赤ん坊の顔を持ちつづけた。

つまり結論として、人間の男性と女性は、進化するにつれてネオテニー（幼形成熟）的特徴が多く見られ、男性には身体的変化はあまり現れないが、よりいっそう子どものような行動をし、女性には精神的特徴はあまり現れないが、よりいっそう子どものような身体的特徴を持つようになった。

どれだけ男性と女性が違うかについて、ここでこうやって指摘しておくことは重要である。さまざまな性差を列挙することに専念してきたが、男性も女性も人間は、あらゆる点でほかの種の雌雄よりネオテニーの例が一〇〇倍多い、ということを心にとどめておかねばならない。

男性と女性の違いはたしかに存在していて、非常に興味深いが、依然として微々たるものだ。それでも男女の違いを長々と述べてきたのは、人間の女性の身体が多くの点で男性より進化している、すなわちネオテニーの例がより多く見られるという事実を最初に証明するのが重要であるからにすぎない。

この事実を理解すれば、女性の肉体を頭から足の爪先までたどるとき、女性の身体に数多くある特徴を明らかにできるだろう。それはすべてを解明するものではない。なおその上に、女性の肉体、とくに性器や生殖器には、女性の身体をこれほど高度に進化した、すばらしく緻密《ちみつ》な組織にする、多くのきわめて独特な進化による発達があったからである。

いずれわかることであるが……。

頭髪

なぜ人間の髪は伸びるのか

今日では、頭髪が自然に伸びるのにまかせて伸ばし放題にしている女性はほとんどいない。もしそんなことをすれば、膝《ひざ》まで届く長いたてがみのようになってしまうか、肌の黒い人種なら、巨大なぼさぼさの茂みが頭を覆い隠すだろう。

私たちの遠い祖先が、ナイフや鋏《はさみ》、櫛《くし》など髪の手入れをする道具を発明する以前の原始時代に、いったいどうやって伸びすぎた頭髪を扱っていたのか、という問題は、けっして人類学者によって議論されることはない。おそらく彼らには答えられないのであろう。

しばしば、書物で原始時代の人間が描かれるとき、その時代を想像し再現した絵には、なぜか不思議にも、ポーズをとる前に、美容師のところを訪れたと思われる女性たちが描かれている。彼女たちの頭髪はきまって短すぎるのである。売春婦ではなく、美容師が世界最古の職業でないかぎり、本来長い髪の毛であるはずのところが短く描かれているのは誤りであり、その誤りは女性の肉体の重大な謎のひとつを隠している。

なぜ人間の女性はそんなに滑稽《こっけい》なほど髪を長く伸ばすのか？　原始時代の部族社会では、あまりに長すぎる、揺れ動く頭髪のケープは、孔雀《くじゃく》の尾よろしく、とても邪魔になっただろう。それほど度を越えた発育の進化上の利点は何だったのか？

さらに奇妙なのは、頭の上と腋《わき》の下と性器を除けば、典型的な人間の女性は事実上、体毛がないことである。確かに、拡大鏡で見れば、皮膚全体に細かな発育の止まった体毛が見えるけれども、遠くからでは目に見えないし、女性の皮膚は機能的には裸である。そのために長さ一メートルもの頭髪がいっそう異様に見えてくる。

人間の髪形をその起源までさかのぼって調べるのはさほど難しいことではない。チンパンジーの胎児はおよそ二六週のころ、毛の生え方が人間の成人に酷似している。人間では、この毛の生え方が成人までもちこされるのも、もうひとつのネオテニーの例だ。

出生前から全身が毛で覆われる類人猿と違って、人間は一生涯、胎児のときのままである。この点で男性は女性より進化せず、毛深くて、長い口髭や顎鬚が生えるが、男性も女性もほぼ全身の表面は、機能的には裸のままである。非常に毛深い男性でも、凍える夜に自分の胸毛で暖をとったり、強烈な日射しから日焼けを防ぐことはできない。

そうすると、人間はほかのいかなる種と比べても、とりわけ奇妙な毛の生え方を自然から分け与えられたように思われる。チンパンジーの胎児の毛の生え方は、私たちが成人の奇妙な毛の生え方を獲得した段階を教えてくれるかもしれないが、それを成人まで保つことで、どのような生存上の利点を得たのかは教えてくれない。確かに明白な説明はなく、不確かな憶測ばかりである。

人間の起源は水生動物だったという説の提唱者によれば、人間は泳ぎに適応するように身体の毛皮を失ったが、日光から頭の上を守るために頭髪が残ったのだという。また、一メートルもの女性の頭髪は、子どもが母親と一緒に泳ぐとき、しがみつくのに役立ったというのである。

水生説を批判する人たちはこの説には無理があると考える。もし母親が食べものを求めて水中に潜っていたとしたら、子どもを同伴するとは考えられない。また、私たちの祖先が暑いアフリカで進化したのであれば、長く垂れさがった髪形ではなく、現代のアフリカの人たちに見られるような、もっとぼさぼさした髪形になりそうだ。

しかし、頭髪が保護する役割を果たすという考えには、水中でも陸でも、何らかのメリットがある。太古の人間がアフリカのサバンナで昼間に狩猟・採集をするようになれば、熱帯特有の強烈な日射しを遮るものが必要になる。濃い頭髪は頭を保護し、頭以外の皮膚が露出していることは発汗によって素晴らしい冷却効果を増すだろう（汗は、露出した皮膚では、毛皮のコートを着ているときの五倍も効率的に冷却する）。

アフリカに生息するほかの動物が毛皮を保持していたとしても、それはたいてい太陽が照りつけない夜明けや夕暮れに活動したからだろう。太古の人間は、ほかの類人猿やサルと同じく概して昼に活動する動物であった。

ただし、これは、濃いぼさぼさした毛が頭を覆い、過熱しないように脳を効果的に保護する、典型的なアフリカ人の髪形の説明になるかもしれないが、より冷涼な地域から北の国に住む人間が長く垂れさがった髪をもつ謎を解明してはくれない。

非常に長い頭髪は、肩から背中を覆う自然のケープのように、冬には北の国に住む人々の身体を温めてくれるという人類学者もいる。夜にうずくまると、長いたてがみのような髪が凍えるような寒さを防ぐ毛布代わりにもなるだろう。動物の皮で身体を覆って、まさしく最初の衣服を作ることをそこから思いついたのかもしれない。しかし、もしそれが事実だったとすれば、なぜ寒冷地に住む人間は、身体を保護するために、全身を覆う厚い体毛のコートを再生しなかったのか？　この説明には重大な不備がある。

もっとも信憑性《しんぴょうせい》のあるのは、人間の異様な頭髪は種を示す旗、つまり私たちをすべての近縁種（人間は長い間無視している）と区別して目立たせる目印としての機能をもつという説明である。

衣服や裁断道具をつくりだすずっと以前の、遠い祖先の小集団を描いてみれば、明らかに人間は地球上に住むほかの動物とひどく違って見える。裸の身体で、揺れ動く長いケープや大きな毛の茂みを頭に頂いた私たちの祖先は、後ろ足で歩きまわる新種の動物だと一目で識別できるだろう。

これは種を区別する奇妙な方法に思えるかもしれないが、ほかの類人猿やサルを見れば、変わった髪の形が種の標識としていかに多く見られるかがすぐにわかる。とさかやたてがみ、ケープのような頭髪、顎鬚や口髭、一部が色鮮やかな毛など、その種類はじつに多様である。霊長類はもっぱら視覚に頼る動物であるので、目立つ信号を示すことが、種を区別するのにもっとも早い、かつ効果的な方法なのである。

原始時代には裸の身体に長い頭髪を頂いた私たちの遠い祖先は、はるか遠くからでも見分けられて、毛皮を着た同類種と簡単に区別された。少し近くに来れば、男女の区別もつくようになる。男性は顔が毛深いので、顔に毛のない女性と間違えられることはなかった。

けれども、頭髪の形状には、たんに種や性を区別するよりも重要なことがある。

人間が最初に誕生したアフリカから散らばるようになって、異なった環境への適応を余儀なくされたとき、新たな土地へ移動したグループは、彼らがあとにしてきた熱帯の人たちとどんどん変わっていった。異なる気候に適応する必要から、彼らはいくつかの異なる人種の発展につながる進化の過程をたどり始めた。

灼熱《しゃくねつ》の乾燥した砂漠や適度に温暖な地域、凍てつく北部地域で生きていくために奮闘しながら、生き残ろうとすれば、身体が変わらねばならなかった。一度このような変化が達せられると、それを維持することが重要になる。ほかのいかなる進化の傾向とも同じように、異種交配を減らす障壁をつくる必要があった。それぞれ異なる人種がなるべくお互いが異なって見えなければならなかったのだ。この目的を達するもっとも迅速な方法の一つが、頭髪の形状を変えることであった。

もじゃもじゃの髪、縮れ毛、ウェーブした髪、まっすぐな髪、金髪（ブロンド）と、さまざまなタイプの髪は互いに異なる人種として人間の集団をすぐに分類できた。

人間が地球上にどんどん領域を広げていくにつれ、明らかにこのようなプロセスが初期の段階で勢いがついていった。人間が熱帯系、砂漠系、温帯系、極地系など、近親種の新しいグループへと進化していったことはほとんど疑う余地がない。私たちのさまざまな髪形は、このプロセスが起こっていた中で最初に互いを識別する手がかりだった。

ところが、あまり進まないうちに、人間の物語は劇的な新しい転機を迎えたのである。知能の進歩によって、人間は、信じられないほどあちこちへ移動するようになった。船を発明し、馬を飼いならして乗り、車輪を発明して馬車をつくり、列車や自動車、鉄道や自動車道路、そしてはては飛行機までつくった。

生じ始めたばかりの人種の違いはまさに準備段階にあった。暑さと湿気だけに関係する違い（皮膚の色素沈着や汗腺《かんせん》の密度などの違い）と、目に見える特徴となる頭髪の形状に関係する違いという二種類の違いだけに、何らかの前進が見られた。

現代の人間集団は、今日、身体を気候条件に適応させる必要がほとんどない。そうした適応力は特殊なものとなり、あらかた退化してしまった。私たちは、衣服や、火や暖房、冷蔵や冷房のある環境に慣れることを覚えた。人種間に残存する違いはもはや重要ではない。分離するためにあった、違うタイプを隔ててくれる、頭髪のさまざまな形状については、今や時代遅れの厄介なものでしかない。

私たちはもはや孤立してはいないが、全世界で一緒に暮らしていくのは、こうした分離のメカニズムは不調和を招くにすぎない。将来、いろいろな人種がますます混在していくにつれて、やがて消滅するであろうが、それまでは理解が必要である。

これが人種間のより深刻な相違を生みだすという間違った想像をすれば、引きつづきトラブルの原因になるだろう。それは目立つかもしれないが、些細《ささい》な、表面上のものであるから、そのように見るべきである。

伸びる髪が女の「ヘア戦略」を生み出した

次に、髪の毛のある女性の頭部にとくに目を向けると、明らかに、長い髪の房と毛のない顔が視覚的にいちじるしい対比をなしている。

前述のとおり、頭頂部の髪の過度な成長がまず、目立たせるものとして進化したのであれば、何世紀にもわたって、それが肯定的に、また否定的に、大きな注目の対象であったのも、べつに驚くにあたらない。それは見せびらかしたり、隠したり、流行に合わせてカットし、整え、伸ばしたり、まっすぐにしたり、ウェーブをかけたり、セットしたり、上げたり下ろしたり、染めたりと、さまざまなスタイルに飾ってきた。

女性の無上の光栄から厳しい宗教上のタブーまですべてを意味した。女性の身体で、これほど信じがたい広範囲の文化の多様性にさらされてきた部位はほかにない。

この多様性をさらに詳しく検証する前に、頭髪そのものをもっと綿密に見ておくべきだ。

人間の頭髪は約一〇万本ある。金髪（ブロンド）は毛は細いが、その代わり平均よりもやや髪の数が多く、約一四万本だ。黒髪（ブルネット）は約一〇万八〇〇〇本、もっとも密度が低い赤毛は九万本しかない。

概して、一本の髪は約六年間成長する。それから三カ月の休止期にはいり、やがて抜け落ちる。ある時期に頭髪の九〇パーセントが成長をつづけ、残りの一〇パーセントは休止する。つまり、人間の一生の間に、毛乳頭はつぎつぎと約一二本の毛をつくってゆくというわけだ。ほかの多くの哺乳《ほにゅう》動物と違って、人間は季節によって髪の毛が抜け替わることがない。私たちの頭髪は一年を通じて同じ濃さなのである。

頭髪は一年で平均一三センチ伸びる。しかし、健康な若者なら年に一八センチも伸びる。したがって、途中で切らなければ、頭髪は抜け落ちるまでに一メートル近くの長さに達してしまう。これはほかの霊長類をはるかに上まわり、人間という種のまことにユニークな特徴の一つである。

まれな例でこの自然の法則に奇妙な例外がある。頭髪が六年後も抜け落ちないで伸びつづけて、ついには地面に達する。それよりもさらに伸びつづけた例もあり、足で踏めるほど長く伸びた女性もいる。アメリカのある若い女性の髪の毛は四メートル以上もあったが、この驚くべき髪の長さは中国の女性に破られた。彼女の世界記録は五メートル近くもあったのだ。それはあたかも、人間の頭髪を長く伸ばす遺伝子の働きに勢いがつきすぎて、自制がきかなくなり、超人的に長い頭髪を持つ人間を生み出したかのようである。

これほど極端な長さでなくても、楽しんで工夫するだけの頭髪があれば、当然、創意に富む人間がやがてすぐにさまざまな形のヘアスタイルを試してみる気になった。世界最古のヴィーナスの小立像からわかるのだが、そうした試みは二万年もつづいてきた。頭髪を頭の真ん中できれいに分けたり、三つ編みにした付け髪を右肩にたらしたりなど、五、六種の異なるヘアスタイルをはっきりと示す、石器時代の彫刻が発見されている。

古代から中世を振り返ってみると、それぞれの時代にはその時代特有の頭髪の流行が見られ、主流をなすヘアスタイルがいかにゆっくりと変遷してきたかを知ることができる。近代には、美容院が登場し、全世界に情報が伝達されるようになるとともに、ヘアスタイルの変遷するスピードが驚異的に加速した。

二一世紀の今日では、非常に多くの、影響力のあるヘアスタイルが競合しているので、唯一のスタイルはもはや存在しない。個性が時代の風潮となり、これまでより多くのヘアスタイルを目にする。

有名人を真似したがる強い衝動から一時的な流行が生まれても、好みのヘアスタイルのお手本となる有名人は大勢いるので、「これが二一世紀冒頭を代表するヘアスタイルだ」と断言できる、紛れもないファッション・リーダーは出てこない。女性政治家の効率的なショートヘア、有名なポップス歌手のなだらかなロングヘア、ハリウッド女優の入念にセットした「もじゃもじゃ」のヘア、過激な若者の先をとがらせた突飛なヘアスタイルなどの髪形がすべて朝刊の同じ紙面で見られるのである。

そして、こうした競合するスタイルにおおまかな名称を与えても、それぞれのヘアスタイルには無

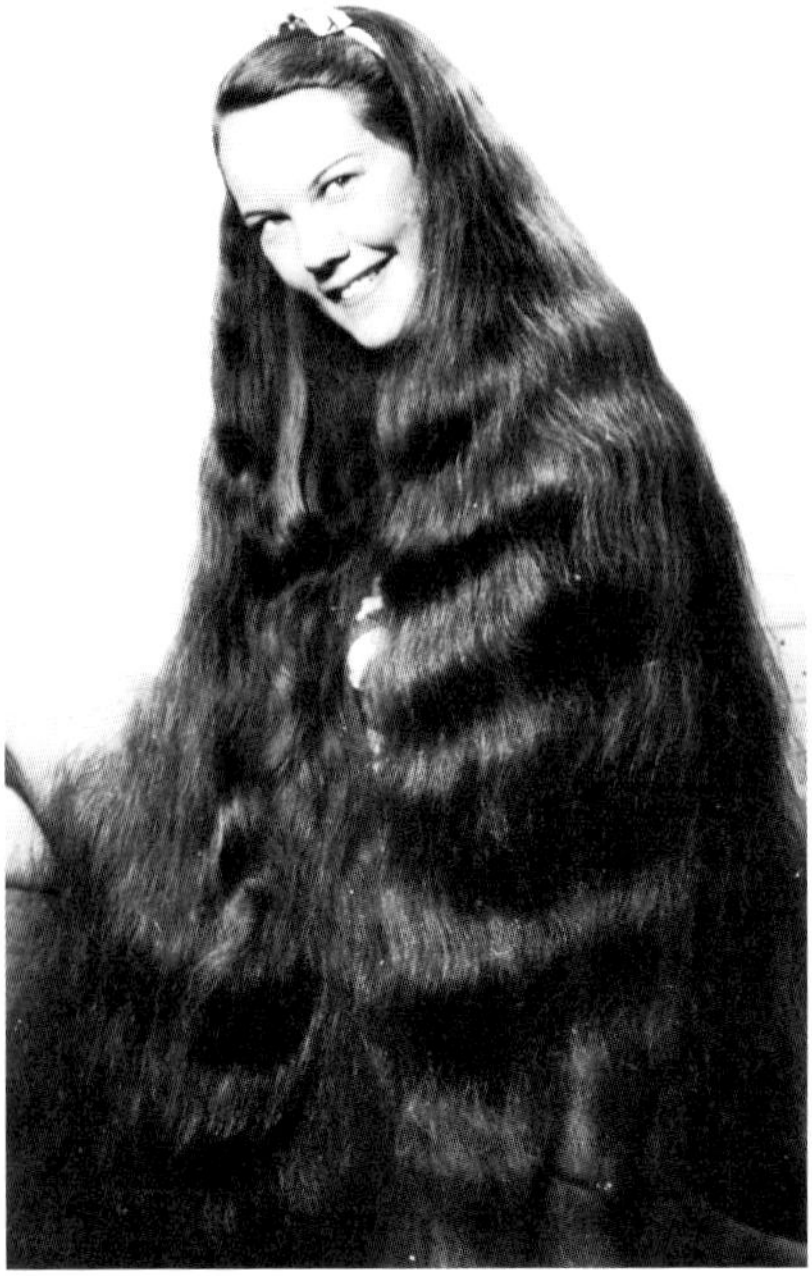

若い女性では、10万本ある頭髪の1本の毛が1年で約18センチ伸び、少なくとも6年間伸びつづけるが、これは、おそらく太古の女性がそうであったように、髪を伸び放題にして、異様な外観を見せている例である。

数の細かい違いがあるので、ありきたりの名称は通用しない。

ここでは、創意に富むヘアスタイルをいちいち列挙することはしないが、何世紀にもわたって、数少ない重要な「女性のヘア戦略」があったことを心に留めておかねばならない。こうした戦略はファッションの移ろいやすさにではなく、女性の髪はどのように扱われるかという基本的な可能性に関わってくる。いくつかの戦略は歴史の中に消え去り、今日ではとても奇妙に思われる戦略もある。一方、今なお通用する戦略もある。

もっとも単純な戦略は「ナチュラル・ルック」、つまり自然なスタイルを選ぶことだ。このスタイルでは、人前や家の中で、冠婚葬祭や日常生活で、つねに髪を垂らし、束ねずに自然のままにする。髪を洗い、ブラシをかけたり櫛で梳《と》かすかもしれないが、おめかししようとはしない。

これはすべての戦略の中でもっとも基本的なものであるけれども、今日ではわりに珍しい。これは

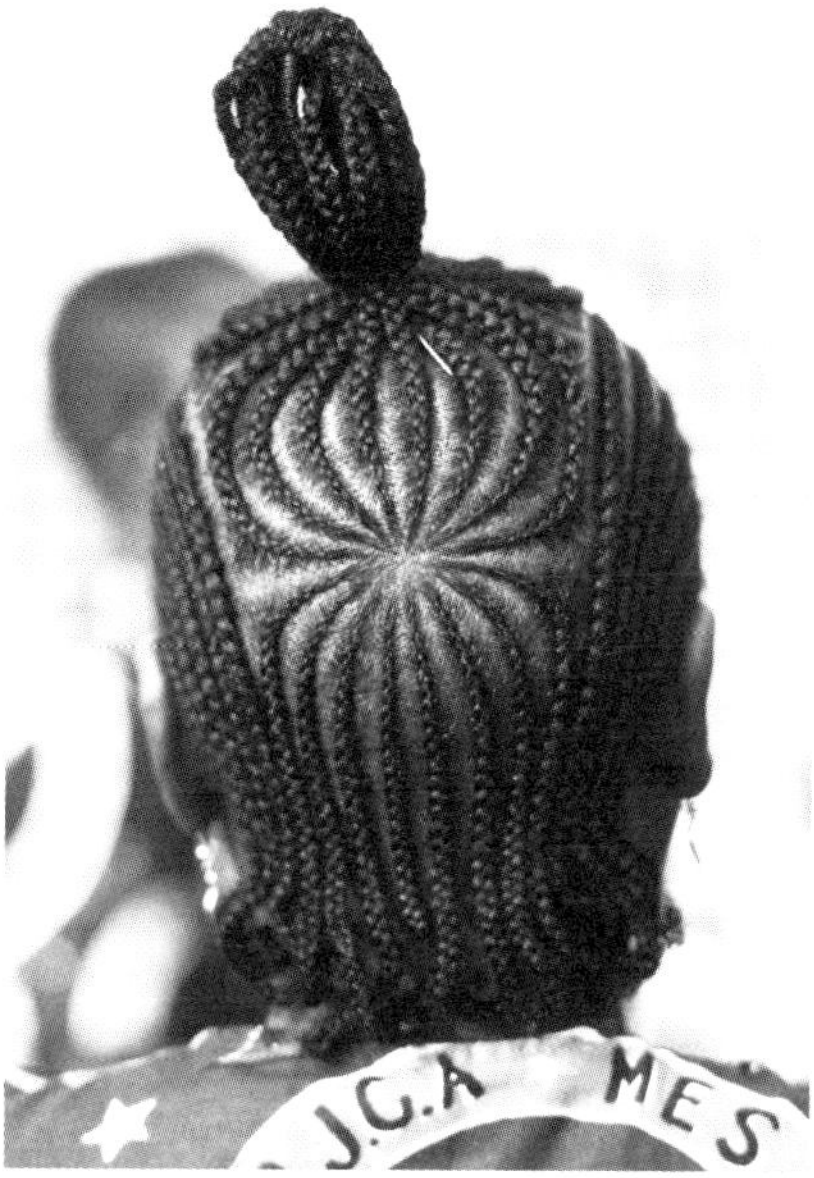

現代のブレード（編みこみ）ヘアは、昔からある、手がこんだ、多くの時間を要する髪形の最新のもので、編みこみヘアの歴史は、2万1000年前の旧石器時代までさかのぼる。

洗練されていない社会や、簡素が社会の原則になってきた文化ではまだ見られるかもしれない。貧困がそれを引き起こすこともあるが、髪を手入れする製品や美容院に金をかける余裕がない地域でも、女性たちは髪のおしゃれを好んでやる。編んだりおさげにしたり、紐《ひも》で結わえるのはほとんど金がからないし、退屈しのぎにもなる。

田畑や工場などで激しい肉体労働に従事する女性には、「プラクティカル・ルック」、すなわち実用スタイルが用いられる。髪の毛が目にかかったり、もつれたりしないように、便宜上、後ろで束ねる。日々の仕事で働いていないときは、髪をほどいて自然にたらす。

これはその昔、農民が一般的に取り入れた戦略で、多くの女性たちに今も利用されている。彼女たちはもう激しい肉体労働に従事していないけれども、職場や家で髪を後ろでポニーテールにするのは、まとまりのない髪をまとめる便利な方法だ。

大多数の女性、とりわけ都会で暮らす女性は、ナチュラル・ルックやプラクティカル・ルックといった解決策にけっして満足できなかった。何世紀もの間、彼女たちは、カット、セット、カラーリング、ウェーブ、ストレートパーマ、レイヤード、ハイライト、装具をつけるなどの方法で、手をかけた「スタイルド・ルック」、最新の流行を採り入れてきた。

これはとくに、ヘアサロンが普及している国では、普通の戦略であるが、宗教上の厳格な規則のために、女性の美しさを見せるのがタブーとされる国では禁じられている。

巨大なカツラ

整髪に伴う二大戦略は、「拡大」と「縮小」である。髪の毛を拡大すると、どのような修正が選択されても、人目をひく。女性を背が高く見せるし、いっそう目立たせる。この目的にかなう人気のある方法はカツラの類《たぐい》をかぶることであった。

カツラをかぶるのは、少なくとも五〇〇〇年前からつづいてきた戦略である。古代エジプトでは、上層階級の女性たちは頭髪を完全に剃《そ》って、人前では装飾的なカツラをかぶる慣習があった。ローマ時代の女性は、頭髪を剃らなかったが、高い地位を示すものとしてやはりおしゃれ用カツラを楽しんだ。見せびらかすためのカツラは好ましからざる風潮をもたらした。古代ローマでは、戦利品としてローマ軍に敗れて征服された国の人たちの頭皮を剥《は》いでカツラをつくるべしということが流行したのだ。

中世にはおしゃれ用カツラが教会によって禁じられたが、エリザベス女王時代に復活した。これは主として、当時の原始的な化粧品が髪や肌をひどく傷つけたので、それを隠す大きな覆いが必要とされたからである。

しかし、おしゃれ用カツラが全盛期を迎えるのは一八世紀にはいってからで、大胆なデザインを競ってどんどんエスカレートし、上流社会の女性は空前絶後の度を越した奇抜な髪形を誇示するようになった。凝った飾りのある高さが七五センチ以上のカツラまで現れた。

出入り口はカツラをかぶったまま通れるように高くしなければならなかった。馬車の座席は特別に低くしなければならなかった。特製のベッド支柱は、女性が巨大なカツラをかぶったまま横になって休めるように特注しなければならなかった。パリのオペラ座では、カツラの着用はボックス席に限って許可された。それ以外の席では、舞台が隠れてしまうからだろう。

それまで、社会にこれほどの衝撃を与えた頭髪戦略はなかった。これは人目につく消費の特例であった。カツラをつくって維持する莫大《ばくだい》な費用のために、カツラをかぶる女性の夫たちは、この流行を買うには並外れて気前がよくなければならなかった。その結果、妻たちが髪を見せびらかすのは、「衒示《げんじ》的消費」、つまり、いかに自分の夫が金持ちかを誇示する手段の一例といわれた。

この奇想天外なカツラの流行に幕を引くことができた唯一の「女性」が、尊大なカツラをつける貴族たちの首をはねた「ギロチン夫人」であった。

フランス革命後、おしゃれ用カツラの需要は元には戻らなかった。一九六〇年代に、合成繊維でつくられた、鮮やかな人工色のファン・ウィッグが登場するとともに、どうにか一時的にカツラが復活した時期もあったが、全盛期は去っていた。さらに近年では、カツラをかぶっていても、たいていはそれに気づかないほど、本物と見分けがつかなくなった。

一部の女性は（とくに、年をとって髪が薄くなっている場合）、本物そっくりのカツラをかぶらなければ、けっして人前に出ない。多くの有名人もこの戦略を採り入れているが、髪の毛に問題があるというより、便宜上の理由からである。髪がよくても、髪形を整えるのに貴重な時間をかけるより、カツラをかぶるほうが楽な場合が多い。この最大の利点は、優美なカツラがすべて、かぶらないときも、手入れがよいから、完璧《かんぺき》な状態に保たれていることだ。

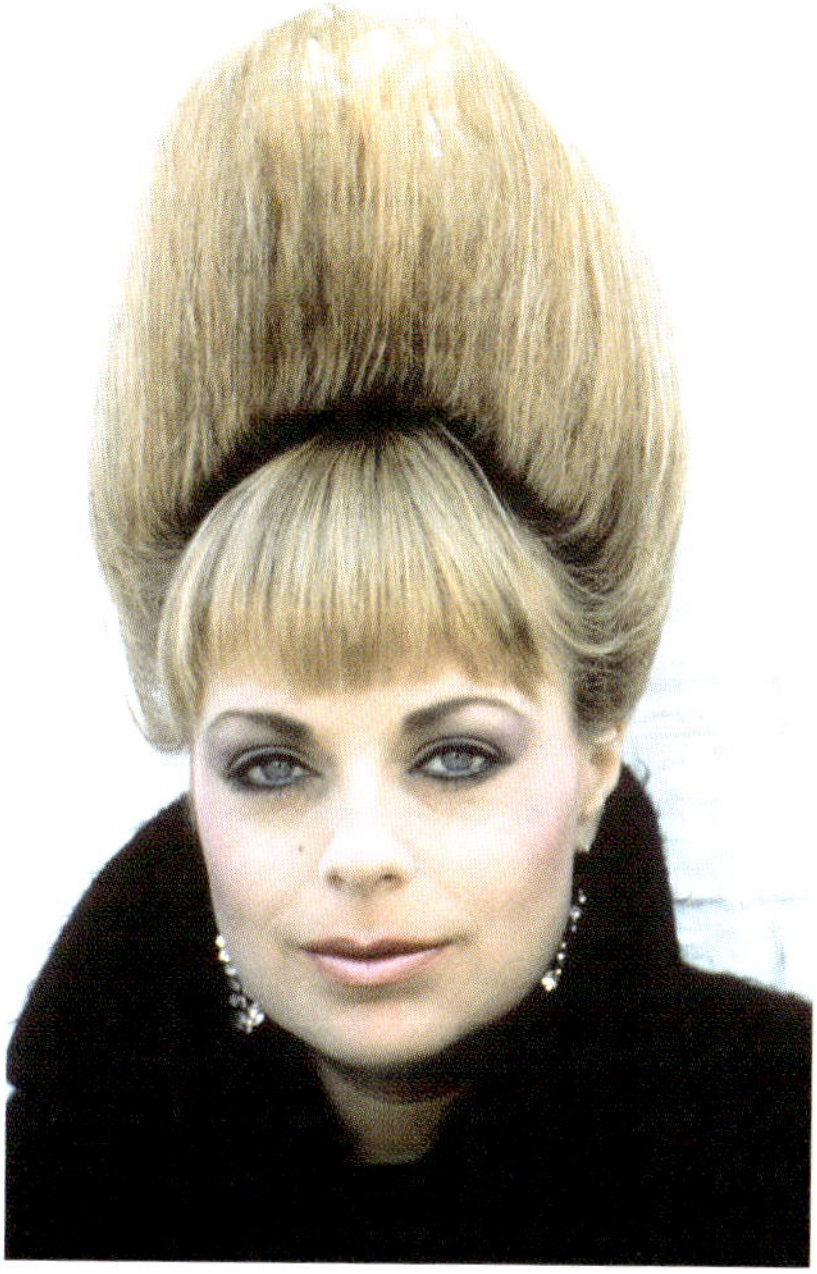

1980年代の高さを増す戦略、ビッグ・ヘア・スタイル。昔の高くそびえるカツラと違って、これは自分の髪の毛を使って、形を整え、高くそびえたつようにスプレーで固めている。

頭髪の拡大という戦略に話を戻せば、近年の注目すべき例として、一九八〇年代に流行した「ビッグ・ヘア・スタイル」が挙げられる。これはカツラをかぶる代わりに、髪をできるだけボリュームがあるように見せる髪形である。ふくらみを増した印象は、「逆毛をたててブローし、乱れたのを梳かし、ムースで整えて大量のスプレーをかける」という手順を経てつくられた。

結果をものともしない重量感が、ある評論家によって「現代建築的な驚異の一つ」と嫌みたっぷりに評された。「ドリー・パートン・ヘア」（アメリカのカントリー・シンガーにちなんで）とも呼ばれる、頭髪全体をふくらませたこのスタイルは、とくにアメリカの田舎町や南部諸州で流行し、「髪が高くなればなるほど神に近づく」という言葉が聞かれた。

人気が出た理由のひとつは、髪のふくらみが大きな顔を小さく見せて、より魅力的に思わせることであった。それはまた外向型でノーテンキでよりいっそう自信ありげに見せた。

けれども、反対派にとってはこの髪形は慎みがなく悪趣味で、欠点を埋め合わせるものにすぎなかった。そして、大きな欠点がひとつあった。これ見よがしに女性らしさを売りこむものであったかもしれないが、性的魅力に反してもいた。男性が髪の中に指を走らせたり、くしゃくしゃにしたり、やさしく撫《な》でたりすることができなかったからである。

さらに最近は、頭髪を拡大する、より洗練されたスタイルが好まれた。エクステンションという付け毛を、髪を長く見せるために自分の髪の毛に付けたしたのである。これは、ショート・ヘアを一時的に髪形を変えて楽しむ場合や、髪が思うような長さに伸びない場合に効果的だ。わざと付け毛とわからせる、一種の部分カツラでもあるが、現代の美容技術では、エクステンションを付けていてもほとんど気づかれない。

束ねる、切る、そして剃る

ふたつめの主要な戦略は、一部取り除くか、きっちり束ねるか、いずれかの方法で、地毛を縮小することだ。

極端すぎない例では、特別な場所に顔を出すときは地味な控え目な髪形をするが、日常生活や私生活では、髪を下ろして束ねず、自然なままにするやり方がある。

この数十年は、ほとんどの場合に、さりげなく「自由にくつろいで」見える髪形にしたいと願う女性が多いけれど、冠婚葬祭や大きな行事、お祝いの席など特別な場合には、余分な手間がかかるだろう。社会的立場や秩序をわきまえている印象を与えるために、女性たちはたいてい髪をアップにしたり、何らかの方法できっちりと束ねる。このような髪形にすることで、見る人に「私は大物だ、私はまじめだ、私になれなれしくしないで」と伝えるのである。

もう一歩進んで、人前ではけっして髪を下ろさない女性もいる。彼女たちは家で一人になるまで、つねにきつく髪を束ねるなどして小さくまとめた髪形にかたくなにこだわる。これは「女性家庭教師」とか「女性校長」スタイルといってもよさそうな髪形である。

自分の権威を他人に押しつける必要がある女性は、髪をできるだけきつく頭に留めることで、さらに支配力や権力の感じを増すことができる。これは彼女たちを非女性化し、自然にくつろいだ自由な印象を奪ってしまう。髪はきちんと整えられているから、くしゃくしゃにできないし、きつくまとめられていて、手で撫でることもできない。これは彼女たちを、文字どおりいわば冷静に見せるので、近寄りがたく、手出しができなくしてしまう。

もはや「後ろで束ねる」、「アップにする」、「髪を解《ほど》く」こともできないほど短い断髪（ボブ）を好む女性もいる。わずかに残った髪はそのまま垂らすことはできるが、肉体労働をしやすいように後ろでまとめなくてもよいし、その髪形はさまざまな事情に合わせては変えられない。一九二〇年代のフラッパーたちが、初めてこのスタイルを新しい流行として採り入れ、一九六〇年代にはイギリスのヘアスタイリスト、ヴィダル・サスーンのカット技術によって再登場した。

明らかに、「ショート・ルック」が伝えようとしたメッセージは、このスタイルの女性たちは活動的で屈託がないということである。彼女たちは凝りすぎの女らしい髪よりもむしろ、優雅ではあるが、非常に短い、男の子のようなスタイルに切りつめる。しかし、欠点を挙げれば、このスタイルは、いちおう理にかなっているものの、実際には、一九二〇年代と一九六〇年代のショート・ルックは、美容院を出た後にそのままの状態を保つのがかなり難しかった。

ショート・ルックはさらに厳しい形で一九七〇年代に再び現れて、職場の女性たちがたいてい男性の同僚にもっと敬意をもって扱ってもらいたいと要求する強い意思表示として、フェミニストに共通する戦略となった。一九九〇年代には、今度は、より柔軟性のあるものに変わった。今はさらに女性らしい特徴が見られる。フェミニズム運動隆盛期以後に働く女性たちの頭髪の戦略は、「私はまだ修業中だけれども、業界でトップ・プレイヤーになるのに女性らしさを捨てる必要はない」というメッセージを伝えていた。

以前より柔軟性を持つようになったショート・ヘアの例が示すように、一九九〇年代の髪形は、あまりに挑戦的な断髪と、装飾過剰な凝ったスタイルとのあいだの綱渡りだった。その目標は洗練された抑制と性的自由の感覚を結合することであった。二一世紀にはいると、それは西欧のヘアスタイリストにとって新たな挑戦となった。

頭髪を少なくするもっと思いきったやり方では、髪を短く刈るという手段をとる女性たちもいた。これは、一人でいるときもつねに「自然なくつろぎ」を一掃する。美しい女性がこの髪形にすれば、「私を見て。魅力的に見せるためにきれいな髪など私には必要ない」という傲慢《ごうまん》な宣言だ。だから、虚栄心の表れと見ることもできよう。それはまた反抗宣言であり、慣習を無視し、流行を追い、時代に順応するヘアスタイルに従おうとしない。

このスタイルを嫌う女性たちは、ショック戦術を使って自己宣伝を狙ったわざとらしい試みと見る。

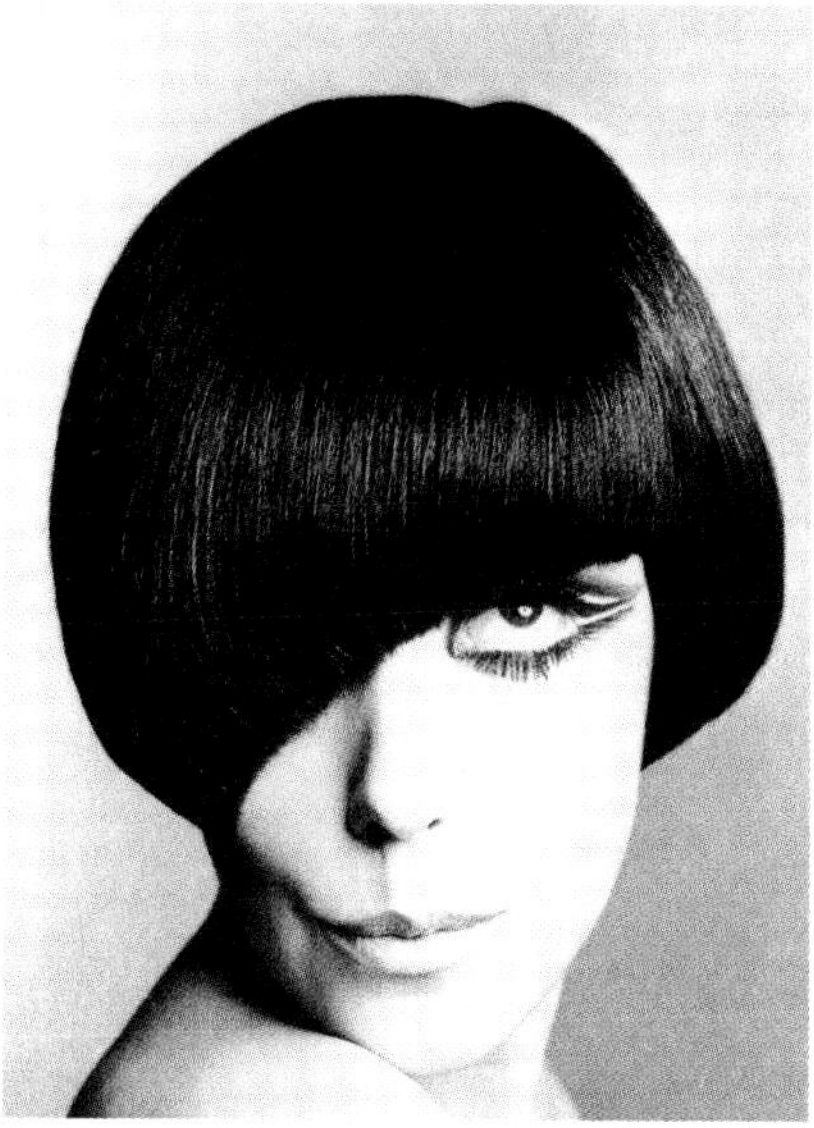

1960年代、ヴィダル・サスーンは、1920年代のフラッパー時代、一時的に大流行したボブ（短髪）スタイルを復活させた。これは、活動的で自由奔放な時代の雰囲気を強調した、男の子のようなヘアスタイルである。

男性は、愛撫《あいぶ》することを夢見て、柔かに流れる髪を求める望みを奪われて、ただただ恐れをなしてしまうかもしれない。

頭髪を跡形もなく取り除くために、頭を剃ってしまうさらに極端な手段をとった女性たちもいる。文化によっては、女性の頭を剃るのが懲罰として行われてきた。ほかの文化では、奴隷であること、また神への帰依《きえ》のしるしであった。また別の文化では、特別な葬儀で、すべての女性が頭を丸めなければならなかった。

古代フェニキア人のあいだでは、喪に服して剃髪《ていはつ》するのを怠ると、喪にかかわる女性たちは神殿の娼婦として身を捧《ささ》げなければならなかった。最近ではフランスの服飾デザイナーが、現代の女性は「髪に拘束される」べきではないことを表明するために、モデル全員に説得して、頭を剃らせた。

男性にしてみれば、髪を剃りあげたこのスタイルは、魅力に欠けるといってもよく、（ジャンヌ・

ダルクから女性パンクロック歌手にいたるまで）セックス・アピールに乏しいかまったく感じられない、女性の長い髪の官能性をすべて完全に否定するものであった。

男性を刺激する力があるので、どんな髪形であろうと、女性が人前で髪を垂らすことを禁じた時代もあった。髪を覆い隠すのは、性欲を秘めているという合図を排除するためだ。その禁欲的な「隠れ蓑《みの》」のいちばん穏やかな形は、何らかのかぶりものをつけることだ。

カトリック教会にはいるとき、女性が帽子やスカーフをかぶるように求められるのは、キリスト教の礼拝に参列する女性が髪をすっぽり覆わなければならなかった時代のなごりである。このような昔のしきたりが現代にも見られる例として、結婚式や葬式など公式行事で帽子を着用する社会的な慣習がある。

宗教に厳格な社会では昔も今も、女性は人前ではつねに頭を完全に覆わなければならず、覆いをはずすのは家にいるとき、それも他人がいない場合に限られる。

たとえば、イスラム法が厳しく課せられている社会では、つねにこの装いである。通りを歩いているとき、昔ながらのかぶりものの下からたまたま小さなまげが見えたりすれば、女性は男性の宗教警察官に殴打される。キリスト教のさらに厳格な教会は、女性が髪を覆うことを定めた規則を課してきた。過去においてこうした規則はしばしば信心深い既婚女性たちに適用されて、彼女たちの髪は人前では見られなかったし、今日でも修道女に適用されている。

宗教的理由で髪を隠す珍しい例が現在、ニューヨークの正統派ユダヤ教の世界で見られる。この社会の女性は、人前では髪をすっぽり覆わなければならないし、自然なままの髪を見せるのは寝室で夫といるときだけかもしれない。

にもかかわらず、女性たちはいかにもニューヨーカーらしく暮らしたいと望んで、独創的な方法でこのジレンマを解決する。莫大な費用をかけて、地毛に見えるような、本物そっくりのカツラをつくらせているのである。地毛の上に「シェイテル」と呼ばれるカツラをつけても、外見はほとんど変わらない。第三者が見かけたところで、女性がカツラをつけているかどうかを見分けるのは難しいだろう。このようにして、本人の印象を犠牲にすることなく、宗教上の規則は守られている。

頭髪は明らかに女体のどの部位よりも実験をしてみようとする気にさせる。これは、頭髪がさまざまに形を変えやすく、すぐに変えることができて、しかも不変ではないからだ。髪が伸びてくれば、新しいスタイルを試すことができる。とりわけ髪はきわめて目立つので、ちょっとした髪形の変化も、第三者にはすぐにわかる。

女性の頭髪はその象徴性で簡単に二つに分かれる。長い流れるような、手で撫でられる、自然なままの髪は、短い、きつく整えた髪とは対照的だ。長く垂らした髪は、無遠慮、性欲、精神の自由、穏やかな反抗、創造性の象徴と見なされてきた。短いタイト・ヘアは、規律、自制、効率、順応、独断に結びつけられた。これは明らかに乱暴な概括であるが、事実が多くの場合によく適合することに驚かされる。

けれども、女性にとって髪の大きな楽しみは、ふだんの気分に加えて、自分なりのスタイルや個性を表現するのにいつでも利用できるところにある。女性差別主義の宗教的慣習という厳格な世界が干渉しなければ、彼女は、社会に彼女自身を提示するための素晴らしく表現豊かな付加物として髪を利用できる。

ブロンドと男心

髪形や整髪の幅広い選択肢に加えて、髪の色を変えるという問題もある。非常に濃い色から非常に薄い色まで、自然な色の変化は皮膚の色と同じく環境の気候的条件への順応である。黒、褐色、赤、黄褐色であろうと、どの色も独自に適応する意義と独特な魅力がある。それゆえに、女性が自分の髪の色を変えることにしたとき、ほかのすべての色を完全にしのぐ色を選ぶのは驚くべきことだ。

髪の色を極端に変えようとする、一〇〇人の女性の中で、九〇パーセント以上がブロンドを選ぶといってもよさそうだ。一見してこれは不思議な話である。髪を褐色や黒に染めたいというスカンディナヴィアの女性がごく少数なのに、なぜじつに多くの黒髪の女性が金髪のスカンディナヴィア女性に

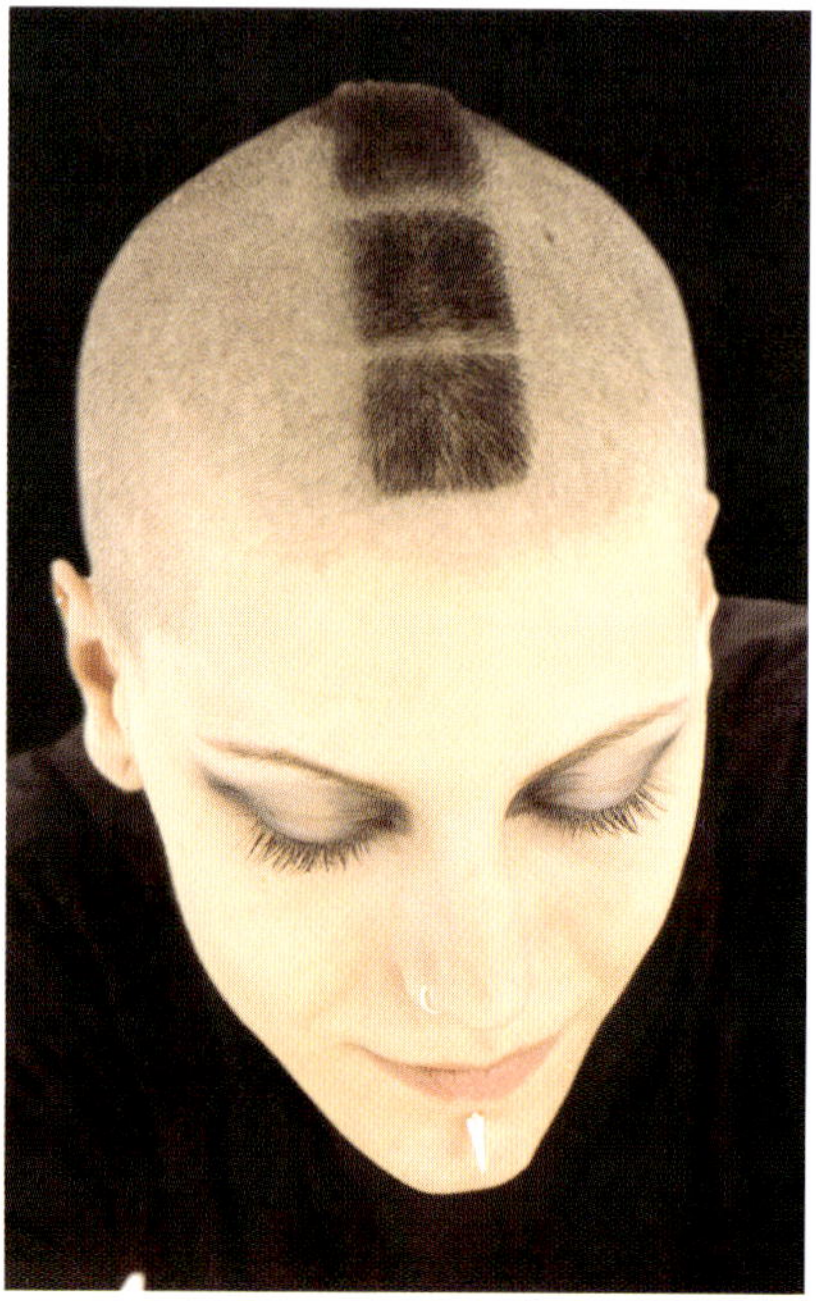

過激な社会的造反者はとっぴなものを求める。この写真は、パンクスタイルの女性の入念に剃られた頭部。昔は、頭を剃られた女性といえば、女奴隷や処罰、服喪と結びつけられた。

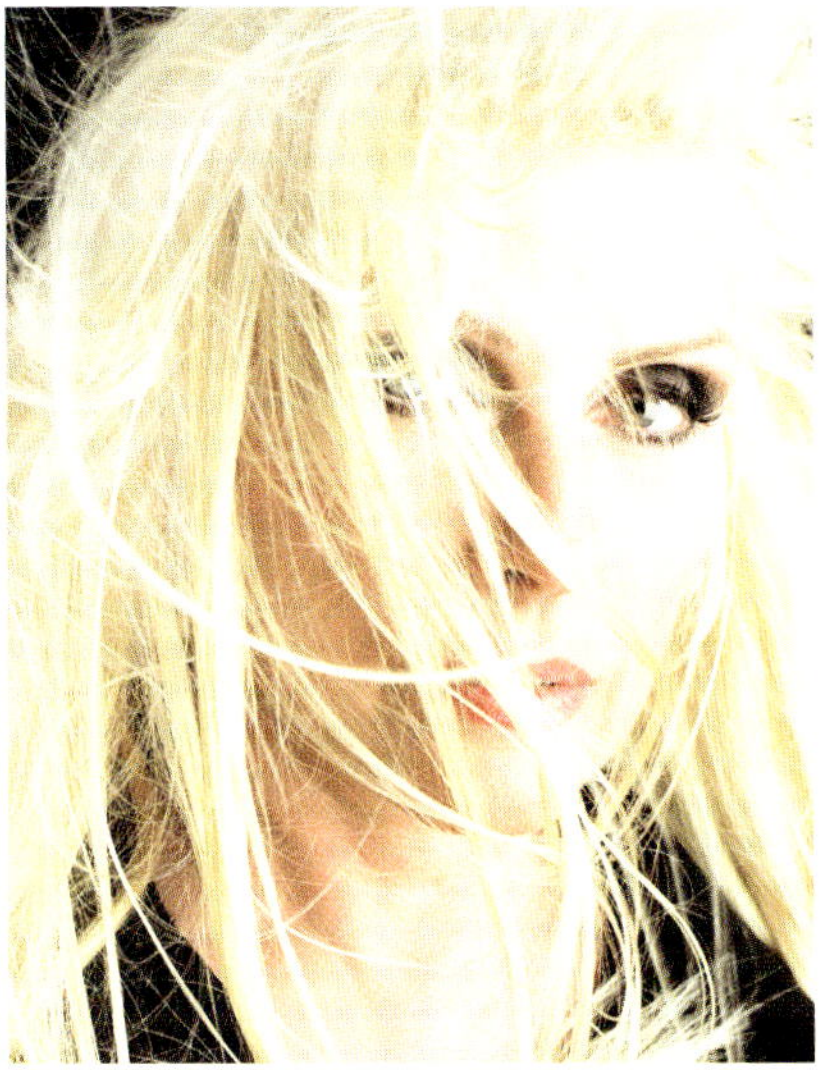

世界中に30億人いる女性の中で、生まれつきのブロンドはほんのわずかしかいないが、多くの女性が、この色になるために自分の髪の色をより薄くして、いっそう柔らかく、いっそう若く見せている。ブロンドの髪は束ねずに長くしていることが多く、慎みの欠如の象徴として見られる。

なりたいと思うのであろうか？

明らかに気候とは関係がない。大半の白色人種は黒髪であるから、人種とも無関係だ。では、ブロンド特有の魅力、今や自然なブロンドよりつくりもののブロンドのほうが多いという奇妙な事態をもたらしたほど大きな魅力とは何か？

ブロンドの魅力の一つは髪の細さにある。ブロンドの毛は並外れて細いから、手ざわりがほんとうに柔らかく、水いらずの身体の接触ではいっそう感じやすい。指を走らせたり男性の頰《ほほ》にあたったりすると、髪の柔らかさは丸みを帯びた女性の肉体の柔らかさと反響する。その意味で、ブロンドの女性は赤毛やブルネットの女性より女性らしい。

事実、ブロンドの女らしさは全身に及ぶ。ブルネットが剃刀《かみそり》や脱毛剤を使わねばならないところでも、ブロンドは細くて、柔らかく縮れている。とくに、ブロンド女性の腋の下や陰部は繊細に毛深い。

恥毛の絹のような柔らかさは、ブルネットの攻撃的な茂みと驚くほど対照的だ。それゆえに、男と女の関係になった場合、ブロンドの女性は黒っぽい髪の女性より少しばかり優位に立つのである。

ブロンドの毛の柔らかさが、非常に多くの黒っぽい髪の女性に髪の色を薄くさせるという理由であれば、ブロンドに染めて優位に立ったとしても、その優位は想像の産物にすぎないと指摘しておきたい。黒髪を脱色しても、細くも柔らかくもならない。細くなったように見えるにすぎない。

けれども、ブロンドには利点がもう一つあり、これはまったく視覚的な合図による。ブロンドは黒い髪よりも少女らしい印象を生みだすのだ。そして、成人した人間によってつくられたそのようなイメージが、ブロンドの女性のセックス・アピールを強めて、「私を愛して」という強烈なメッセージを伝えるのである。

ブロンドが若さを暗示する理由は、人類の大多数にとって、赤ん坊は両親よりいっそうブロンドで、「青い目《ベイビー・ブルー》」と「ブロンドの巻毛」がいつまでも幼児期に結びつけられるからだ。

いうまでもなく、これは毛染め剤やカツラのメーカーにとっては吉報である。古代の帝国からヨーロッパのバロック様式時代のサロンにいたるまで、黒髪やくすんだ色の髪の女性たちは何世代にもわたって、最新の髪形や毛染め薬を考案しつづけ、自然のままの髪より少しでも、なるべくブロンドに近づこうとした。事実上、有史以来、女性のブロンド化は一大産業だった。

ブロンドへの社会的需要に応《こた》えるためにとられた方法の中には有害なものや、ときには死を招くものもあった。古代ギリシア人は、黄色の花弁で作られたポマードやカリウム溶液、色のついた粉を用いて、セクシーなブロンドに見せるために「髪にベールをかけた」。ローマの女性は、ドイツの、とくに北部から伝えられた石鹸で髪を染めたが、それより簡単な解決策として、ブロンドのカツラをかぶることが多かったようだ。
そうした初期のカツラは、古代ローマ帝国が広大な領土拡張で征服した北部ヨーロッパ人のブロンドの髪でつくられた。ブロンドのカツラは広く行きわたり、ローマの詩人、マルティアリスは詩で嘲《ちょう》笑《しょう》した。

ガラの金髪は本物、
誰が信じるものか。
誓って自分のものだと彼女は言い、
真実だと彼女は誓う。
私は彼女がその金髪をどこで買ったかを知っている。

時代が進むにつれて、髪の漂白にはますますまがいものが使われた。昔は植物の灰、ナッツ類の殻、ニワトコの実、酢の澱《おり》が一般的だった。サフランをごしごし髪にこすりつけたり、ゆで卵の黄身と天然ハチミツを髪に塗ってから、強い日光に長時間さらしたりした。エリベザス一世時代の女性は、金粉をふりかけたり、もっと安上がりに削りとったダイオウを白ワインに浸したのを使ったりした。硫酸や明礬《みょうばん》水で髪を濡《ぬ》らす危険を冒すこともあった。
こうした化学薬品による処置は、敬遠される黒髪の悩みをきわめて効果的に解決したので、髪がすっかり抜けてしまって、流行を追う一生のあいだカツラをかぶらざるをえない女性もいた。

処方はますます複雑になって手間がかかるようになった。一八二五年には『美容術』という学術論文は、髪を亜麻色にしたい読者にその調合方法を伝えた。灰汁《あく》一クォートを沸騰させる。塩辛いクサノオウの根とウコンを半オンス加える。サフランとユリの根二ドラクマ（薬種商の用いる単位で、約八分の一オンス）、モウズイカ、エニシダ、オトギリソウの花をそれぞれ一ドラクマ。できあがった調合物は定期的に頭皮に塗布する。

何年も、何世紀も、社会意識に目覚めた多くの女性は、憧《あこが》れのブロンドになるためならどんなことでもする覚悟でいたことは明らかである。しかし、流行の多くがそうであるように、髪の漂白は必然的に、誇張しすぎた髪を見せるという過剰な結果をもたらした。

ローマ時代でもブロンドの魅力は、穢《けが》れのない処女の魅力をとどめるとは限らなかった。カツラや染髪の不自然さは、髪を薄い色にする象徴的な価値を下げた。ある時代には、ブロンドは、無垢《むく》な女らしさではなく、娼婦の性行動と同義語になった。それは売春婦のしるしになったのである。

古代ローマの売春婦は入念に組織されていた。免許と納税が義務づけられ、ブロンドの髪にすることが法律で決められていた。クラウディウス皇帝の第三夫人だった奔放なニンフォマニアのメッサリーナは、見知らぬ男と出合いがしらの獣のようなセックスを思うだけで興奮し、夜間に売春婦のカツラをかぶってこっそり抜け出し、街をうろついた。彼女の性行為はあまりに激しかったので、噂ではしばしばブロンドのカツラをはずして、すぐに本人だとわかる格好で宮殿に戻ってきたという。

上流社会の女性たちはまもなく彼女をまねて、立法者たちはこの風潮を食いとめるのに無力だった。

ブロンドのカツラを売春婦に義務づける法律は廃《すた》れたが、今やブロンドから連想される淫《みだ》らやふしだらの要素は何世紀にもわたって生き残り、金髪の処女の無垢と対照をなす反対の要素として何度も再浮上した。通常、本物のブロンドは天使で、にせのブロンドはふしだらだという対比がなされた。

ブロンドのカツラをかぶった女性たちが欲望をそそるように見せるのに労をいとわなかったという事実は、彼女たちがセックスしか考えていないことを意味した。行きすぎて、それゆえににせもののブロンドは、典型的なプレイガール、ブロンドの娼婦、スウィンガー、かわいこちゃん、莫連女《ドリー・バード》《ビンボウ》になった。どの時代にも彼女の呼び名があり、どの時代にもスーパー・ブロンドがいた。

第一次大戦後、プラチナブロンドが登場した。ジーン・ハーロウが一九三七年に二六歳でこの世を去ったとき、彼女はすでに、それから延々とつづくブロンド映画スターの先陣を切っていた。金髪のスターたちはそのころから今日までスクリーンを支配しつづけている。

ハリウッドから生まれたスターの大多数はブロンドで、たいてい、遺伝子よりもむしろ、意図的につくられた。完璧なブロンドになろうと苦労を重ねる女優もいて、マリリン・モンローも、痛々しいことにプラチナブロンドの髪に合わせて恥毛まで漂白した。彼女たちは太陽と髪の金色との昔ながらの結びつきを信じた。彼女たちは陽気で温かく、溌剌《はつらつ》として、魅力に溢《あふ》れていた。失敗して落ちぶれることもよくあったが、それもまた子どものようなもろさという自然な魅力であった。

ブルネットを弁護して、一九六〇年代後半にある評論家は言った。「もし男性が一人の女性に思いつめるなら、彼女を自然のままでと願う。つくりものは真剣に思う男性に訴えない。……一般的に言うなら、男性は愛人ならブロンドを、妻に黒髪を望む。黒髪のほうが清潔なのだ」

額

眉が伝えるメッセージ

顔の中で額《ひたい》という部位は、ボディ・ランゲージ（身体言語）で重要な役割を果たしている。一八世紀に、顔の表情の専門家は、額について「顔のすべての部位の中で、もっとも重要かつ特徴的である」と言っている。今日ではこの考えを意外に思う人々もいるかもしれない。というのは、多くの関心が目や口の化粧に払われるので、女性の顔では目と口がどうしてもいちばん目立ち、ほかの部位を影が薄い存在にしてしまうからである。

しかし、にもかかわらず、眉《まゆ》の動きと額のしわで額が伝える信号を無意識に使わずに、面と向かって人と会話を楽しめるかというと、それは疑わしい。額の動きはさまざまに変わる気分を示すという点できわめて重要である。

こうした信号や女性の眉の男性との違いを考察する前に、なぜ私たちには額という部位があるのかという問題は問うてみるだけの価値がある。人間の顔と並べてチンパンジーの顔を近くから見ると、額がいちじるしく異なっている。チンパンジーでは額がほとんどないに等しい。

人間の場合、額とは目の上に垂直に上がった毛のない広い皮膚の部分で、ひと際目立つ二つの小さな眉が付いている。はっきりした対照をなして、チンパンジーでは生え際が、ほとんど毛の生えていない眉のところまで下がっている。実際、チンパンジーの額は人間の額とはまったく根本的に異なっている。

チンパンジーやほかの類人猿の顔を見ると、眉の位置に目立った大きな隆起部があるのに気づく。損傷を受けないように目を守る「骨の稜《りょう》」で、人間はそれを失ってしまった。しかし、これは思い違いである。

眼窩《がんか》のすぐ上にある骨を指で触ってみれば、いまだにそこに、目を保護している、厚みのある骨があるのがわかる。人間のその部分が目立たなくなったのは、消失したからではなく、その上にある前頭部が、大きく膨れあがった脳を収めるために劇的に拡大したからである。

人間の額の隆起部は消失したのではなく、のみこまれたにすぎない。チンパンジーの脳の体積は約四〇〇立方センチであるのに対して、人間の脳は一三五〇立方センチで、三倍以上大きい。私たちに「目の上の顔」と呼ばれる額ができたのは、人間の脳、とくに前頭葉が膨張したからである。

人間だけにしかない目の上の新たな皮膚の部分を持ったことで、太古の祖先たちには視覚信号を送る部位が付加された。それは、額の皮膚が頭蓋骨《ずがいこつ》前部の上にぴんと伸びてはいるが、完全に固定されていないことで可能になる。額の皮膚は、わずかでもはっきり見える微妙な動きができる。こうした動きは、皮膚が動くと、目に見えるさまざまなしわができるので、すぐにわかる。

また、さらに重要な特徴として、人間の顔には、ほとんど滑らかな皮膚の額に、二つの小さな毛が生えた部分が残っていることである。この毛は専門用語では眉毛《びもう》というが、ごく普通には眉といわれるもので、額の皮膚の動きを遠くからでもさらに目立たせる「標識」として働く。

かつては、眉の主な役目は汗や雨水が目に入るのを防ぐことだと考えられていた。眉は額のいちばん下にあって、汗や雨水の流れを変える「雨どい」として少しは役立っているかもしれないが、今日の主な役目が信号を送る手段であることは疑いがない。刻一刻と気分が変わるごとに、その変化を相手に情報として伝達するのである。

いろいろな気分の女性の顔を調べると、明らかに、特徴が異なる眉の動きが六つあり、それぞれが特定の感情に関連していることがわかる。それらは次のとおりである。

❶眉下げ――しかめ面をするこの動作は、厳密には縦の動きではない。眉は下がると同時に軽く内側に動いて寄る。その結果、眉の間の皮膚が挟まれ、短い縦じわができる。しわの数は個人によって異なり、一本から四本までの特徴的な「しかめ面の型」がある。このしわは左右非対称であることが多く、眉の間の部分（いわゆる眉間《みけん》）の一方にあるしわは、他方のものより長くて深い。

眉を下げると、額の横じわが伸びるのがふつうだが、完全に消えるわけではない。年をとるにつれて、一時的な表情のしわがしだいに定着してくる。若いうちは、気分の変化とともに現れて消えるしわが、年をとるにしたがって皮膚の表面に刻みこまれてとれなくなってくる。しかめ面をしないときのしわの深さは、過去においてその人がどのくらい顔をしかめたかを如実に表している。

眉下げは、大まかに「攻撃的状況」と「保護的状況」とに分類される、まったく異なった二つの状況で起こる。攻撃的状況における眉下げは、単なる不満やまったく身勝手な決めつけから、不快感と激怒にいたるまで、広範囲の強い感情によって生じる。一方、保護的状況では、目に対する脅威があるときにはいつでも、この動作が起こる。

しかし危険な瞬間には、目の上にある眉を下げる動作では目を十分に保護することはできないので、頰も下から上がってくる。この二つの動作が相まって、目を開いてものを見たままで、目を最大限に保護することが可能になる。この目を「細める」動作は、身体的攻撃を予想してひるんだ顔や、目が痛くなりそうな非常に強い光が顔に当たってまぶしいときに特徴的に現れる。

この保護的な「目を細める」動作は、笑うとき、泣くとき、激しい嫌悪感を抱くときにもよく起こるが、このような状況もまた、刺激が強すぎる状況であると考えられる。

目の保護機能によって眉下げの起源を説明することができる。攻撃的状況で眉下げをするのはどちらかといえば二次的なことで、本当は、攻撃的な気分によって引き起こされそうな報復攻撃から目を守る必要があるからそうなるのである。私たちは、しばしばしかめ面を「険しい」顔だと思っているので、自己防衛とは結びつかないが、これはどうやら間違いらしい。しかめ面は険しい顔かもしれないが、きわめて大事な器官である目を自己防衛しなければならないことに頓着《とんちゃく》しないほど大胆不敵な険しい顔ではない。

これとは対照的に、本当に恐れを知らない攻撃的な顔では、両目を大きく見開いてにらみつけ、眉をひそめないが、あからさまな敵対行為には何らかの報復的反応が返ってくる危険があるので、そのような顔をするのは比較的まれな場合である。

❷眉上げ——前の眉下げと同じように、この動作も厳密には垂直に上がるわけではない。眉が上がるときは、やや外側に向かって、たがいに離れる。その結果、眉間の皮膚が広がり、そこの短い縦じわが伸びる。しかし同時に、額の皮膚全体が上に向かって絞られるので、長い横じわができる。しわはたがいにほぼ並行して、多くの場合四、五本数えられる。少なくて三本、多くて一〇本のときもあるが、上部と下部のしわはたいてい半端なので、正確に数えるのは難しい。真ん中にあるしわだけはほとんどが額を真一文字に走る。

これが一般的にいわれる「しわを寄せた額」で、「苦悩した」人がこの顔の持ち主だとよく思われる。しかし、実際はもっと広い範囲にわたっている。さまざまな作家がその表す意味を描写してきた。驚異、仰天、驚愕《きょうがく》、幸福、懐疑、否定、無知、傲慢《ごうまん》、予期、疑問、無理解、不安、恐怖。ある音楽評論家が、あのオペラの花形は「ラより高い音を出すと必ず眉も上がる」といった話は有名である。そうしたさまざまな解釈があるが、この動作の意味を理解するには、そもそもの起源にさかのぼって調べるしかない。

眉上げは、私たちがほかの霊長類と共有する動作パターンで、私たちと同様に彼らにとっても、もともと視野拡大の手段として出発したらしい。額の皮膚を引き上げて眉を上げれば、ただちに視野全体が広がるという効果を生む。周知の言い方をすれば、それは「目を見張らせるもの（アイ・オープナー）」である。視覚入力を増大させるものなのだ。

サルでは、それは非常時に起こる反応であるらしく、何か逃げたいと思わせるものに直面したときに生じる。しかも、逃げることを妨げるほかの何らかの事情がある場合にかぎって起こる。「ほかの何らか」には、いくつかの場合が考えられる。逃走と葛藤《かっとう》する攻撃の衝動を覚える場合、その場にとどまってとても恐ろしいものを見たいという強い好奇心がわく場合、逃げ出したい衝動と闘ってその気持ちを押しとどめ、その場にとどまる何かほかの事情がある場合である。

この「妨げられた逃避」の考え方を人間にあてはめてみると、十分に納得がいく。人間もサルもまったく同じように行動するからである。額にしわを寄せて苦悩している人とは、本質的に逃げ出したくても、何らかの理由でそれができないでいる人なのだ。

同じように額にしわを寄せて笑う人も、本当は少し警戒しているのである。その姿勢を見れば、明らかに逃げ腰でいることがわかる。本心で笑っているのかもしれないが、笑っていることが何であれ、やはり少々当惑するような状況に置かれている。これは珍しいことではない。気持ちの上では脅《おび》える寸前まできているが、脅えきってはいないから、笑っていられるのである。いかめしいアーチ状の眉をした尊大な人も、自分を取り囲むいかがわしさから逃げ出したいと思っているのだろう。私たちは俗に、そんな人を「ハイ・ブロウ」と呼ぶ。

眉上げの表情を眉下げと比較してみると、問題が起こる。目の前で何かぎょっとするものを見たとしよう。そのとき、目を守るために眉を下げることも、視野を広げようとして眉を上げることもできる。どちらも役に立つが、どちらかを選択しなければならない。脳はどちらがより重要な要求かを評価して、顔にしかるべく指令を出さなくてはならない。サルを見ると、非常に攻撃的な威嚇をしている間は眉が下がり、少し脅えながら威嚇をしている間は眉が上がり、打ち負かされて服従するときには再び眉が下がるのがわかる。人間の場合もこれとまったく同じなのである。

人間は、きわめて攻撃的で、すぐさま報復を受けそうな場合、あるいは打ち負かされて、差し迫った攻撃を恐れる場合は、視野の拡大を犠牲にして、目を守るために眉を下げる。やや攻撃的だが脅えてもいる場合、あるいは身体的攻撃を受ける差し迫った危険はなさそうな、何らかの葛藤状態にある場合には、周りで何が起きようとしているかをもっとよく見る戦術をとるために、目の保護を犠牲にして、眉を上げる。

このふたつの動作がもつ、もともとの役割が明らかになれば、穏やかな場面での指標として利用できる。意図的な信号として役立てることもできるのである。本当は心配してもいないのに、相手に「きみ、どうしたの」という信号を送るだけのために、故意に眉を上げることができる。しかし、ふたつの動作そのものが最初から重要でなければ、そうした改良や加減などはできないだろう。

しかめ面のしわがあると、年をとるにしたがって、眉上げによって生じるアーチ形のしわがいつまでも消えずに残るようになる。額の皮膚は、長年にわたってしかめ面を何度もすればするほど、その跡をとどめるようになるのだ。緊張したり不安になることが多ければ、額の皮膚が何度も上がるので、細いアーチ形のしわがいつまでも消えなくなる。皮膚の弾力性は年とともになくなり、平らに伸ばそうとしても元には戻らないしわの寄った紙と同じで、額の皮膚は、リラックスして落ち着いているときでも、子どものようなすべすべした状態にはなかなか戻らない。

女性の額にこのようなしわができれば、明らかにそれはもう若くない証拠である。それは心配性であることも暗示する。イメージを気にする女性は「もう若くない上に心配性であること」を知られたくないので、外観的な損傷を回復するか少なくとも隠すために何らかの処置を取らねばならない。

濃い化粧をすれば多少の効果はあるが、その程度のことにすぎない。前髪を厚く垂らせばふだんは額の隠れ蓑になるが、風が吹けば前髪が舞い上がってしまう。容貌《ようぼう》で生計を立てる女性たちには、もっと思いきった処置が必要になる。これまでは、美容整形といえば若返りを目的にするものだった。小さなしわも見えなくなるほど皮膚を頭蓋骨の上まできつく引っ張り上げる方法は思いきった処置だが、効果的である。

一九九〇年代から登場した、しわを取り除くより近代的な方法が、ボトックスを額に注入する処置である。これは、どのような気分になろうとも、額が少しも動かないように麻痺《まひ》させる効果がある。実際、ボトックスはボツリヌス菌によってつくられるタンパク質神経毒という劇薬である。しわをつくる筋肉に直接に注入すると、三か月から五か月の間、その筋肉を不活性化する。この種の整形では、国から安全と認可されているとはいえ、ほとんど生命の危険がないようにごく少量しか使用されない。にもかかわらず、現在、この方法は美容整形では二番人気になったという。

こうした思いきった処置に伴う問題は、額がなめらかになりすぎて、どんな気分もまったく表せなくなることである。そのために仮面をかぶったように見えて、確かに若くはなるがこわばった顔になる。より完璧な手術法はまだ見いだされていない。

❸片眉上げ——前のふたつの動作の混合形で、一方の眉が下がり、もう一方の眉が上がる。これは一

般的な表情ではないので、なかなかできない人が多い。

この動作で送られるメッセージは、表情と同様に中間的なものである。顔の半面は攻撃的に見えるのに、ほかの半面は脅えているようだ。どういうわけか、この矛盾した反応は男性に比べると成人女性にはあまり見られない。片眉上げをする人の気分は、一種の懐疑であることが多い。片方だけ上げた眉は、もう一方のにらみつける目に応じる疑問符のような役割を果たしている。

❹眉寄せ――両方の眉は同時に上がり、たがいに寄る。片眉上げと同じように、眉下げと眉上げの二つの要素を複合したものである。内側に寄る動きは眉下げの要素で、狭い眉間に短い縦じわをつくる。眉が上がる動きは眉上げの要素で、額に横じわをつくる。したがって、眉寄せでは二種類のしわができることになる。

これは大きな心配と悲しみに付随する表情である。この表情は急性ではなく慢性の痛みがある場合にも見られる。突然の鋭い痛みは「ひるむ顔」の反応を起こして眉は下がるが、鈍い長期に及ぶ痛みは「眉寄せ」の表情をつくることが多い。わかりやすい例は、頭痛薬の広告によく見られる表情である。

元をたどれば、この動作は脳から送られたふたつの信号に額が反応しようとすることによるらしい。一方のメッセージは「眉を上げろ」と言い、もう一方は「眉を下げろ」と言う。異なる筋肉の集合が、反対の方向へ引っ張り始める。一方の筋肉は眉をちょっと上へ引っ張るが、他方の筋肉が下と内側へ引っ張ろうとするので、眉はたがいにくっつく方向へと引っ張られてしまう。

よくあることではないが、眉の内側の端が外側の端よりもさらに引き上げられて、「悲しみの斜め眉」をつくる場合がある。この誇張された眉寄せは、悲しい場面をいやというほど見てきた人にもっともよく見られる。それほど悲しい体験をしてこなかった女性は眉を斜めにしようとしても、思ったほどうまくはいかない。理論上では、「斜め眉」の表情をたやすくつくれるかどうかを見れば、その女性が過去にどれだけ不幸なできごとがあったかがわかるということになる。

❺眉のウインク——眉が上がり、一瞬にして下がる。この眉がすばやく上がる動きは重要で、明らかに全世界どこにでも見られる人間の挨拶の信号となっている。

この動作は、ヨーロッパの多くの国々だけでなく、遠く離れたバリやニューギニア、アマゾン川流域、ときにはヨーロッパの影響がまったくない地域でも記録されている。どの場合にも、この動作は同じ意味をもち、他人の存在に気づいて親しみを感じていることを表す。

眉のウインクは、出会いの初めに、少し離れたところで行われるのがふつうで、その後につづく握手、キス、抱擁といった近接表現の一部ではない。眉のウインクとともに頭をちょっと上げたり、微笑んだりすることも多いが、単独でも行われる。

源を探れば、これは明らかに驚きを示す眉上げの表情が瞬間的に出たものである。これに微笑みが組み合わされると、うれしい驚きの信号となる。

まさに一瞬のうちに終わってしまう、この動作の極端な短さは、驚きの気分はたちまち消えて、その場には友好的な微笑みだけが残ることを示している。

すでに述べたように、眉を上げる動作には恐れの要素が含まれているので、それが友人同士の挨拶で表れるのは奇妙に思えるかもしれない。しかし、あらゆる挨拶には、たとえそれがどんなに友好的なものであっても、社会的に予測のつかない多くの事態が含まれているものである。

会った相手がこれからどのように振る舞おうとするのか、あるいは前に会ったときからどう変わっているかがまったくわからない。それで必然的に、出会いには束の間《つかのま》の軽い恐れの要素があるように思われるのである。

挨拶の信号としての役割のほかに、眉のウインクは、ふだんの会話の中で、強調する「要点を示す」ためによく使われる。ある言葉を強調するたびに、眉はピクリと上がって元に戻る。たいていの人はたまにやることもあるが、とくに頻繁に、しかも大げさにこのジェスチャーをする人もいる。それは、口で「これこれのことが驚くべきことなのです」と伝えているようなものだ。

❻眉すくめ——眉を上げ、しばらくそのままで止めた後に元に戻す。この動作は、眉がしばし上がった「ままの状態でいる」点で、挨拶と強調を示す眉のウインクとは区別される。

これは複合的な肩すくめ反応の眉の一要素で、口、頭、肩、両腕および両手でも特定の姿勢をとる。この複合表現のすべての要素はほとんど、それぞれ単独に生じることもあれば、ほかの一つか二つの要素と一緒に生じることもある。眉すくめは、まったくそれだけで起こることもあるが、ふつうは口角をすばやく一瞬下げる「口すくめ」を伴うことが多い。「顔すくめ」とでもいえるようなふたつの動きの結合は、ほかのすくめ要素が働かないときに多く起こる。

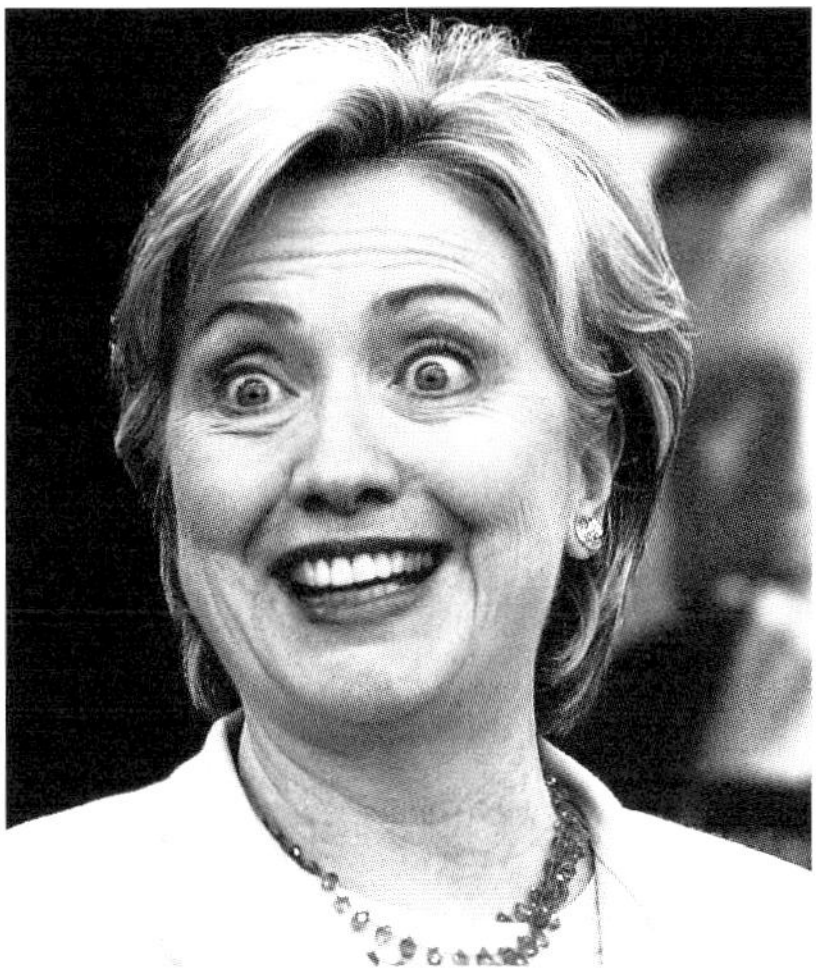

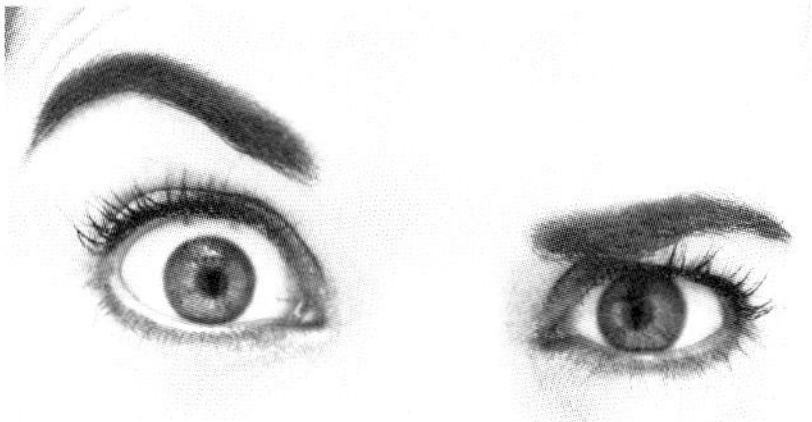

上は驚きを表す「眉上げ」。下は懐疑を表す「片眉上げ」。

それゆえ、「眉のウインク」とは違って、この動作は基本的には「うれしい」口よりも「悲しい」口に結びつけられる。このジェスチャーが用いられるのは、少し不愉快な驚きを示すときに多い。たとえば、二人の親友が並んで座っていて、近くの第三者が何か社会的に「不愉快な」ことをやった場合、二人のうちの一人が相手に向かって、非難めいた驚きを示すために「眉すくめ」のジェスチャーをするのである。

眉すくめは、人によっては話をするときに付随してよく見られる。ほとんどの人は話に熱がはいってくると、話していることを強調するために、小さな身体の動きを繰り返す。言葉で強調する肝心なところにくるたびに、目に見える強調を加えるのだ。

たいていの人は、強調点のたびに手か頭を動かすのだが、眉を好んで使う人もいる。話の途中で特別に強調したいところにくると、眉はそれに合わせて繰り返しすくめられる。これは、年がら年中、人生の気まぐれに驚かされているように見える、慢性的な「ぼやき屋」が話すときによく見られるが、そういう特別なタイプの人にかぎられるわけではない。

眉を抜く女たち

眉の動きはこれくらいにして、解剖学的構造に移ろう。眉にはひとつの重要な性差がある。女性の眉は男性より細く、毛の密度が低い。この差が数多くの「改良」に導いた。女性の眉は人工的にますます細く、小さくすることで「超女性的」にされてきた。

これは何世紀もの間、眉を剃り、ワックス脱毛し、抜き、塗るというさまざまな技法を使ってなされてきた。そもそも、これらの処置の口実は、魔除《まよ》けにあったとされる。その後は、身体を疾病から守る、とくに盲目から守るためになされた。さらに時代が下ると、より美しく見せるために行われた。すべてその根底には、眉をことさらに女らしく見せたいという強い衝動があったのである。

二〇世紀には、眉を抜く流行は両大戦間の一九二〇年代と三〇年代にピークに達し、そのころは、眉墨は魅惑的な五つの色合いが発売されていて、それがほとんどすべての女性の化粧バッグに入っていたという。毛抜きを使って眉を細くしてから、眉墨を使って残った眉毛を細いアーチ形に際立たせたのである。

眉の形を整えるために毛抜きを使うのは、あまりに粗雑なやり方だと考える人もいた。毛を抜くときに、毛抜きの金属の先で簡単に毛がちぎれるので、またすぐに生えてくるのだという。より望ましい方法が、「ねじ切り」である。ごく細い糸で毛を一本ずつくくってから引っ張るのだ。これは確実に毛根から取り除くことができる。この方法はとくにアジアや中東で広く行われている。

自分の眉の位置が似合わないと思えば、眉毛を全部抜いて、好みの位置に新たに引き直すこともできた。この場合には、しかめ面に見えなくするために、新たな眉はつねに本来の位置よりも上に引かれたという。「緩やかなアーチ形をした眉は乙女の慎ましさによく似合う」という一八世紀後半の言い伝えがあるが、上に引かれた眉が、子どものように無垢で「純真な（目を見開いた）」顔に見せるのは確かである。自然なままの低い位置に眉がある女性は、とても陰険に見えるので、「魔女の眉」といわれることもあった。

きちんと修正された眉の形は、時代によっても人によってもさまざまだった。時代の流行に合わせ、なおかつ顔のほかの部分ともうまく調和するように眉を修正するために、たいへんな手入れがしばしば施されてきた。ある眉の達人は、理想的な眉の形は、「内側から三分の二のところまで上に向かっ

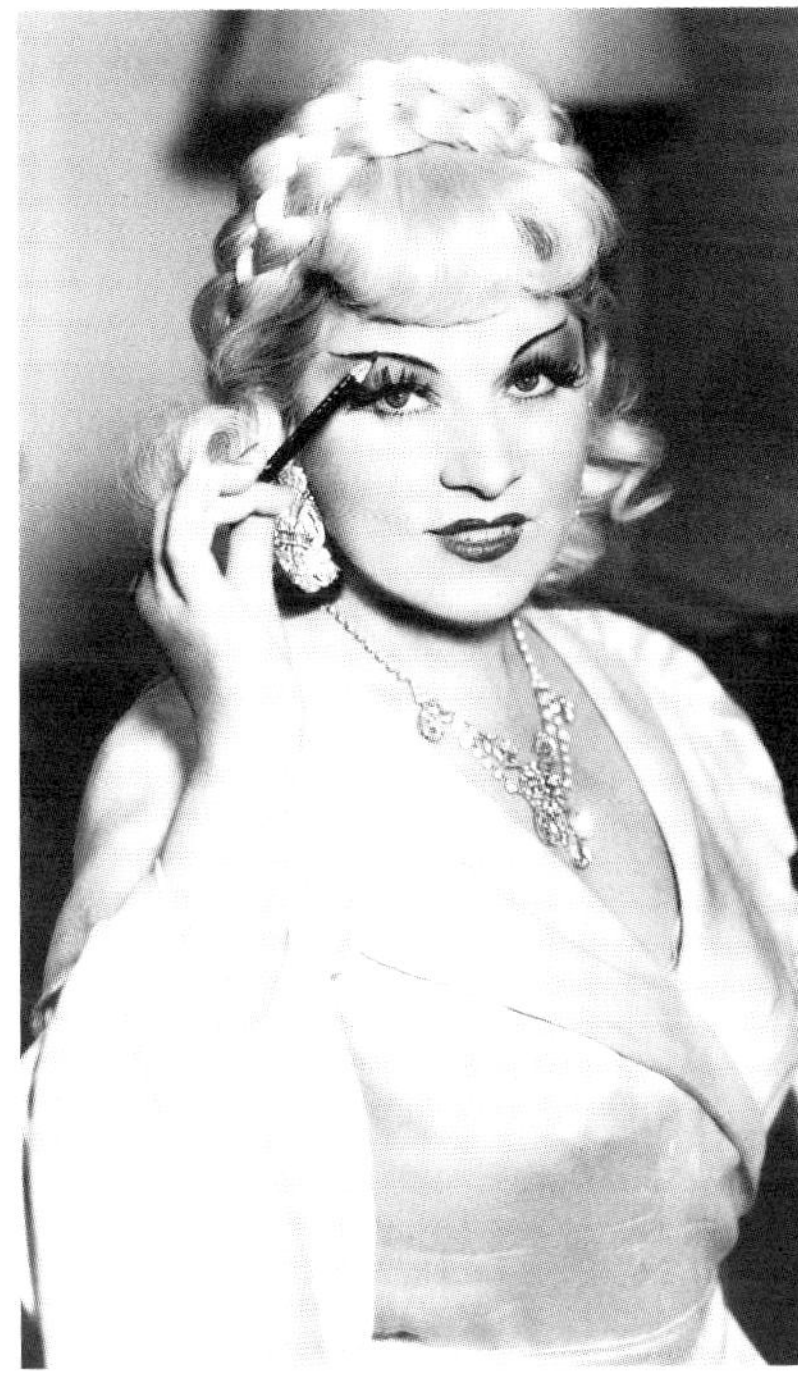

女性の眉は男性より毛深くないので、写真のメイ・ウエストのように、ことさらに女性らしく見せるためにごく細く整えられることが多かった。

て緩やかな弧を描き、残り三分の一が下に向かって緩やかな弧を描く」眉だと断言するが、その人の顔に合わせて適用する必要があるかもしれない。それほど眉の美しさは微妙なものである。

おそらくにせ眉毛のもっとも奇妙な例は、一八世紀初頭にイギリスに現れたものであろう。当時、流行の眉も、やはり剃ってから、新たに付け替えられたものであったが、それが何とも奇妙であった。

その時代の「付け眉毛」はハツカネズミの皮でできていたのだ。風刺作家スウィフトは、この奇妙な流行をこう述べている。「彼女の眉毛はネズミの皮でできていて、巧みに両側に貼《は》りつけられているではないか」

フリーダ・カーロの一本眉

こうした眉の手入れは、すべて女性の顔立ちを引き立てるためだったので、眉毛を抜かずに自然の形にしておくことは、しばしば「無精」の強い表明と見なされた。また、女らしさを抑えることが望まれる条件で働く女性たちは、眉毛をそのままにしておくことを期待された。

一九三〇年代、ロンドンの病院で、婦長が一人の看護婦に眉を抜くことを許可しなかったので訴訟事件が起こり、激しい賛否の議論が寄せられた。個人の自由に干渉するものだという申し出にもかかわらず、ロンドン市議会は婦長の決定を支持したのであった。

その結果、この病院の患者たちは、病床にありながら、きれいに抜いた眉を見るというエロティックな刺激から免れたのである（この決定を喜んだであろう人物が預言者ムハンマドで、彼の言い伝えの中に次のような一節がある。「願わくば、……眉を抜く女に神の天罰が下らんことを」）。

最後に、劇的な「一本眉」の女性の顔について触れておかねばならない。これは、ふたつの眉が内側の端でつながって、長くとぎれない一本の眉になったものである。あまり見られないが、実際、このような眉はほとんど手入れされていない。生まれつきこの眉をもつ女性は誰でも、鼻の上部の眉間を覆う、やっかいな毛をなんとかして抜こうとするものだ。それにはいくつかの理由がある。第一に、毛深すぎる眉はあまりに男らしく見える。第二に、ふつうは毛がない場所に生えているのは「動物」の特徴である。第三に、両眉の中心に毛があると、いつもしかめ面をしている印象を与える。第四に、一本眉をもつ女性はみな吸血鬼だという大昔からの迷信がある。

これほど望ましくない連想が伴えば、流行を追う女性が毛抜きを探し求めても無理はない。災いとなる一本眉のままでいるためには、「流行を超越」しなければならないだろう。そんな一人の女性が、二〇世紀に存在した。著名な、両性愛者のメキシコの画家、フリーダ・カーロである。

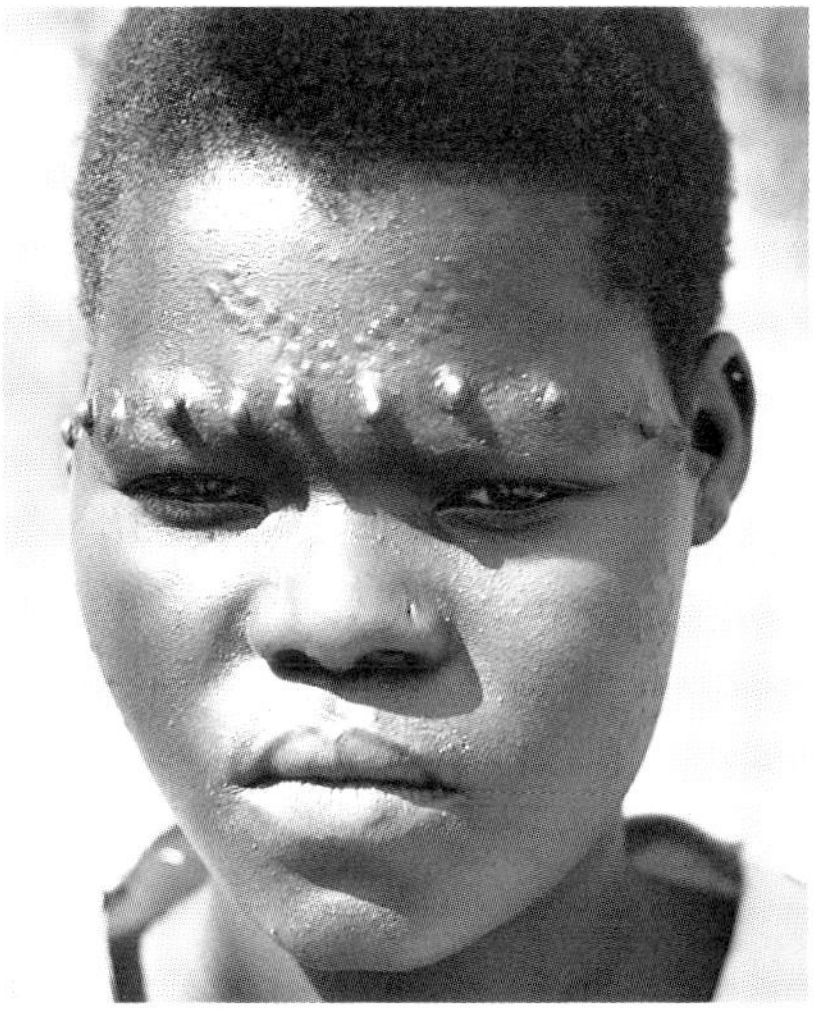

今日の西欧では、ピアスをして眉を誇示する女性は少ないが、部族社会では、眉に傷をつける風習が何世紀もの間、ふつうに行われてきた。

フリーダにとって、眉間にも毛が生えていることは彼女のトレードマークとなり、すべての自画像でそれを忠実に再現した。「飛行中の鳥のように、鋭く黒い目の上に浮かんでいる」といわれた、漆黒の一本眉はひと際目立つ標識にもたとえられた。ある批評家はこう記している。「フリーダ・カーロは興味をひく、独創的な女性だったかもしれないが、一本眉の持ち主だったにすぎない。その眉は万里の長城のように顔の端から端まで延び、おそらく万里の長城のように、月から見えたであろう」

こうした過激な反応が、カーロの鼻の上部に多少黒い毛があるというだけで引き起こされるのは興味をそそることであり、人間の眉がほんの少し拡張するとこれほど強い反応を生じるのは驚くべきことである。私たちは眉を軽視しているので、強い関心を示して注目するのは、何か奇妙なところがあるときにかぎられる。

フリーダの独特な一本眉は別として、女性の濃い眉が歓迎され、一時的に流行したのは、近年のあ

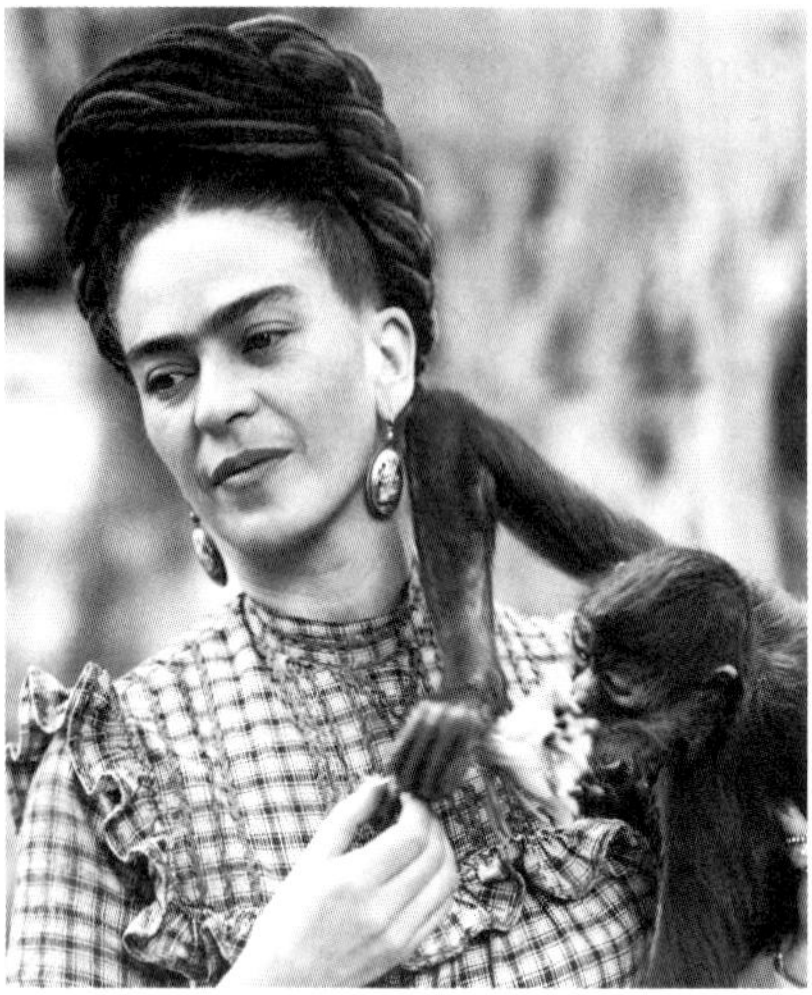

女性が眉を誇示する、もっとも極端な例は、一本眉で有名な、ラテン・アメリカの画家フリーダ・カーロの眉である。

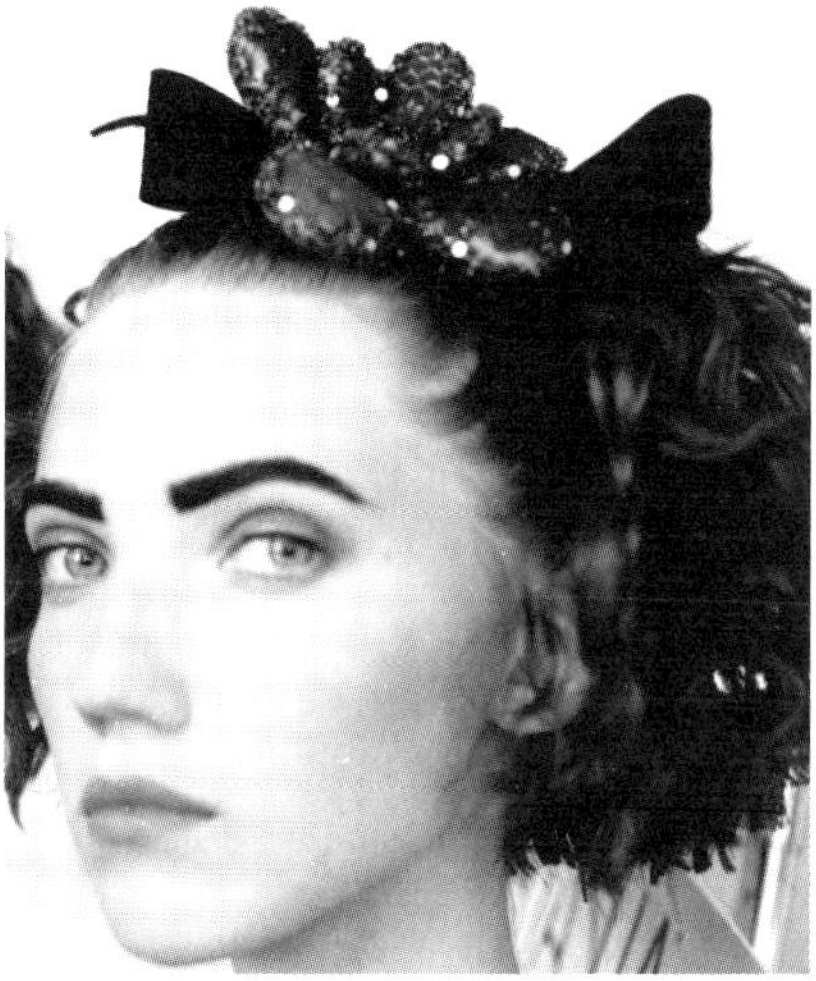

フェミニストの抗議行動として、ある女性たちは故意に、「げじげじ眉」ともよばれた、太い眉にして、より独断的で、より厳しく決然たる顔の表情に見せると同時に、入念な眉の手入れを排斥する手段とした。

る時期だけであった。それは一九八〇年代のことで、フェミニスト運動が盛んになり、女性たちは、少しでも男性のように見えることが、男性に対抗するのにふさわしい方法だと考えたのである。

当時、ハリウッドの若手スター、ブルック・シールズが「ゲジゲジ眉」といわれた眉でスクリーンに登場した。それはカーロのように真ん中でつながってはいないが、男性のように濃かったので、非常にきっぱりとして独断的な顔に見えた。それ以来、女性たちは、男性っぽく見せるよりも、「女性」として成功するほうが適切で確かであると結論を下し、女性の眉は再び手入れされ、何世紀もの間好まれてきたアーチ形に整えられるようになったのである。

シェークスピアの『冬物語』に次のような一節がある「だけど、黒い眉がよく似合う女もなかにはいるんだってね、だから薄すぎると、ペンで半円形や半月形をわざわざ描くんだってね」（『冬物語』小田島雄志訳・白水Uブックス）。

耳

興奮は耳に表れる

女性の耳は満足な扱いをされてこなかった。ないものと見なされたり、切断されることもあった。女性が気持ちをこめて顔に塗る化粧品は、耳を素通りする。入念に化粧した顔が主役なので、耳は無視されて、髪の毛で隠されることが多い。そして、隠している耳が現れても、せいぜい、穴をあけて装飾品をつけるのに適しているとしか見られない。まれに、耳が美容整形の対象になる場合にも、手術は、少し突き出ている耳を頭の側面にぴったりと後方に押さえつけるなど、もっぱら耳をさらに目立たなくするために施される。

しかし、さまざまな文化の、女性の耳に長年の忍耐を強いる数々の悪習をより詳細に考察する前に、女性の身体の一部であるこの部位の生物学的な、また解剖学的な特徴について一考するのは大切なことだ。

人間の耳は、目に見える部分はごくささやかなものにすぎない。進化の過程で、長くとがった先端と可動性を失ってしまっている。精巧で敏感なへりも変化して、巻き込まれて「丸まったへり」になった。しかし、耳はけっして無用の長物として片づけられるべきではない。

外耳の主な機能は、集音機能であり、いわば血の通ったトランペット型補聴器なのである。私たちは、ほかの動物のように耳をピンと立てることも、突然の物音の方向を探すのに耳をねじ曲げることもできないが、音源の方向を角度三度以内の誤差で突きとめることはできる。

人間は耳が動かなくなったが、首を動かせることでそれを補ってきた。シカやレイヨウは危険な音を聞くと、頭を上げて両耳をあちこちへねじる。私たちはそうした音を聞くと、首をまわしてほぼ同様の効果をあげるのである。

私たちの耳は頭の両側に固定していると思われているが、昔誇った可動性の片鱗《へんりん》はとどめている。鏡をのぞいて、耳のところの筋肉をできるだけ締めつけてみると、耳を頭の側面にへばりつかせようとする保護運動の痕跡《こんせき》を見ることができる。大きな動く耳をもった動物は、戦おうとするときはつねに、危害から守ろうとして耳を後ろへ倒す。人間の耳は、休息しているときには後ろに倒れていても、危険に際しては、頭の皮膚を締めつけて、自動的に動物と同じようなことをしている。

外耳の形は、ひずみのない音を鼓膜に伝える上で重要である。運悪く両耳を切りとられてしまった人は、音を聞く能力がはるかに劣っている。外耳道と鼓膜は、ある音がほかの音を犠牲にして強調される「共鳴システム」を形成する。曲がりくねったひだとへりのためにでたらめに見える耳の形も、実際にはこの種のひずみを防ぐための特別な設計なのである。

耳の副次的機能として、体温調節がある。ゾウは身体が過熱すれば、大きな耳をバタバタ動かすが、これでゾウの体温は下がる。皮膚の表面近くにはおびただしい血管が通っているので、ここでの放熱は多くの種にとって大切である。

人間の耳は、体温調節ではわずかな役割しか果たしていないかもしれないが、人とのつきあいの信号になっている。女性が感情的葛藤でひどく興奮すると、彼女の耳は真っ赤になる。この耳の紅潮には大昔から解釈が加えられてきた。約二〇〇〇年前、ローマのプリニウスは書いている。「耳がほてってうずくときは、誰かがよそで噂をしているのだ」。シェークスピアも作中のベアトリーチェに、こう自問させている。「私の耳の中に、どんな火があってのことかしら?」。そのとき彼女のことが噂されている最中なのである。

最終的に、人間の耳は、柔らかなふっくらした耳たぶを発達させることで、新たにエロティックな機能を取得したと思われる。人間にもっとも近縁の種でも耳たぶはないので、これは人間に特有な特徴のひとつで、人間の強い性衝動の一部として進化してきたようだ。

初期の解剖学者たちは、耳たぶを機能がないものとして無視した。「穴をあけて装身具をつける以外には、明らかに有用な用途がない新たな特徴である」と。しかし最近の性行動に関する研究から、激しい性的興奮時には耳たぶが膨張し充血することが明らかになった。だから接触に対して異常なまでに敏感になる。性行為中に耳たぶを愛撫したり吸ったりキスするのは、多くの女性に強烈な性的刺激として働く。インディアナ州の性研究所のキンゼイと同僚たちの調査によれば、まれな例ではあるが、耳への刺激によって、女性はオーガズムにも達することがあるという。

外耳の中央には暗い「耳の穴」があって、長さ約二・五センチの狭い外耳道が通じている。外耳道はわずかにねじれていて、それは中の空気を暖かく保つ具合になっている。この空気の暖かさが、その奥にある鼓膜を正しく機能させるのに大事なのである。鼓膜自体はきわめて傷つきやすい器官なので、外耳道は鼓膜を快適な暖かさに保つだけでなく、それに傷がつかないように守ってもいる。

しかしこうした保護をする代わりに、私たちは自分の指では掃除できない深い凹所をもつことになる。身体のほかの部位なら、比較的容易に手入れができるから、ちりや小さな寄生生物を除去できるし、見通しのよいほかの凹所、たとえば鼻の穴なら、鼻を鳴らしたり、すすったり、かんだりしてきれいにすることができる。

ところが、耳の穴に侵入物が入ると、厄介なことになる。細い棒で異物を除こうとすれば簡単に鼓膜を傷つけてしまうから、この種の侵入を防ぐためには、確かに何か特別の防御策が必要となる。

進化がこの問題に与えた回答は、耳毛で大型の昆虫を中に入れないことと、耳垢《みみあか》でより小さな生物を撃退することである。オレンジ色の耳垢には苦味があって、昆虫を寄せつけない。耳垢は四〇〇〇個にのぼる微細な耳道腺から分泌される。この腺は腋の下や陰部で強い匂いのある汗を分泌するアポクリン腺の変種である。

ここでは内耳についての詳細な説明をするつもりはない。簡潔に述べると、鼓膜に当たった音の振動は神経インパルスに変換されて、脳に送られる。鼓膜は非常に敏感で、鼓膜の表面をわずか一〇億分の一センチ動かす微《かす》かな振動でも探知できる。この振動が中耳にある奇妙な形をした三つの耳小骨（槌骨《つちこつ》、砧骨《きぬたこつ》、鐙骨《あぶみこつ》）に伝えられ、ここで音圧を二二倍に増幅する。

拡大された信号は、分泌液でいっぱいの、カタツムリのような変わった形をした器官が働く内耳に送られる。振動はこの液体を介して毛状の神経細胞を刺激する。この細胞は何千個もあって、それぞれ特定の振動に反応し、聴神経を経てその情報を脳に伝達する。

内耳には、平衡感覚をつかさどる三半規管という重要な器官もあって、ひとつは上下運動、ひとつは前進運動、ひとつが左右の運動をつかさどる。これらの器官の重要性は、私たちの祖先が初めて後脚で立ちあがって二足歩行を始めたとき、劇的に増大した。四つ足で立つ動物は安定しているが、直立して生活するのは、微妙な平衡調節を不断に要求される。

私たちはこうした平衡器官を当然のものと考えているが、人間の生存にとっては、音を扱う耳の部分よりも実は重要なのだ。耳が聞こえない人は、平衡感覚を完全に失った人よりも生存することがずっと容易にできる。

私たちの聴覚の不運な面のひとつは、それが出生の瞬間から衰え始めることである。乳児は音波を毎秒一六サイクルから三万サイクルの周波数まで聞き分けられるが、青年期では上限が二万サイクルまで落ちる。六〇歳ではこれが一万二〇〇〇サイクルまで下がり、さらに年をとるにつれて、この上限はますます下がってくる。

高齢者になると、静かな場所で一人の声はきちんと聞き取れても、人が大勢いる部屋での会話を聞きとるのは難儀なことになる。これは、聞き取れる音域が非常に狭まるので、数人の人が同時に話すと、違った声を区別するのが難しくなるためである。

現代のハイファイ・システムでは、毎秒二万サイクルの周波数まで十分に出すことができるので、そんなオーディオ装置に大枚をはたいた中年女性にとっては、全音域を鑑賞できるのが家族の中で自分の幼い子どもだけだというのは、いらだたしい思いであろう。せめて毎秒一万五〇〇〇サイクル以上の音を聞き分けられれば、彼女自身が幸せな気持ちになれるのだが。

人間の耳は、音量に関して重大な欠陥がある。人間はほかの種と同じように、もっとも大きな音といってもうなり声や悲鳴しかなかった比較的静かな世界で進化してきた。敏感な鼓膜を損なうような大きな音はなかったので、非常に大きな音に対する特別な保護機能を発達させなかった。

現代では、無限な発明の才のおかげで、容易にわれわれの聴力を損なうような轟音《ごうおん》を出す機械や高性能爆薬、さまざまな種類の超音波に囲まれている。確かに、人間の耳は、かつて人類が進化してきた世界とはまったく異なる世界に、私たちが今住んでいることを、すべての人間に思い出させる役割を担っているのである。

耳の形と性格

外耳に話を戻すと、昔から耳の形によってあらゆる人を識別できるのではないかといわれてきた。二〇世紀には、この特徴が犯人の探知に利用できるといわれたが、指紋という対抗手段が勝利を収めて、耳による分類は忘れ去られた。しかし、耳の細部までがまったく同じ人を見つけるのはいまだに不可能である。耳は一三の部位に名称がつけられていて、そのうちの二つは特記するに値する。

第一は、肉づきのよい耳たぶである。これには、大きさが人によって違う以外に、分類上役に立つ主要な特徴がある。人間はそれぞれ「自由に動く」耳たぶか、「動かない」耳たぶかを持つ。前者では、頭との接続部からわずかながら自由に動くが、後者ではそれができない。労をいとわず、ヨーロッパ人四一七一人の耳を調べた医師は、六四パーセントの人が動く耳をもち、残り三六パーセントが動かない耳を持つことを発見した。

第二は、耳の縁にある小さなふくらみで、「ダーウィン結節」と呼ばれるものだ。これはたいていの人にあるのだが、あまりに小さくてわかりにくい場合が多い。

折り返った耳の縁の内側を上からなぞっていくと、上から三分の一ほどのところでこれに当たる。それは、腫《は》れたニキビくらいの小さな膨らみのように感じられるが、ダーウィンはこれを、人間が小さな音を探って自由に動かせる、長くとがった耳をもっていた原始時代の痕跡として、重大な意味をもつものと確信した。ダーウィン自身の言葉によれば、これらの「膨らみは、かつてピンとがっていた耳の先端部の名残なのである」。

慎重な調査の結果、ヨーロッパ人の約二六パーセントに、はっきりした形でこれが残っていることが明らかになった。

このような細部の変化があるために、耳が犯罪人の身元確認に格好の対象になるのであるが、現在のように指紋の使用がこれほど進歩してしまえば、耳の形の検査が今後必要かどうかは疑わしい。あいにく、現在、耳の様相を入念に研究するのは、顔の部位のつりあいを読みとることによって、性格や人柄の確認ができると非現実的な主張をする人相学者にかぎられる。

このいいかげんな判断は二〇世紀初めにすっかり信用を失ったのだが、驚くべきことに一九八〇年代になって再浮上して、大きな耳は成功者の耳、小さくて形の整った耳は従順な人の耳、とがった耳は楽天家の耳といわれた。ほかにも何百とあるこうした「解釈」は、微に入り細を穿《うが》つものが多いが、人間の知性に対する侮辱にほかならず、そんなものが二〇世紀後半に大衆にもてはやされるとはなんとも理解しがたい。

顔の細部を研究する犯罪学者は、耳の形はけっして顔の形から予測することはできないと報告した。丸顔と角張った顔を見ても、どちらが丸い耳、または角張った耳をもつかは予測できない。体型によって人を分類する専門家は、かならずしもこれに同意していない。

彼らは、内胚葉型《ないはいよう》（ふくよかな肥満型）の人と外胚葉型（骨ばったやせ型）の人では、耳のタイプが異なると主張する。肥満型の人の耳は、頭にピッタリとくっついていて、耳たぶも耳介《じかい》（耳の垂れ蓋《ぶた》）もよく発達している。それと対照的に、やせ型の人の耳は、耳介が横に突き出ていて、耳たぶより発達している。このように見解が食い違うのは、犯罪学者が頭部のみを考察しているのに対して、体型専門家は身体全体の形状を吟味しているからであろう。

「シンボル」としての耳

象徴的に、耳はいくつかの役割を与えられてきた。耳は穴を取り巻く皮膚の「垂れ蓋」であるから、必然的に、女性の性器の象徴と見られてきた。

たとえば、ユーゴスラヴィアでは、隠語で女性の外陰部のことを「両足の間の耳」という。ある文化では、両耳の切断が女性の陰核切除の代用として用いられた。東洋の一部地域では、思春期を迎えた若い女性は、成人式で耳に穴をあけることを強いられた。古代エジプトでは、姦通《かんつう》した女は罰として両耳を鋭利なナイフで削《そ》ぎ落とされたが、これも耳を性器の代用と見るもう一つの例である。

多くの異なる文化で、耳は女性の性器と見られたのだから、並々ならぬ人物が耳から生まれてきたとされても、とくに驚くことではない。ヒンドゥー教の太陽神スルヤの息子カルナは耳から生まれたとされ、厳密に言えば、それは母親クンティの処女降誕を意味するといわれた。ブッダも母親の耳から生まれたといういくつかの言い伝えがある。

風刺的な作品で知られるフランソワ・ラブレーの、一五三四年に出版された風刺的な作品の主人公ガルガンチュアもまた、この異常な生まれ方をした。母親のガルガメルが産気づくと、「お腹の子どもが急に上にせりあがって、血管にはいり、横隔膜から肩の上へ、血管がふたつに分かれるそこから左側へ向かい、ガルガメルの左の耳から生まれた」のである。著者も信じられない話であることは認めているが、聖書にそうした生まれ方を否定する個所はなく、神がそれを望めば、「今後、すべての女性は子どもを耳から産む」と指摘して自己弁護している。

まったく異なる象徴性として、耳は知恵を表すとされる。神の言葉を聞くのは耳であるからだ。言うことを聞かない子どもの耳を引っ張るのはこのためであるといわれてきたが、耳の働きを活発にさせれば、そこに眠っている知力を呼び起こすと考えられたのだろう。

胸まで垂れた耳をもつ美女

こうした奇妙な迷信のあるものは、耳飾りをつけるために耳に穴をあけるという大昔の風習につながっている。この身体損傷の原始的な形態は、なかなか廃《すた》れることがなく、現代でも、数少ない人工的な奇形の一つとして世界中に広く残っている。今日では耳に穴をあける女性の大部分は、かつての意味を知らないままに、装飾のためだけに穴をあけるが、古代にはいくつかの意味があったのである。

悪魔やほかの悪霊は、つねに人体に入ってきて乗っ取ろうとするので、それらが入りこめるすべての穴を守る必要がある。幸運のお守りを耳につけることは、耳から入ろうとする悪霊から身を守る最良の手段だと考えられた。

耳は知恵の宿るところであるから、賢者はひと際大きな耳、とりわけ大きな耳たぶを持つということになる。重い耳飾りをつけて耳たぶを引っ張り、さらに長くすれば、生まれながらに持っている知恵や知力を増すことになる。ヒンドゥー教や仏教や中国の昔の影像についての研究から、高貴な重要人物は、かならずたっぷりとした耳たぶをもっていることが明らかにされた。

そのほかにも、耳飾りをつけていると、視力がよくなるとか、溺死《できし》から身を守ると昔から信じられてきた。

耳飾りをつけることに、こうした古くからのさまざまな理由があっても、忘れられてきた。現代では、部族社会でも都会でも、ほとんどの耳飾りは純粋に装飾用で、美しく装うためか、社会的身分を示すためにつけられる。長い耳たぶにする風習がある部族社会では、身体損傷は幼児期から始まることが多く、幼い子どもが耳たぶに穴をあけられる。

小さな穴は年々、しだいに広がり、耳は下へと伸びていく。思春期になると、最長の耳をもつ娘だけが美しいと見なされる。華麗な美女は胸まで垂れる耳をもつ。その過程で、長く垂れた輪状の耳たぶが、あまりにも強く繰り返し引っ張られ、耳飾りの重さに耐えかねて、プッツリ切れると、娘の美《び》貌《ぼう》はたちまち損なわれてしまう。ある文化では、こうなった娘は結婚できない醜女《しこめ》と見なされる。

驚くべきことに、こうした女性の耳を過度に引き伸ばす例は、全世界に広く見られる。この風習は、ボルネオ、ブラジル、アフリカ、コロンビアといった、遠く離れた場所で、それぞれ無関係に起こったと思われる。パプアニューギニアに属するトロブリアンド諸島では、女性がこの風習を無視しようものなら、「ヤブイノシシ（醜女）の耳」と笑い者にされる。

祝祭で若い女性の耳たぶに穴をあける儀式を行う部族社会もある。ある文化では、既婚の女性は伸びた耳たぶに重い耳飾りをぶらさげていて、夫が死ぬまではずすことが禁じられている。夫の葬儀で服喪のしるしとしてはずされる。

ときには、耳飾りが驚くほど大きいのもある。ある部族では、直径一〇センチの真鍮《しんちゅう》の輪が五〇本ずつ両耳にぶらさがっている。別の部族では、伸びた両方の耳たぶにぶらさがる、重い銅の輪の合計した重さが最終的に一キログラムになるまで、輪が足される。さらに、西欧人に施しを請うのに、普

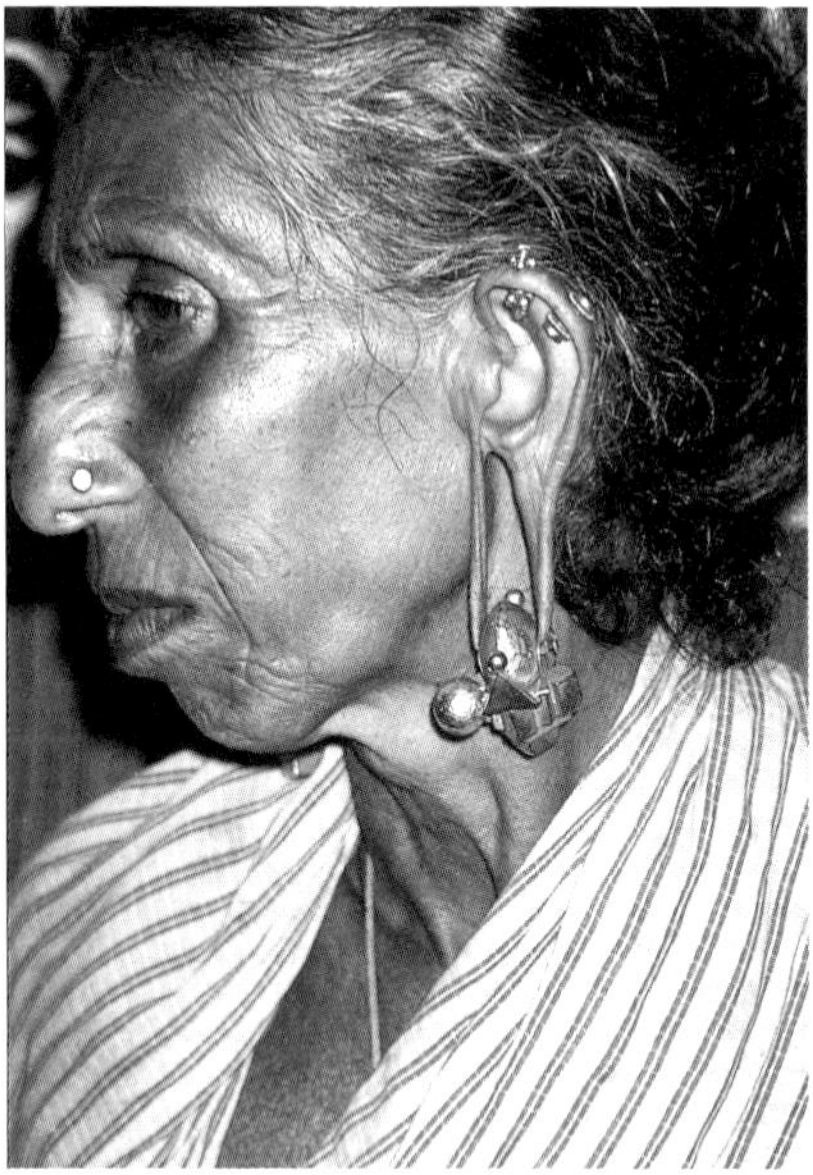

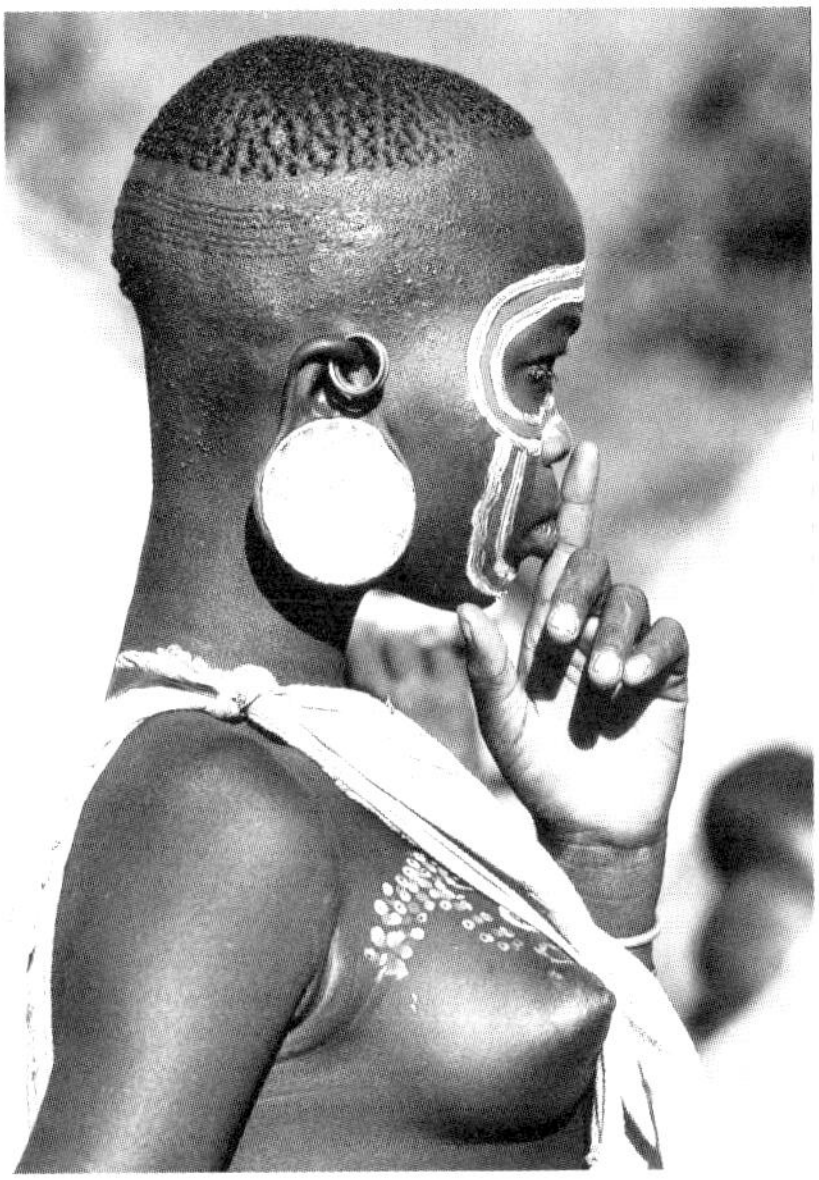

女性の耳は、全世界の多くの文化で残忍に取り扱われてきた。忍苦の耳たぶはありとあらゆる方法で、ピアスをされ、引き伸ばされ、装飾されたのである。本来、これは女性の知性を高め、災いから身を守るためのものであったが、今日では主に美しく見せるために施される。耳たぶを伸ばす風習が、アジア（右上）やアフリカ（上）のいくつかの部族で、極端なやり方で行われている。

通サイズのジャム壺や缶詰の缶が、大きくあいた耳たぶの穴に差し込まれている例もある。

数世紀前の西欧社会では、こうした身体損傷の行き過ぎた形態に強い衝撃と脅威を感じた。一六五四年にジョン・ブルワーは、著書『全世界の人類概観』の全章を通して、「見たことがない飾りを耳に施す風習、いわば、部族民の奇妙な創造物」を攻撃し、「恥知らずにも耳に穴をあけることを非常に美しいと思って」、耳に穴をあけ、「そこに重りをぶらさげて、重りで肩まで垂れるほど耳を伸ばし、腕を通せるほど穴を大きくする」女性たちを厳しく非難している。

ブルワーと彼の時代には、人体を改良し、修正しようとするいかなる試みも、神への冒瀆《ぼうとく》であった。そのような非難も、こうした部族の風習を中止するにはほとんど役に立たなかった。それらの風習は文化として非常に長い歴史があったので、簡単にやめられるものではなかった。数少ない例として、外国の影響で身体損傷の極端な形態が廃れることもあるが、多くの奥地や辺境の社会では、二一世紀になってもそのまま存続しているのである。

西欧社会ではしばしばとっぴなスタイルが流行するが、そうした部族社会の長く垂れた耳たぶに匹敵するものは現れなかった。もっとも過激な例を挙げれば、パンクロックが束の間流行した一九七〇年代に見られた。

反社会的なスタイルを求めた若者たちは、不細工に穴をあけた耳たぶに突き刺す異様なものを探し出した。大型の安全ピンが好まれたが、このニューウェーヴの突撃部隊は、剃刀の刃から電球まであらゆるものをぶらさげた鎖をも、耳に通したのである。しかし、彼らは性急すぎて、部族社会に見られた、耳たぶを長く垂らし、少しずつ伸ばすという面倒なことはしなかった。

その後、二〇世紀末から盛んになったボディ・ピアスが劇的に増加し、西欧の女性たちの耳に多数のピアスが見られるようになった。ひとつの穴ではなく、耳の外縁部のいたるところにいくつもの穴

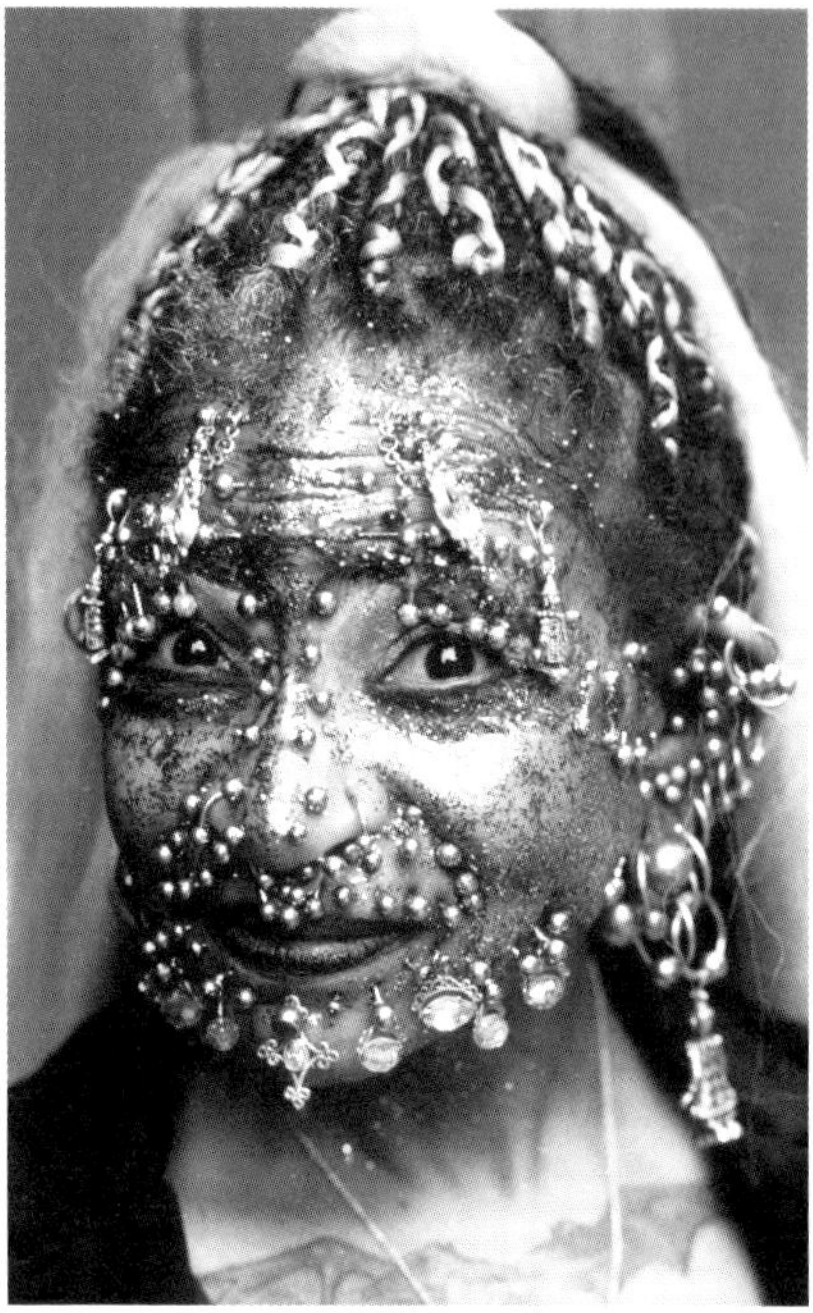
現代の西欧では、自ら多重ピアスをする女性もいる。

があけられ、いくつものピアスがつけられた。

しかし、今日、大多数の女性は、小さなひとつの穴に通したり、挟むだけの、すぐに取りはずせる鋲《びょう》型ピアスやドロップ・イヤリングでシンプルに耳を飾っている。部族社会の耳飾りと違って、たえず身につけるのではなく、そのときの服装に合わせて毎日取り替えることが多い。

数組しか持っていない女性もいるが、イヤリング収集に熱中する女性もいる。ギネスブックに載っている最多記録保持者は、一万七一二二組を集めたペンシルヴェニア州のアメリカ人女性である。日替わりでつけたとしても、全部つけるのに半世紀近くかかることになる。

目

イタリアの娼婦たちの瞳

女性の目は、何世紀にもわたって大きな関心を集めてきた。目の化粧は、六〇〇〇年以上にもわたって行われてきたのがわかっている。古代エジプトでは、黒い化粧品がまぶたを彩るのに用いられ、一世紀のローマの風刺詩人、マルティアリスは、こんな皮肉な批評をした。「それでも君は、その朝、引き出しから取り出したまぶたで男たちにウインクする」

まぶた、まつ毛、目のまわりの皮膚は、世界史のあらゆる主要文明で、色や陰影や装飾を果てしなく微妙に変える対象となっている。アイシャドー、アイライナー、アイラッシュ・カーラー、つけまつ毛、カラー・コンタクトレンズは、どれも女性の目もとを美しくするのに用いられる。しかし、ありのままの目に手を加えたものをじっくり見る前に、自然の目そのものはどうなのだろう?

目は、人間の身体でもっとも大事な感覚器官である。外界に関する情報の八〇パーセントは、このすぐれた組織を通して入ってくるとされる。いくら話したり聞いたりしていても、人間は依然として、本質的には視覚に頼る動物だ。この点では、私たちは近縁のサルや類人猿と大差ない。霊長類はすべて視覚優位のグループであり、頭部の前面にふたつの目を持ち、両眼で世界を見る。

人間の目は直径にして約二・五センチしかないが、もっとも高性能のテレビカメラですら石器時代の遺物に思わせる能力をもつ。眼球の奥で光を感じる網膜には、一億三七〇〇万個の細胞があり、脳にメッセージを送って、何を見ているかを伝える。この細胞のうち、一億三〇〇〇万個は桿状体《かんじょうたい》で、明暗の視覚に関係し、残りの七〇〇万個は錐状体《すいじょうたい》で、色彩の視覚を助ける。どんなときでも、この光に反応する細胞は同時に一五〇〇万のメッセージを処理することができる。目はとても複雑なので、人が生まれてから成人になるまで、身体の中でもっとも成長しない部位であっても驚くにはあたらない。脳のほうが目よりは成長する。

目の中心には黒い瞳孔《どうこう》があり、その穴を通して光は網膜へ届く。瞳孔は弱い光では大きくなり、強い光では小さくなって、網膜に達する光の量を調節する。この点で、目は絞りを調節できるカメラによく似た働きをするが、奇妙な補助システムも備えている。大好きなものを目にすると、瞳孔はふだんよりも拡大し、嫌なものを目にすると、瞳孔は収縮して、針の刺し跡ほど小さくなるのだ。

このふたつの反応のうち、後者は理解しやすい。瞳孔の開口部が収縮すれば、単純に網膜の照度が減少して、嫌なイメージが「弱まる」からだ。魅力的なものを見たときに瞳孔が拡張する現象のほうが説明しにくい。こうなると網膜に光があふれすぎて視覚の精度を妨げる。その結果、鮮明な安定した像ではなく、ぼんやりと輝く像になるに違いない。

けれどもこれは、若い恋人同士が開いた瞳孔をじっと見つめ合うときには、かえって好都合かもしれない。彼らは、「ありのまま」の像とは正反対の、光輪に包まれて少しぼやけた像を見て、得をするかもしれないからだ。

数世紀前には、イタリアの娼婦たちが客をとる直前に、ベラドンナエキスを目に数滴垂らしていた。これは瞳孔を大きく広げる効果があり、見た人を（たとえ老いぼれた道楽者の太って醜い顔だろうと）愛しているという間違った印象を与えたため、彼女たちをいっそう魅力的にした。

瞳孔のまわりには、色のついた筋肉質の虹彩《こうさい》がある。瞳孔の大きさを変える収縮性の円盤状の組織だ。この働きは不随意筋によって行われるので、故意にまたは意識的に瞳孔の大きさを操作することはできない。このため、瞳孔の拡大と収縮は、目にした像に対する情緒反応の確かな指標となる。瞳孔は嘘をつかない。

虹彩の色は個人によってかなり異なるが、これは色素の種類によるものではない。青い目の人が青い目の色素を持っているわけではなく、たんにほかの人よりも色素が少ないだけで、これが青い印象を与えるのだ。瞳孔のまわりに暗褐色の輪があれば、虹彩の前面層に多量のメラニン色素があることを意味する。ここのメラニンの量が少なく、色素が主に虹彩の深層にかぎられていれば、目の色は薄くなり、色素が減るにつれて、薄茶色か緑から、灰色か青になる。すみれ色は血液が透けて見えるためである。

したがって、人間の明るい目の色は光学的錯覚と言える。メラニンの欠如を示すもので、赤道から日照の少なくなる極地地帯へ行くにつれて生じる、一般的な身体の「褪色化《たいしょくか》」の一部と思われる。白人の赤ん坊と肌の色が濃い人種の赤ん坊を比較すると、この影響は顕著だ。白人の赤ん坊はほとんど、生まれたときは青い目をしている。肌の色が濃い赤ん坊は黒い目をしている。その後、成長するにつれて、白人の子はたいてい虹彩の前面のメラニン色素が徐々に発達して、目の色が少しずつ濃くなっていく。ただ、ごく少数はこうならずに「淡い青《ベビー・ブルー》」の目を持ちつづける。

瞳孔と虹彩を覆っているのは角膜という透明な窓で、そのまわりには「白目」と呼ばれる部分、専門的に言えば「強膜《きょうまく》」がある。人間の目で視覚に関係のないこの部分には、もっとも変わった特徴がある。人間の白目部分は特異なことに、周囲の人にはっきりと見える。

たいていの動物は円形の「ボタン」のような目をしている。下等な霊長類もやはり同じだが、サルは目のまわりの皮膚がわずかに左右に引っ張られて、目に「端」ができる。この目はそれでも、楕円《だえん》形《けい》というより円形に近いが、類人猿ではその傾向がさらに進んで、目はさらに楕円形になり、人の目の形に近くなる。ここでも「白目」は見えず、虹彩の両側に露出した部分も虹彩と同じ暗褐色である。人間は、この部分が白いのでひと際目立って見える。この小さな進化には、人と人が出会ったときに、遠くからでも視線の変化が容易にわかるという効果がある。

目の見える部分を取り囲むまぶたは、湾曲したまつ毛に縁どられ、その縁は脂肪で光っている。脂肪は、まつ毛の基部のすぐ裏側に見える、針の刺し跡ほどの小さな腺の列から分泌される。このまぶたは規則的にまばたきして、角膜を潤し清潔にする。その作用を助けるのが涙である。

涙は上まぶたの裏にある涙腺から分泌される。その液体は二本の涙小管を通って流れ出る。やはり針の刺し跡ほどに見えるが、やや大きく、まぶたの端にある。鼻側の目頭の一本は上まぶたに、一本は下まぶたにある。二本の涙小管は合わさって一本の管になり、「用済み」になった涙を鼻腔内に運んで排出する。

目の刺激や激しい感情によって、涙腺から出る涙の量が、管が排出できる量を上まわると、泣くことになる。超過した涙が頬にあふれ出し、私たちはそれを拭《ぬぐ》う。感情でたびたび涙を流す陸上動物は人間だけなので、これが人間の目で二番めに特異な特徴である。

鼻側の目頭にある二本の涙小管のあいだには、小さなピンク色の塊がある。これは、三番めのまぶたの名残で、見たところ、今はまったく機能していない。多くの種では価値のある器官である。

ある種は、横向きにまばたきをして目をきれいにする、「フロントガラスのワイパー」として使うし、ある種には、色のついたものがあって、信号のようにまたたかせる。また、完全に透明な、天然のサングラスとして使えるものをもつ種もある。水に潜るカモになるとさらに進んで、分厚い透明な膜があり、潜水中は敏感な角膜の上にかぶさるようになっている。もし原始時代の人間の祖先がもっと水生であったならば、今日、私たちの潜水の楽しみは大いに増していただろう。

まつ毛は、目の上下を縁どって保護の役目をするが、例外的な特徴がひとつある。ほかの頭髪や体毛と違って、年をとっても白くならないのだ。目にはそれぞれ約二〇〇本のまつ毛があり、上まぶたのほうが下まぶたより毛が多く、まつ毛が抜け落ちて生え替わるまでには三か月から五か月かかる。まつ毛の寿命はまゆ毛と同じである。

東洋人にはもうひとつ目の保護形態がある。上まぶたに内眼角贅皮《ないがんかくぜいひ》（いわゆる蒙古ひだ）という皮膚のひだがあり、これが東洋人の目を独特の「つり目」にしている。このひだはすべての人種の胎児にあるが、成人しても残っているのは東洋人だけだ。西洋人の赤ん坊が目のひだを持って生まれるこ

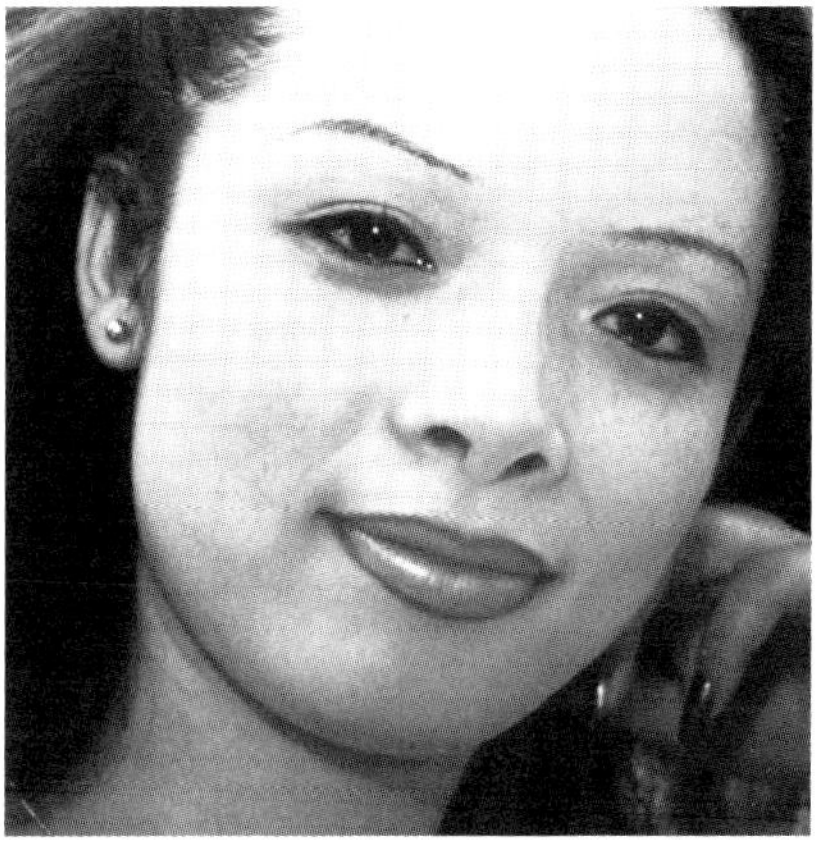

東洋女性のまぶたにある蒙古ひだは、今日、西洋人のような目になるために整形手術で除去されることが多い。

とも若干あるが、成長とともに鼻が細くなって形が変わると、徐々に消えていく。東洋人は、寒さに対する一般的適応の一部として、内眼角贅皮が残ったらしい。顔全体に脂肪がついて平坦《へいたん》であれば、寒い状況に対処できるし、目の上に厚い皮膚のひだがあれば、過酷な環境でもこの繊細な部分の保護に役立つからだ。

東洋人の目の形はまぎれもなく魅力的だが、極東ではそう思わない女性が多く、今日、東洋の病院は、欧米人のような目にするために内眼角贅皮の切除手術を受けた、眼帯姿の若い女性であふれている。

目にはわずかな性差がある。女性の目は男性より少し小さく、白目の割合が多い。多くの文化で、涙腺の活動は、男性よりも感情的な女性のほうが活発だが、これが、男に感情を露《あら》わにしないよう求めた文化的訓練によるものなのか、もっと根本的な生物学的相違なのか、どちらとも言えない。単なる社会的な訓練の結果にしては、あまりにも広範囲に及ぶ相違であるようにも思われる。

涙そのものについていえば、涙は、目の露出面の潤滑剤であるだけでなく、殺菌剤にもなっている。涙にはリゾチームという酵素が含まれていて、その酵素が細菌を殺して目を感染から守るのだ。

眼鏡の誕生

弱い視力は、人間の遠い祖先には災いの種だったにちがいない。視覚情報を得るのに正確さを欠くだけでなく、不完全な視力で見ようとつねに緊張していると、深刻な頭痛や片頭痛を引き起こすからだ。その災いは初期文明の人たちにも引き継がれ、書くことが発明されると、多くの年老いた学者たちは書物を読むのに若者を雇わなくてはならないほど、問題は深刻になった。

キリストと同時代に生きた、古代ローマの修辞学の権威、セネカは、この難問を解決しようと試みた最初の人物だったと思われる。

彼は視力が弱いにもかかわらず、「水の入った球体」を虫眼鏡代わりに使って、ローマ中の蔵書を読破したと言われている。この独創的な解決法が眼鏡の初期の発達につながるべきだったのだが、そうはいかなかった。

一三世紀になってようやく、イギリスの哲学者、ロジャー・ベーコンが自分の観察を次のように記録した。「文字など小さなものを、水晶かガラス越しによく見れば……球の切片のような形をしているものならば、凸面を目のほうに向けると、文字がはるかに明瞭《めいりょう》になって、大きく見えるだろう」。

彼は、そういうガラスが視力の弱い人たちには有効だと言いつづけたが、またしても、人間の視力がこの恩恵を受けるような急激な発達はなかった。

一三世紀も終わるころになって、ついにイタリアで、本当の読書用眼鏡が現れたが、ベーコンの影響を受けたかどうかは定かでない。一三〇六年、フィレンツェの修道士が述べた説教に、次の言葉がある。「この世でもっとも有効な技術のひとつ、眼鏡づくりの技術が発見されてから、まだ二〇年にもならない……」

ほぼ同じころ、マルコ・ポーロが、読書にレンズを使う中国人の年寄りを見たと記録しているから、一四世紀には眼鏡が本格的に広く利用されるようになっていたのは明らかだ。一五世紀には、近視を矯正する特殊なレンズが現れ、一八世紀にはベンジャミン・フランクリンが、遠近両用眼鏡を発明した。初めて成功したコンタクトレンズは、一八八七年にスイスで作られた。

この眼鏡の小史には医学的な興味以上のものがある。眼鏡が目の外観まで変えたからだ。眼鏡の形は、かける人の顔の表情の一部になった。太い上縁の眼鏡だと、ひどくしかめ面になって、かける人を荒々しく傲慢に見せた。大きな丸縁の眼鏡だと、湾曲した縁が弓なりの眉毛を表しているようで、目を見開いた凝視の表情になった。巧妙な化粧のようなごまかしはきかなかった。

もちろん眼鏡は顔の一部ではないが、アイマスクをはめると表情全体が変わるのと同じように、眼鏡の輪郭はどうしても顔に影響を及ぼした。

濃い色眼鏡はとくに劇的な影響を及ぼす。前述したように、白目がはっきり見える目の動きは、人との出会いではつねに情報源として働くが、濃い色眼鏡は事実上、その情報を除去してしまう。機敏な目、こそこそした目、注意散漫な目、注意し過ぎる目、見開いた目、それはどれも、「色眼鏡」をかけていると隠れてしまって相手には見えない。サングラスというマスクの奥で何が起こっているのか、相手は推測するしかないのだ。

「見つめる」こと

色眼鏡だと何が見えないのか？　女性たちの社交的な集まりを想像してみよう。彼女たちの目の動きはまさに何を語っているのだろう？　そうした集まりでは、下位の人は有力者を見るが、特別な状況を除いて、有力者は下位の人を無視する傾向にある。

たとえば、もし友好的で従順な人が部屋へ入ってきたとすると、彼女の目はあちこちにすばやく動いて、出席者全員をチェックする。地位の高い有力者を見つけると、その人からじっと目を離さない。冗談が飛び出したり物議をかもす発言があったり、個人的な意見が表明されると、下位の人の目は有力者の方向へさっと動いてその反応を探る。

有力者は、そういうやりとりのあいだは超然としていて、一般的な会話でわざわざ下位の人を見ることはほとんどない。だが、その中の一人に率直な質問を浴びせるときには、まっすぐに見据える。見据えられた人はしばらくこの凝視を見返すこともできず、答えるあいだも、あらぬ方向ばかり見ることになる。これは、はっきりした序列がある状況で、ある個人がほかの人たちを支配して序列を示そうとする場合である。

対等な友人が会うときは、目の動きもかなり違う。ここではどちらが下位になるわけでもないのに、誰もが「下位」の目の動きをする。ボディ・ランゲージで友情を表すもっとも簡単な方法は、敵意も優越感もないと示すことである。そのため、友人を注意深く見て、相手が優位者であるかのような目つきで対応する。相手が話をしたり動いたりすれば見ているし、こちらが話すのを相手が見ていれば、目をそらし、ときどき相手をちらりと見て、自分の話に対する相手の反応を確かめる。こうやって、二人の友人は互いに相手を有力者として扱い、互いに気分をよくし合うのだ。

優位な立場にある女性が誰かの機嫌をとりたいならば、対等を示す友好的なボディ・ランゲージを故意に使えばいい。従業員や使用人に向かって話すとき、巧みに思いやりのある目つきをして、下の者の話をことごとく熱心に聞いてやるのだ。有力者がそういう工夫をすることは、(選挙運動などの)特別な場合を除いて、めったにない。

長いあいだ目をじっと見つめ合うのは、激しく愛しているか、憎んでいるときにかぎられる。たいていの状況では、ほとんどの人はしばらくじっと見つめ合うのが怖くて、すぐに目をそらしてしまう。

恋人同士は全幅の信頼を寄せ合っているので、恐れずに見つめ合っていられる。互いに目を見つめながら、無意識に瞳孔の開き具合を探っている。深くて黒い淵《ふち》が見えれば、気持ちが通じ合っていると直感する。瞳孔が針の刺し跡ほどに小さく見えれば、二人の関係がうまくいっていないと不安を感じ始める。

恋人から憎み合う人たちに話題を転じると、怒った人のにらみつける目は非常に威嚇的だ。昔、迷信が盛んだったころは、超自然的存在が人間のできごとを見守っていて、その成り行きを左右すると信じられていた。

こうした神通力や神々が「見ている」という事実は、それに目があることを意味する。とても多くのものを見守らなくてはならないので、たくさんの目があり、すべてを見通すと考えられていた。良い神ならば、恵み深い神々は守ってくれるのだから、人間に御利益《ごりやく》があるに違いない。しかし、悪い神や悪鬼や悪魔、凶眼をもつ悪霊もいて、にらまれたら最後、災いを招くことになりかねなかった。凶眼の魔力の信仰は広まり、今日もまだ世界各地に残っている。凶眼は、警告もなく被害者に襲いかかる、意地悪で有害な、致命的な影響を及ぼす「悪魔の目」となった。一瞥《いちべつ》されたら何か恐ろしいことが降りかかるのだ。

ときには、ふつうの女性が心ならずも「悪魔の目」をもつことがあり、彼女に見られた人はみな、たちまち何らかの災いをこうむった。こういった恐怖から人々を守るために、多くのお守りや魔除けが用いられ、たいていは衣服につけたり、ハンドバッグに入れたり、家に掛けたりした。お守りの中には、強烈な性的イメージが「悪魔の目」を引きつけて夢中にさせる、という考えに基づくものもあった。

驚くことに、中世ヨーロッパでは多くのキリスト教会がこの概念をもち、女性の性器を石に彫ってドアの上に飾り、「悪魔の目」が建物に入ってくるのを防いだ。イメージを強烈にするために、両手で性器を開いて見せていることが多い。

当然のことながら、これらの彫像の大半は、敬虔《けいけん》なヴィクトリア朝時代には取り払われるか隠されたりしたが、今日まで生き残ったものも少しはある。かなり残っているのは幸運の馬蹄《ばてい》で、これも家に掛けておくと幸運をもたらすというお守りだ。馬蹄がそもそもは女性の性器を象徴したからお守りになったという話が広く知れわたっていたならば、幸運の馬蹄もやはり消滅していたかもしれない。

「悪魔の目」の最悪の行為は嫉妬《しっと》から生じると考えられていたので、攻撃されやすい人は褒めちぎらないのが肝要とされた。たとえば、見ず知らずの人が生まれたばかりの赤ん坊を褒めると、赤ん坊の母親は怖くなって、赤ん坊を守るためにベビーベッドに魔除けのお守りを吊《つる》すか、お守りの儀式を行わなければならなくなる。今日でも、とくに地中海地方では、この迷信深い用心を大まじめで行っている人が多い。

目は口ほどにものを言う

悪霊の想像上の目から、実際の女性の目に話を移すと、女性のさまざまな表情には、たくさんの視覚メッセージがある。

●伏せた目——形式的に目を伏せる動作は、ときに謙遜《けんそん》の信号として使われる。優位者をはばかって見ないという、従属者の自然な行為に基づくものだが、見る方向は任意ではない。かしこまった慎み深い「花」は、左右に目を向けることなく、ひたすら地面に目を伏せる。この動作は、服従して頭を下げる、おじぎを示唆するものだ。

●仰ぐ目——仰ぎ見る動作も、ときに意図的信号として用いられる。しばらく目を上に向けていれば、「潔白のふり」をしている表情になる。今日ではもっぱら、ふざけて使われるが、この目の動作は、無実を主張する証《あかし》に天を仰ぎ見るという考えに基づいている。

●にらむ目――にらみをきかせた目は、母親が黙ったまま子どもに言うことを聞かせようとするときによく用いられる。にらみは複雑な形の凝視である。眉をひそめ、「犠牲者」をじっと見据えるが、目は大きく見開いている。にらみは目を大きく開ければ眉が上がるので、これは矛盾した動作であり、顔のこのふたつの部分は相反する動きをせざるを得ない。よって、長くつづけられる表情ではない。

にらんでいるあいだ、上まぶたは強く押し上げられるので、下がってきた眉の下に隠れてしまい、にらんだ目の境界線は、まぶたではなく眉の皮膚になる。これが、紛れもない異様な目の形をつくる。にらみのメッセージは驚いた怒りだ。

●横目――これは、相手に悟られずに盗み見をするのに用いられる。はにかみの意図的な信号としても用いられ、恥ずかしがるそぶりになる。「怖くてあなたをまともに見られないけれど、見つめずにはいられません」というメッセージで、「色目を使う」という常套句《じょうとうく》はこの動作を言い表すために生じた表現だ。

●ぼんやりした目――ぼんやりした目になるのは、疲労困憊《こんぱい》したときや空想に耽《ふけ》っているときである。空想に耽りたい何か特別なこと（たとえば新しい恋人のこと）があるという信号を送りたい人は、相手に印象づける手段として、ぼんやりした目でわざと窓の外を見つめたり部屋を見渡したりする。

●見開いた目――虹彩の上下、あるいはどちらか一方に白目が見えるほど目を見開くのは、適度な驚きを示す基本的な反応である。この動作は視野を広げるので、視覚刺激への反応が高められる。このような反射的な目の反応が大半だが、意図的に「演じる」見開いた目もあり、ときに驚いたふりをする信号として用いられる。

●細めた目――目を細めるのも意図的な目つきだ。基本的には、まぶしすぎる光や起こりうる危害に対する防御反応だが、過度の光も危害の脅威もないとはっきりしているのに目を細めるのは、軽蔑《けいべつ》的な目つきである。

この「苦痛」を装った表情は、その場にいる人たちがいささか苦悩の種であることをほのめかす。嫌悪の表情であり、世間を見下した傲慢な目つきである。東洋人の目の上にある特別な皮膚のひだは、わざと目を細めているように見えるため、「傲慢」という誤った印象を与えることがある。

●きらめく目――目をきらめかせるのはまったく異なる信号で、(俳優を除けば)見せかけでやるのは難しい。目の表面がきらきら輝いたり光ったりするのは、感情がかき立てられて涙腺から分泌する涙がやや過剰になるからだが、その感情は、実際に涙を流すほどには強くない。

これは、熱愛中の恋人、熱烈なファン、子ども自慢の母親、勝利したスポーツ選手の輝く目だ。また、苦悩や嘆き、死別の悲しみで光る目でもあり、実は泣きたいのをこらえている、きわめて感情的な状態である。

●泣く目——泣くこと自体も強力な社会的信号である。人間は泣くが、ほかの霊長類は泣かないという事実は、これまで多くの関心を呼び、この相違は、人間の祖先が数百万年前に水生期を過ごしたことによるものとされてきた。アシカは感情的に苦痛だと泣くし、ラッコも子を失うと泣くと見られている。涙を多量に流すことは、海に帰る哺乳《ほにゅう》動物の、涙という目の浄化機能が進歩して生じた副産物とされている。

この水生という説明はたしかに論理的ではある。人間が数百万年前に水生期を過ごし、海水に長時間さらされて涙の生成を促進させ、その後、サバンナの狩人として陸地に戻ったとすると、人間は涙を流す目を維持しながら、感情的に泣くことを新たな社会的信号として活《い》かすようになったのかもしれない。人間だけがこの特徴を示す霊長類であるという理由にも説明がつく。

もうひとつの説明としては、涙の生成が増えたのは、埃《ほこり》っぽいサバンナのせいであり、感情的に大泣きするのは目の浄化機能が進歩して生じた副産物であるというものだ。埃っぽい環境に住むほかの哺乳類はどれも、苦しんでも涙を流さないではないかと指摘されれば、それらはみな頰が毛深いので、あふれた涙が毛で見えなくなるからだという反論もあり得る。人間のむき出しになった顔の皮膚だけが、きらきらと光る涙を、そばにいる人に強力な視覚信号として働かせるのだ。

泣く目の説明としてまったく異なるものに、涙の主要機能は、尿と同様、老廃物の排泄《はいせつ》だという考えに基づくものがある。苦悩して流す涙と、目の表面が刺激されて出る涙を化学的に分析した結果、顔にこぼれ落ちるこのふたつの液体は、タンパク質の成分が異なることが明らかになったのだ。感情的に泣くのは、本来、ストレスによる余分な化学物質を体内から排出する手段であることを示唆するものであり、「思う存分泣けば気分がすっきりする」のも、これで説明がつく。気分の改善が生化学的な改善につながるのだ。

泣き濡《ぬ》れた頰という視覚信号は、相手に、苦悩する人を抱きしめて慰めてやりたいという気持ちを起こさせるので、それをこの老廃物除去メカニズムの二次的活用と見ることもできる。またしてもわかりにくいのは、この理論と、チンパンジーなどの動物が泣かない事実をどう結びつけたらよいのか、である。チンパンジーも、野生の社会的争いでは激しいストレスを感じるからだ。

●まばたきする目——泣くというドラマチックな話題から、まばたきという日常的な話題に移ると、まばたきには、今日用いられている意図的な信号がいくつかある。ふつうのまばたきは、まぶたがフロントガラスのワイパーの働きをして、角膜の表面を清潔かつ湿った状態にする。日中頻繁に行うまばたきは、一回につき約四〇分の一秒を要する。感情面では、涙が増えるにつれて、まばたきする割合も増えるので、まばたきの頻度を測れば、気分の指標にもなるはずだ。

まばたきの変形としては、「連続まばたき」「特大まばたき」「色目まばたき」「ウインク」がある。

●連続まばたきの目——連続まばたきは、いまにも泣き出しそうなときに起きる。涙がこぼれる前に必死で目から汲《く》み上げようとしているのだ。このため、同情的苦悩の意識的信号として用いられることもある。

●特大まばたきの目——特大まばたきは、一回だけの大きく誇張したまばたきで、ふつうのまばたきよりも、ゆっくりと大きくまばたく。驚いたふりをするメロドラマ的信号に使われ、もっぱら、わざとらしい「芝居がかった」動作として用いられる。メッセージは、「自分の目が信じられないので、見ているものが本当かどうか確かめようと、大きなまばたきをして目をきれいにしているのです」。

●色目まばたきの目——目をすばやく開けたり閉じたりする色目まばたきは、連続まばたきに似ているが、目を開ける度合いが大きく、目を見開いた「潔白」の表情で行われる。やはり芝居がかった、わざとらしい媚《こ》びるような動作で、「かわいい私にあなたは不機嫌ではいられない」という状況で用いられる。

●ウインクの目——ウインクは意図的な片目のまばたきで、ウインクする人とされる人が共謀状態にあることを示す。ウインクのメッセージは「あなたと私は今、誰にも内緒で行動を共有している」である。

社交的な集まりで友人同士がウインクを交わすのは、ウインクをする人とその相手がある問題で密《ひそ》かに共感していることや、その場にいる誰よりも親しい間柄であることを暗示する。他人同士でそのジェスチャーを交わす場合は、性別にかかわらず、たいていは強い性的な誘いになる。ウインクは二人だけの私的な了解を示唆するので、内緒のウインクは、第三者をのけ者に感じさせる「いじめ」の

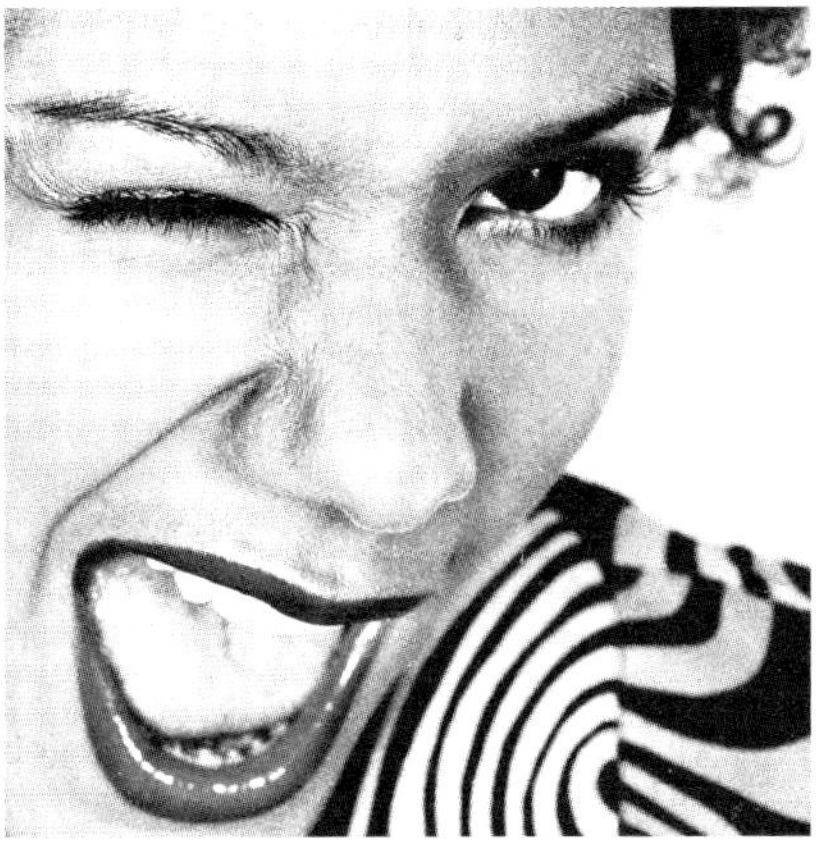

ウインクと呼ばれる片目のまばたきは、屈託のない共謀の信号だが、さりげなくウインクをするのは難しいと思う女性たちもいる。

ジェスチャーとして、あからさまに使われることもある。

密かにだろうと公然とだろうと、エチケットの本の著者たちはそのジェスチャーを不作法と見なし、ある権威は、「ヨーロッパでは女性のウインクは『上流階級』のする行為ではなく、『わかったかと脇《わき》腹《ばら》を小突く』行為と同類である」と言う。

ある有名なテレビ番組の司会者が、番組の最後にお別れの挨拶にウインクする姿が頭にすぐ浮かぶので、多くの女性は、納得のいくウインクをするのは難しいと思うのか、ウインクをしてもぎこちなく見える。まだわからないが、どういうわけか（目の化粧をしているとウインクしにくいのでなければ）、男性のほうが女性よりもずっと容易に、なるほどと思わせるウインクができるようだ。

ウインクはそもそも、「方向を示す目の閉じ方」と記述されることもあった。目を閉じるのは、秘密が目を向けた人だけのものであることを示す。もう一方の目は開けたままでほかの人たちを見ているが、その人たちは内密のやりとりから疎外されている。

クレオパトラのアイ・メイク

女性の目はとても多くの重要な視覚信号を送るので、さまざまな化粧品改良の影響を受けてきたのも驚くにはあたらない。紀元前五〇〇〇年にはすでに、古代エジプトの目の彩色はかなり手の込んだものになっていた。

方鉛鉱《ほうえんこう》という、鉛を主成分とする初期のコール墨が、まぶたの形を際立たせる黒いラインを引くのに用いられた。特別に輸入された酸化銅の孔雀石《くじゃくせき》は、かの有名な緑色の化粧に用いられ、練り粉にして目もとに塗られた。これはたんなる装飾だけでなく、強い日射しから目を守るのにも役だった。純粋に装飾的な極上の目の化粧品は、粉砕したアリの卵から作られた。

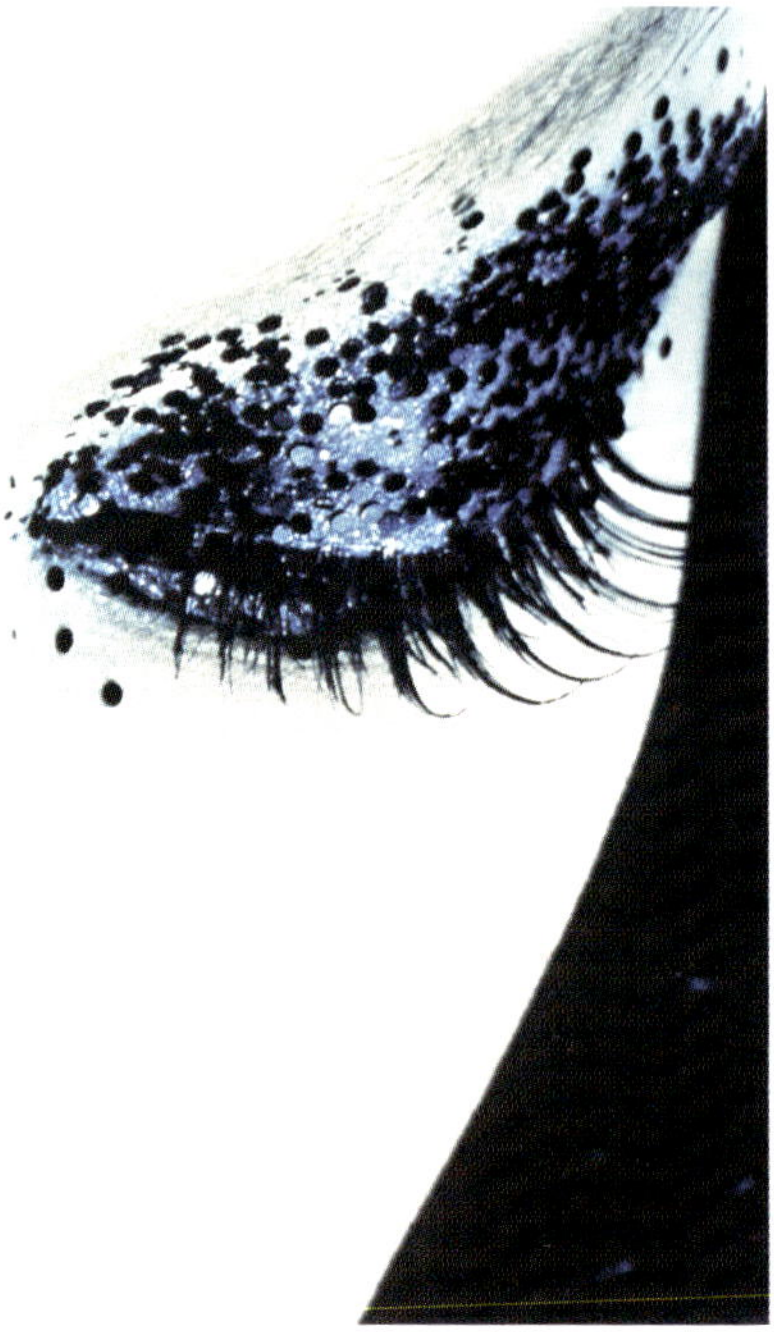

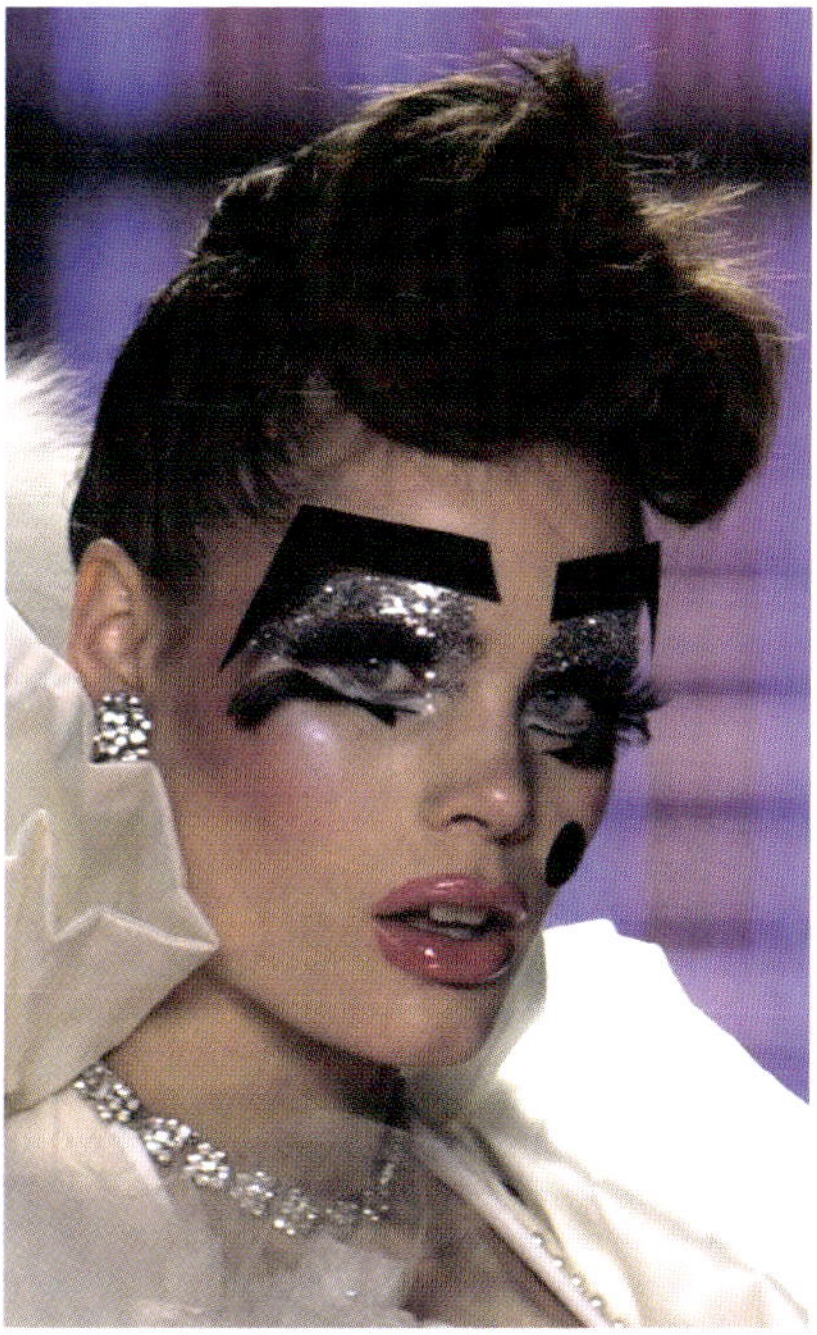

アイ・コンタクトはあらゆる社会交流で重要な要素になるので、目の外見は見逃せない。このため、現代でも凝ったアイ・メイクは最先端ファッションで人気の的だ。

流行を追う古代エジプト人の女性が、目の化粧にお金も手間もかけたのは確かであり、新しい研究によると、紀元前二〇〇〇年ごろには、以前考えられていたよりもさらに凝った化粧をしていたことがわかった。

よく知られている黒と緑に加え、四〇〇〇年前の上流階級のエジプト女性は、化学の進歩のおかげで、紫、黄、青、それに三種類の白で化粧ができていたことが今ではわかっている。二種類の白は抗生物質としての役目も果たした。さらに、使用された黒には、粉の細かさによって、つや消しタイプと光沢タイプと両方あった。

こういった化粧品を目に塗るのに使った塗布棒は、先端を丸くして入念に湾曲させたもので、木、青銅、赤鉄鉱、黒曜石、ガラスで作られた。この棒ひと揃《そろ》いと美しく装飾された化粧壺が、三〇〇〇年前の凝った化粧箪笥《だんす》と化粧箱の中から見つかっている。

エジプト人女性の目を装飾した実際の模様には、奇妙な要素がひとつある。目尻《めじり》から耳に向かって水平に延ばす黒いラインだ。このじつに特徴的な装飾的要素は、古代エジプト人にとって神聖視された動物である猫の目を模したものなので、魔術的な意味合いがある。

古代エジプトの目の化粧に対する執着は数千年間つづいた。その偉大な文明が終わるころも、クレオパトラ女王はまだ、上まぶたを藍《あい》色に、下まぶたを鮮やかな緑色に塗って、奇抜な色の組み合わせを試していた。

古代ギリシアになると、事情はかなり異なり、高貴な女性たちは、自然な肌色の純粋さと優美さを誇示するよう期待された。「コスメティック」(語源は「技巧を要する装飾」という意味のカスメティコ)という言葉は、ギリシア語から生じたものなのに、ギリシアで美顔術を楽しめるのは、娼婦だけだった。彼女たちは好んで、まぶたを香に浸した黒い筆で強調し、コール墨で目の下にラインを引いた。多くのギリシア人男性はそういう女性の相手を楽しんだが、顔を塗った娼婦は当時の厳格な作家たちに嘲笑され、作家の一人は、朝、そういう女たちがベッドを出るのを見て、「サルほどの魅力もない女たちを見つける」と言った。

古代ローマ人はこの点ではあまり厳しくなかった。化粧品に関する最初の本を書いたオヴィディウスの記録によれば、木灰《きばい》から作る黒いアイシャドーや、サフランから抽出する金色のアイシャドーが流行していたという。ローマの劇作家、プラウトゥスは、「顔に何も塗っていない女性は、塩気のない料理のようだ」と言った。

ローマ帝国滅亡後、女性の目の化粧はヨーロッパでは事実上消滅し、何世紀ものあいだ再び浮上す

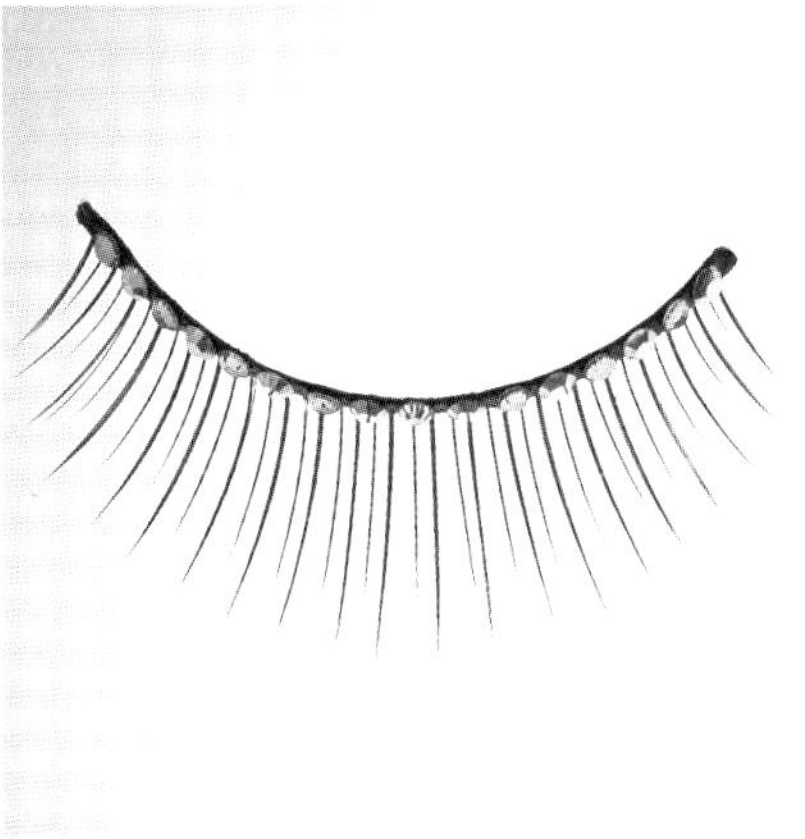

女性の両目にはまつ毛が４００本ある。目を大きく見せ、色っぽいまばたき信号のインパクトを高めるには、つけまつ毛が用いられる。

ることはなかった。そうなると、ヨーロッパではギリシアの慣習に従って、目の化粧は売春婦がするものとなった。目の化粧がようやく完全に復活したのは、二〇世紀初頭、とりすましたヴィクトリア朝時代の価値観に対する反発が勢いを増し始めたころだった。一九一〇年、『デイリー・ミラー・ビューティー・ブック』という注目すべき小冊子が出版され、大胆にも、目を切れ長にするには鉛筆でラインを描くのが有効だと提案したのだ。また、「スターのような目にする」ために、まつ毛をカールさせる手法も紹介された。

第一次世界大戦後、一九二〇年代から一九三〇年代にかけて、こうしたエドワード七世時代風の華美が発端となって、一気に大衆市場の化粧品という広大な商業へと発展した。この時代の解放されたばかりの若い女性たちは、自分の好きなように身体を飾り、男性の権威者の干渉をいっさい拒否することにした。彼女たちは初期の映画に強い影響を受けた。当時の「銀幕」は、技術的には初期段階で、出演する女優たちは、観客に顔がはっきり見えるように、顔の造作を強調させなければならなかった。

とりわけ、セダ・バラという映画女優は、まぶたを厚く塗った目で新たな流行に火をつけ、大量生産の化粧品の発展に大きな衝撃をもたらした。彼女のアイ・メイクは、現代の化粧品の偉大な開拓者、ヘレナ・ルビンスタインが考案したものだった。ルビンスタインは、目に色で陰影をつけるアイデアをフランスの演劇から借用し、古代エジプトの知識をもとに、コール墨を使って、セダ・バラ演じるクレオパトラの役に合うドラマチックなマスカラを作り出した。

これが化粧革命の始まりだった。二、三〇年のうちに、ハリウッドの極端な化粧はありふれたものとなって世界に広がった。一九六〇年代の初め、古代エジプトはもう一度、女性の目の化粧法に多大な影響を与えた。ここでクレオパトラとして登場したのは、エリザベス・テイラーだった。一九六三年の大作映画で、彼女の厚化粧した目もとは、各地で若い女性たちにインスピレーションを与え、アイシャドーやアイライナーやつけまつ毛が爆発的に売れた。

一九六〇年代の終わりには、クレオパトラ風の傲慢《ごうまん》で不自然な目に代わって、もっと自然に見える目が主流になったが、もちろん目の化粧品がなくなることはなかった。いわゆる自然に見える目というのは、実は入念に化粧した目だったのだ。アイ・メイクは、一九六〇年代初期のけばけばしさに代わって、巧妙に「少女の清純さ」をつくりだす時代になった。ある広告は「生まれたままの目、それは素顔」と賛美した。この「素顔」は、化粧史上、もっとも時間をかけて念入りに仕上げた化粧の賜《たま》物《もの》である、というわけだ。

そのころから、アイ・メイクは現代女性の化粧に欠かせない要素になり、薄化粧のときもあれば、

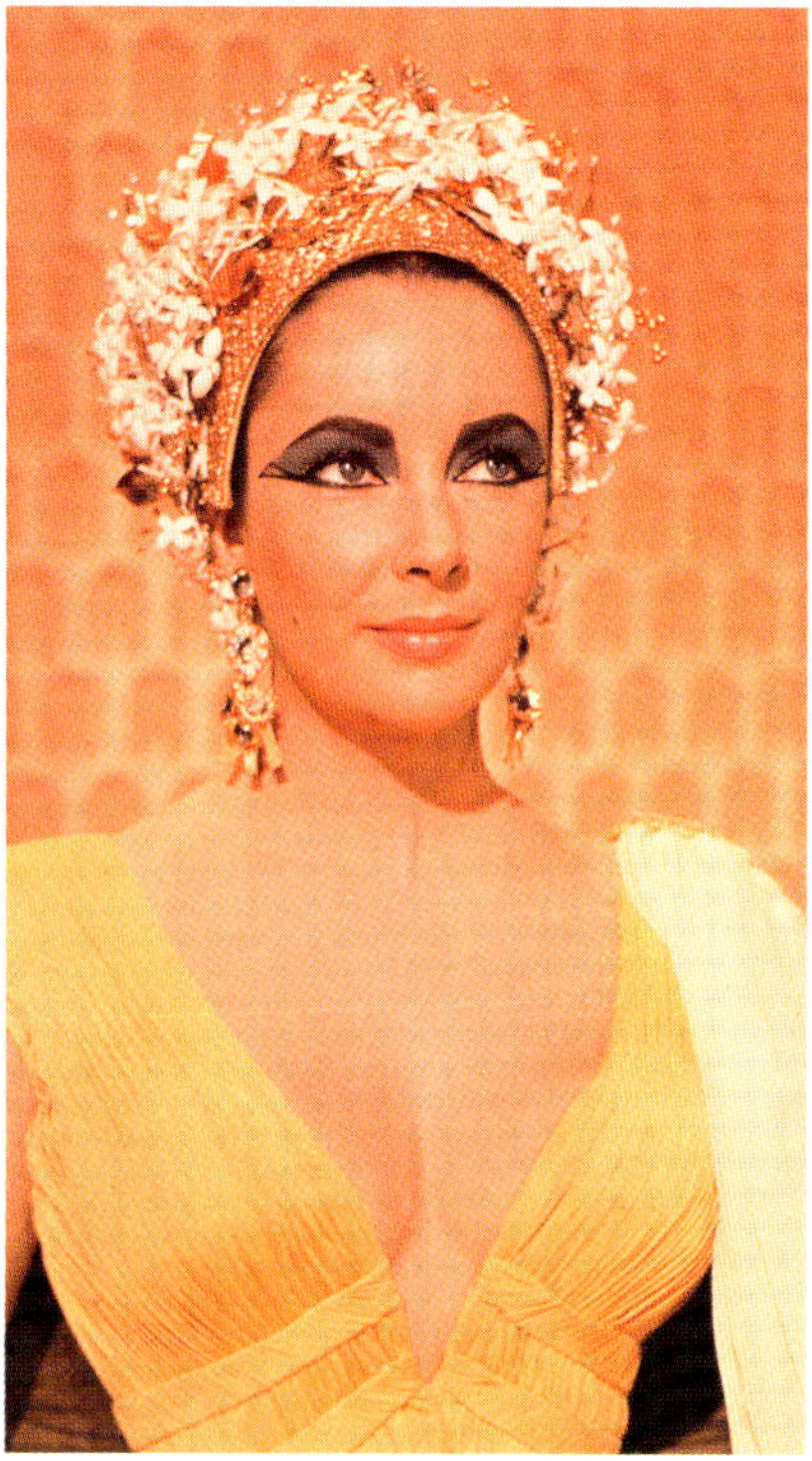

クレオパトラ女王は、とくに青と緑の色を組み合わせた実験的な目の化粧で有名だった。1963年の映画『クレオパトラ』で、エリザベス・テイラーが凝った厚塗りのアイ・メイクで登場すると、それが流行の発端となって、それから数年のファッションに影響を与えた。

ほとんど化粧しないときもあったが、目の上下にぼかすアイシャドーもアイラインもまつ毛も、一時的な気まぐれの流行に左右されながらも、さまざまな注目を浴びてきた。

少なくとも欧米では、この女性の「変容」という領域では、差し迫って拘束される兆候はない。宗教上の教義で、女性が人前で顔を隠さねばならないほど女性の従属を強いる国々でも（男性の宗教迫害者が見ることができればいいのだが）、入念な目の化粧が施されていて、たとえ密かに楽しむしかないにしても、以前に比べてはるかに関心が集まっている。

イラン人の女性作家によれば、女性たちはイスラム共和国の指導者たちに質素な身なりを強要されているが、「皮肉なことにイランの化粧品産業は大盛況である」と言う。たしかに、目の美しさを強調したいという女性の熱望は、古代文明時代と同様、今日も根強いものがある。

鼻

気候と鼻の形

鼻は女性の身体の中で、きわめて小さな部位でありながら、その大きさに釣り合わぬ重要性をもっている。顔の中でも表情に乏しい部分で、せいぜいしわをよせて嫌悪を表すことしかできない。にもかかわらず、つねに異常なほどの注意を引いてきた。

形そのものが、女性の美しさの判定にきわめて重要とされてきたので、女性の鼻の形を変える美容整形は半世紀あまり、たいへん需要が多い。それはなぜか？　女性の身体のこの部位の、どこがそれほど特別なのか？　なにゆえに、テニスンは「先が花弁のようにそり返った、自分のすっきりとした鼻に高揚する」のか？

人類が進化する上で、出産に適した幅の広い尻や、健康な血色のよい肌、豊かな乳房といった身体の特徴は、女らしさをアピールする主要な信号として、強い影響力をもつようになるのだが、女性の鼻の形そのもののどこが、進化に有利に働いたと考えられるだろうか？　これを理解するには、まず、鼻の基本的な形態を調べてみる必要がある。

人間の鼻を、私たちにもっとも近縁の動物たちの鼻と比較してみれば、私たちの鼻が、突き出た鼻柱や、長く伸びた鼻尖《びせん》、下に向いた鼻孔を有して独特であることはすぐにわかる。サルや類人猿にはそのようなものはひとつもない。鼻が長ければ、顔もそれ相応に長い。私たちは平たい顔に突き出た鼻をもつ。この奇妙な状態には、特別な説明が必要だ。

一部の解剖学者たちは説得力に欠ける意見を述べてきた。それによれば、進化の過程で、人間の顔は平たくなり、引き潮で大きな岩が現れるように、鼻だけそこに残ったというのだ。この見解は受け入れがたい。鼻が顔のまわりの造作から独立していることについて、非常に有益なことがあるために、この「突き出た器官」と呼ばれてきた鼻は、人間に何か特別な生物学上の利点を与えているに違いない。いくつかの説が出ている。

第一の説は、誇り高き人間の鼻を共鳴器と見なしている。鼻が大きくなったのは、人間が声を出す重要性がますます高くなっていった、その対応策と考えられている。人間の声がしだいに進化し、言葉が発達するにつれて、鼻もまた進化したといわれている。

これを説明するには、親指と人差し指で鼻をつまんで話をしてみるだけでいい。音質がいちじるしく損なわれる。だから、オペラ歌手は風邪をひくのをたいへん恐れる。

けれども、人間の澄んだ声を効果的に共鳴させるには、隠れた鼻腔である、大きな副鼻腔だけあればいいではないか？　そうなると、外に突き出た鼻について、まだほかにも説明が必要だ。

第二の説は、人間の鼻を保護物、つまり目を保護する骨質の防具と見なしている。親指の先を頰骨《きょうこつ》にあてて、ほかの指先をそれぞれ眉と鼻柱にあてると、目を取り囲んでいる、三つの防御用の突出部に手があたっているのがわかるだろう。この骨質の三角形が顔面の強打から、柔らかくて傷つきやすい目を保護しているのである。

第三の、いささか奇抜な考えは、鼻を水よけと見なしている。私たちの祖先は数百万年前に水生期を経験し、その水中生活の時代に、私たちの身体はさまざまな方法で適応したと言われている。この考えでは、鼻は水中に潜ったときに水の流入を防ぐ盾と見なされている。

ただし、水に足から飛び込むときは鼻を押さえるが、真っ逆さまに飛び込むときは、その必要がないということが指摘されている。

そのとおりであるが、人間が長期にわたって水中生活を経験したのであれば、アシカのような鼻孔の弁をつくり出すために、もっと明らかな進化の過程をたどってきたであろう。鼻を水中でぴったり閉じることができるようにするには、わずかな進化の過程をたどるだけでよかったはずだ。それならば、下に向いた鼻孔のある長い鼻柱をつくりだす必要もないし、弁を備えた鼻孔のほうが、水中ザルにははるかに重宝であっただろう。

しかし、おそらく人間の鼻の形は、鼻が別種の防具として、塵芥《じんかい》や風に吹き立つ土埃《つちぼこり》をよける働きをするのに役に立った。平穏な樹上を離れて、広い平野など、さらに外敵の多い環境へと出ていった私たちの遠い祖先は、下に向いた鼻が大いに役立つことになる、荒涼とした、風の吹きすさぶ状況に遭遇したに違いない。

この説は人間の鼻を、私たちの祖先が地球上のもっと寒くて雨の少ない地域へ広がっていくにつれて、だんだん大きな役目を負わされた空調装置と見ている。これを理解するには、鼻の内部をちょっと調べてみる必要がある。

外気は鼻孔から吸入されるとき、肺まで通過していくのに理想的な状態にあるとは、とても言いがたい。肺は吸い込む空気の質に細心の注意が必要で、理想を言えば、温度摂氏三五度、湿度九五パーセント、そして無塵であらねばならない。すなわち、肺の繊細な内面を乾燥や損傷から守るためには、暖かく、湿り気があって、しかも清潔でなければいけない。

鼻はこれを驚くべき方法で成し遂げ、適切に調節された空気を、二四時間に一四立方メートル以上の割合で、規則正しく供給する。

もしも入院患者が何らかの理由で鼻の機能を失えば、ほんの一両日で、肺に重篤な症状を引き起こしてしまう。そうした患者のために人工の鼻をつくる試みはさまざまな困難に陥って、人間の鼻の働きの驚くべき効率の良さを強調してきた。

複雑な鼻腔内部の表面全体が、一日に一リットルの水分を分泌する、粘液質の膜で覆われている。この湿った表面は静止しているわけではなく、たえず動いている。というのも、そこには繊毛と呼ばれる微細な毛が、何百万本も植えこまれているからだ。その毛が一分間に二五〇回の割合で表面を打ち払いながら、毎分およそ一・三センチずつ、粘液で覆われた物質を移動させていく。

この粘液層は重力の助けを借りて、咽頭《いんとう》の奥まで降りてゆき、そこで呑《の》み込まれる。そのあいだに、鼻腔を通過する空気は、どんどん暖かくなって、ますます湿気を帯びてくる。吸気が携えてくる塵芥は、この粘液の上に集まって、押し流される。肺は安心して次の呼吸を行う。

このようなことから、私たちの祖先が獲物を追って、本来の湿度の高い熱帯性の環境から、大草原へと散り散りに出ていくにつれて、鼻に課せられる働きがしだいに増したことがわかる。

たとえば、高温多湿の気候では、必要な湿気の七六パーセントが外から入ってくるので、鼻は二四パーセントの貢献をすればよい。高温乾燥性の気候では、逆に、外からは湿気の二七パーセントしか入ってこないので、七三パーセントは鼻の内面から取り込まねばならない。

つまり、この仕事の能率を維持するには、暑いサバンナや砂漠に住む人々の鼻は、熱帯雨林の住人の鼻よりかなり高く、鼻柱が突き出ていなければならない。

今日でも、先祖が長いあいだ、現在と同じ地域に居住してきたという現代人は、その居住地域に合った鼻をもっている。そうした人々の分布図を入念に作製してみると、人々を鼻の形で分類することができ、彼らが気温や湿度と符合する、どのような地域性のある集団に属しているかがわかる。

これは、いわゆる「人種」に分類するのではない。一例を挙げると、高温多湿の、たとえば西アフリカのような地域に住む、肌の黒い人たちは、東アフリカの非常に乾燥した草原地帯に住む、さらに肌の黒い人たちよりも、かなり幅広の低い鼻をもっている。鼻の形は、その人の先祖がどんな空気を吸っていたかを示しているにすぎない。

そこで要約すると、人間の鼻は共鳴器にして骨質の防具であり、それは人類が高温多湿のエデンの園を出て、何とか暮らしていくために鼻の空調機能を維持しながら、諸方面に分散していくにつれて、しだいに高く、長くなっていったのである。

味わう鼻

だが、もちろん、鼻はそれだけのものではなく、匂《にお》いや「味」を感じとる主要器官でもある。匂いは、鼻腔上部にある、ふたつの小さな硬貨大ほどの、匂いを探知する細胞組織によって感じとられる。この組織は、香りや匂いに対して、私たちが通常感じているよりも、はるかにすぐれた感度を備えた、およそ五〇〇万個の黄みがかった細胞からなる。

私たちは、空気を数十億分の一以下に希釈した物質を嗅《か》ぎとる能力をもっている。そして実験で、人間の鼻が、清潔な吸取紙でできた「絨毯《じゅうたん》」につけられたばかりの、見えない人間の足跡をたどれるほどすぐれていることも証明されている。

女性の鼻は男性的な匂いに対し、驚くほど鋭敏に反応する。一九七〇年代に行われた研究は、汗や、唾《つば》、皮脂、精液などの体液から検出される、二〇〇種余りの化学物質の正体を突き止めた。驚いたことに、日ごろ、頻繁にセックスを楽しんでいる女性たちは、その最中に男性特有の芳香で合成された混合物を鼻にひと吹きされると、例外なく生理機能のバランスが一段と良くなることがわかった。月経周期がいっそう規則正しくなって不妊症状も軽減する。鼻の力は、このようなものである。

母親は自分の赤ん坊を、赤ん坊の匂いだけで識別できる。簡単な実験において、母親たちの一団が一列に並んで、目隠しをされたあとで、赤ん坊たちが母親の列の前に運びおろされると、どの母親も、つぎつぎとわが子を抱きあげて、ほかの子どもたちと識別することができる。

若い母親たちは、自分たちにそれができるとわかると、たいてい驚くが、そのような感受性をもっていることを知らなかっただけなのだ。またしても、人間の鼻の能力は過小評価されてきた（はっきり言って、若い父親の場合には五〇パーセントしか成功しなかった）。

私たちが自分たちの鼻が高性能であることに気づかないのは、その働きをしだいに軽視して、妨げてきたからだ。私たちは、自然の芳香を覆い消す町や都市に住み、自然で健康的な体臭を酸っぱくさせる衣服を着て、消臭剤や芳香剤をふりまいている。

「匂いを嗅ぐ」ことを、どことなく原始的で動物的とまで考えて、祖先がもっていた能力をすっかり忘れて、置き去りにしている。鼻を訓練し、最大限に発達させて、非凡な潜在能力を引きだそうとしているのは、ワインの鑑定家や香水の調香師といった、特殊な分野にかぎられる。

鼻を、匂いだけでなく味も感じる主要器官であると呼ぶには、説明が必要だ。舌はまさしく味覚をつかさどる器官だが、その能力においては未熟である。塩辛い、酸っぱい、甘い、苦いという四種の味質を識別できるにすぎない。

実は、多種多様な料理のほかの「味わい」はすべて、食べ物を嚙《か》み砕いて呑み込むときに、唾液《だえき》で濡れた舌の表面ではなく、鼻腔上部にある、匂いを感知する小さな組織で感知される。匂いの粒子は直接、鼻を通っていくか、間接的に口から入っていく。

食事は（舌で）いい味がするだろうが、（鼻で）おいしい香りがするのである。

「小さな鼻」神話

それが鼻の生態であるが、では、このことは女性の鼻の形と女性美とのあいだにある強い結びつきを理解する上で、どのような助けになるだろうか？　ひとつの答えは、人間の鼻の独特な骨質の突出部に見いだすことができる。

つまり、鼻柱がそれ以外の平べったい顔から突き出している状態を見ればわかる。もしも、この鼻柱が昔から言われてきたように、激しい打撃から目を保護するのに役立つのであれば、原始時代に狩りをした男性たちは、原始時代に食料を集める女性たちよりも目を保護する必要があったはずだ。

原始時代の部族において、成人女性はあまりに貴重なために、狩りに出すわけにはいかなかった。成人男性はそれほど保存に値しなかったが、たとえそうだとしても、狩りで身の危険に直面することがあれば、できるかぎりの防御を必要とした。

それを身につけるひとつの方法は、さらに濃い眉と、さらに頑丈な頬骨、さらに広い鼻柱とともに、さらに重い頭蓋骨《ずがいこつ》をもつようになることだった。これらが協力して、目をいっそう保護するようになった。そしてさらに広い鼻柱は、平均して、男性の鼻が女性の鼻より大きくなっていくことを意味していた。

加えて、足の速い獲物を追う際の、男性たちの集中的な運動量の増大は、鼻が空調装置としていっそう重要になったということであった。ここでもやはり、男性の鼻には、女性の鼻より大きくなるような進化の圧力が働いていた。

この男女の相違は、「小さな鼻＝女らしい鼻」という等式を生み出した。その結果、生まれながらに、非常にこぢんまりとした鼻をもつ女性は誰でも、きわめて女性的と見なされるようになった。非常に大きな鼻をもって生まれてきた女性はみな、不自由に感じるようになった。

それだけではなかった。小さな女らしい鼻を好む職業には、さらに大きな影響があった。赤ん坊のとき、私たちはみな小さなボタンのような鼻をしている。子ども時代を進んでいくにつれ、この小さな突出物は顔のほかの部分に比べて大きくなり、成人期に最大レベルに達する。その結果、小さな鼻は若い鼻だということになる。こうした状況に、「若さの礼賛」が加わると、結果は明らかだ。鼻が小さいほど、若く見える。

こうして、若々しく女らしくあるためには、鼻が小さいことが重要となった。大半の女性にとって、これは問題ではない。自然は適切に鼻を授けてきた。けれども、一部の女性たちには、自分は遺伝学的に運が悪ったので、むやみに大きい、男のような鼻を分け与えられてしまったという思いがある。

彼女たちが大きな鼻をもったのには、ふたつの理由が考えられる。ひとつは、彼女たちは人類に見られる個体変異の一種だということ。もうひとつは、彼女たちの近年の祖先は、大きな鼻のほうが、その厳しい気候風土に有益な適合者であったという地域からやってきたということだ。

中東や北アフリカのような、暑くて乾燥した砂漠地帯の人々の鼻は、通常より高く、アフリカの熱帯地方のような、高温多湿地帯の人々の鼻は、通常より幅が広い。このような地域の人たちが、もっと気候の穏やかな地域で暮らすようになれば、なかには自分の鼻をあまり女らしくないと感じて、小さくしたいと願う人もいるだろう。

前世紀まで、彼女たちはどうすることもできなかったが、美容外科における高度な技術の導入が、彼女たちを救出した。「鼻の美容整形」が誕生したのである。

美容外科は、二〇世紀の二つの世界大戦で負傷した兵士たちの破壊された顔を復元する方法として、十分に発達してきた。新たに手術上の改良がなされると、同様の手法が純粋に審美的な理由に応用できることがわかった。自然が与えてくれた顔に不満を抱いていた人たちがいたのである。女性の鼻のサイズ縮小が、断然人気の手術となった。

「ノーズ・ボブ」とか「ノーズ・ジョブ」とかと呼ばれる鼻の美容整形に対する専門用語は、「リノプラスティ（鼻形成術）」で、ギリシア語の「かたどる」に由来する。手術は鼻の内側で行われるので、外側に傷はつかない。代表的な症例には、鼻を出っ張らせて鉤状《かぎじょう》に曲げている骨質の隆起の切除を伴う。特殊なのこぎりがこの骨の隆起を削《そ》ぎ取り、鼻を驚くほど目立たなくさせる。

それほど一般的でない整形には、非常に膨れた鼻の先を縮小したり、鼻孔を切り取ったり、垂れ下がった鼻尖の持ち上げたりなどがある。

身体の「改良工事」における新たな進歩とともにしばしば起こることだが、鼻の美容整形の最初の客の中には、芸能界のスターたちもいた。

一九二三年、当時有名なアメリカの舞台俳優、ファニー・ブライスが、住まいにしていたリッツ・ホテルの自室に高名な美容外科医を呼ぶと、外科医はそこで彼女の目立ちすぎる鼻を小さくするために、鼻形成術を行った。

彼女の雇用主は、この世にふたつとない「一〇〇万ドルの鼻」だったのにと、がっくりして叫び、名士に対する歯に衣着《きぬ》せぬ批評で知られるドロシー・パーカーは、ブライス（ユダヤ人）は「同胞への面当てに、鼻を切り落とした」と酷評した。ファニー・ブライスは盛んに自己弁護した。

その後一九六〇年代に、バーブラ・ストライサンドは映画『ファニー・ガール』で、ファニー・ブライスを演じるときに、彼女の堂々たる鼻の修正には頑として応じなかったので、ブライス本人が鼻を美容整形した話は、この伝記映画の脚本から削られた。

けれども、ストライサンドのように、強烈な個性によって強固にされた決意はまれなケースである。二〇世紀後半には、西欧で鼻の美容整形がますます人気になり、女優やモデルばかりか、あらゆる社会層の女性たちが大きな鼻を適度な大きさに変えてもらっていた。二一世紀までに、手術による修正を施された鼻の数は一〇万にのぼる。

大きな鼻の生まれ故郷でも、顧客層が広がりだした。たとえば、イスラエルの美容外科医は、もっともっと鼻を小さくしたいという要望に応じるのに忙しい。地元民のほかに、エジプト、ヨルダン、サウジアラビアなどのペルシア湾岸諸国の社会意識のある若い女性たちもこれをやってもらおうと、イスラエルの診療所へ押し寄せてくるようになった。

この手術はもっとも意外な場所でも普及してきた。イランでは、女性は人前で髪を覆い隠すよう義務づけられ、顔、もしくは顔の一部以外は人目にさらすことができないのだが、その厳格なイスラム支配体制において、鼻形成術が繁盛しているのを知れば、驚くばかりである。

二一世紀初めに、鼻の縮小がイランの聡明《そうめい》な若い女性たちにとりついて、一〇〇人あまりの鼻形成外科医が毎年、三万五〇〇〇回、鼻の手術を行っていると伝えられている。テヘランに住む十代の女性は言った。「すごい流行なので、美容整形をしていなくても、みんな鼻にテープを貼《は》って、人目を引こうとしているわ」

彼女たちの弁解は、「神は美しい人を愛する」というイスラムの教えに合っているのだが、もちろん、本当の理由は、イスラム教の服装規定で、ほとんど全身が覆い隠されているために、鼻にもっぱら人の目が集まるからだ。

熱帯アフリカの一部の地域では、別種の手術が人気を増していた。それを行うと、地元女性たちの非常に平たく、横に広がった鼻は細くなり、鼻柱も引き締まる。これは鼻に対して、縮れ毛をストレートへアにするのと同じようなことをするものなので、流行を追う若いアフリカの女性たちによって、もっとヨーロッパ人に似せるための試みになっている。

同様の流行が最近、極東から伝えられている。ヴェトナムや中国では、鼻も今や多くの人々のあいだで欧風化しつつある。

左の鼻のアクセサリー

装身具をつける場所として、女性の鼻は、耳、首、手首、あるいは指ほど人気は出なかった。ある部族社会では装身具をぶら下げるために、鼻中隔に穴があけられることがあったが、これは一般に広まらなかった。

鼻孔に穴をあけるのは、さらに長い歴史があり、およそ四〇〇〇年前に中東で始まった。それは北アフリカや中東に住む遊牧民のベルベル人とベドウィン族のあいだでは、いまだによくあることで、夫は結婚するときに、金の鼻輪を花嫁に贈る。輪の大きさは、その一族の富を示し、のちに離婚にいたっても、離縁された妻は暮らしに困らないよう、鼻輪の金を役立てることができた。

鼻ピアスの風習は、一七世紀のムガル帝国時代に中東からインドに伝わり、インドでは左の鼻孔に

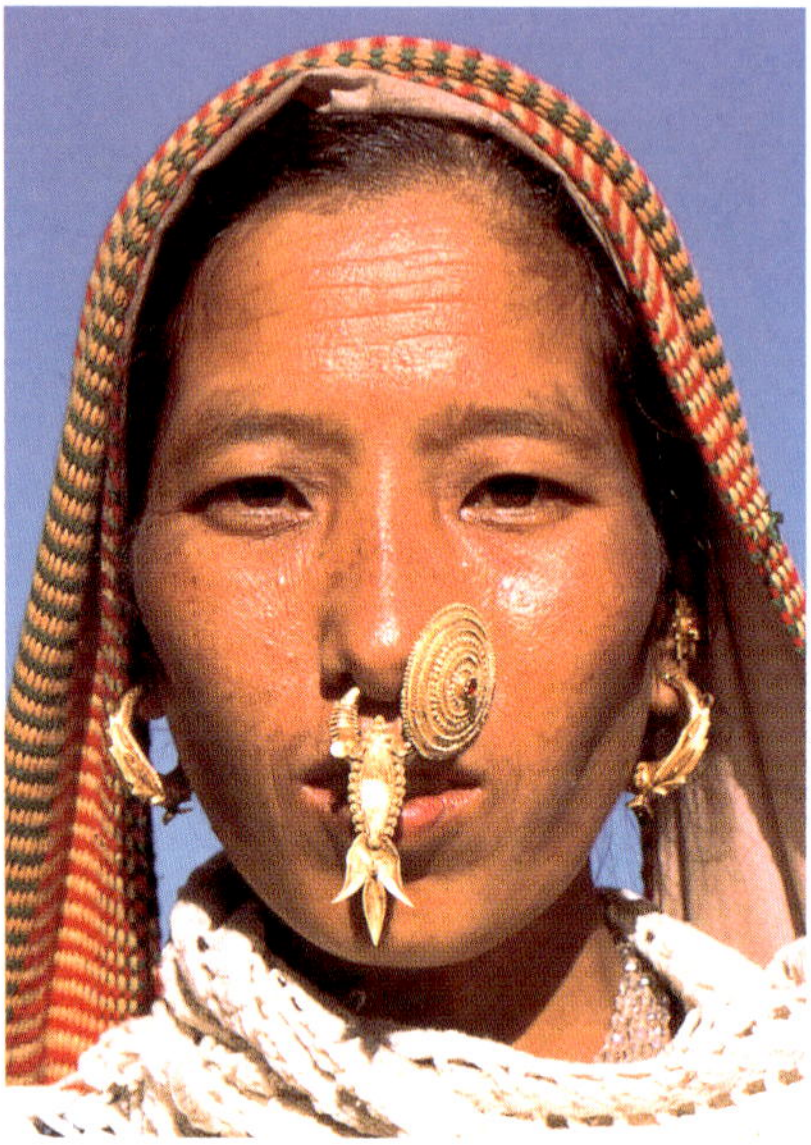

ピアスをするのが習慣になった。左のほうが好まれたのは、インドの迷信で、左側は女性の生殖や出産に関係があるとされていたからだ。鼻に飾り鋲《びょう》を着ければ（さらに左耳と金の鎖でつなぐこともある）、出産の苦しみを軽減してくれると信じられていた。

一九六〇年代に、西欧のヒッピーたちのあいだで、アジアへ「自分探し」の旅に出るのが流行し、地元女性の鼻ピアスを見ると、彼らの多くは、このエキゾチックな身体の傷つけ方を取り入れることにした。これはイギリスで、一九七〇年代のパンクロックの人たちに、粗雑な形で取り上げられたが、それでもボディ・ピアスの異国風なものとして見られた。

その後、二〇世紀の終わり近くに、おそらくインド映画の大きな影響を受けて、小さな宝石をはめこんだ鼻鋲がますます人気になった。多くの場所で、雇用主の怒りを買って、この新型の女性装飾品を着けているということで、従業員は解雇されたが、結局のところ、この習慣は非常に広く受け入れ

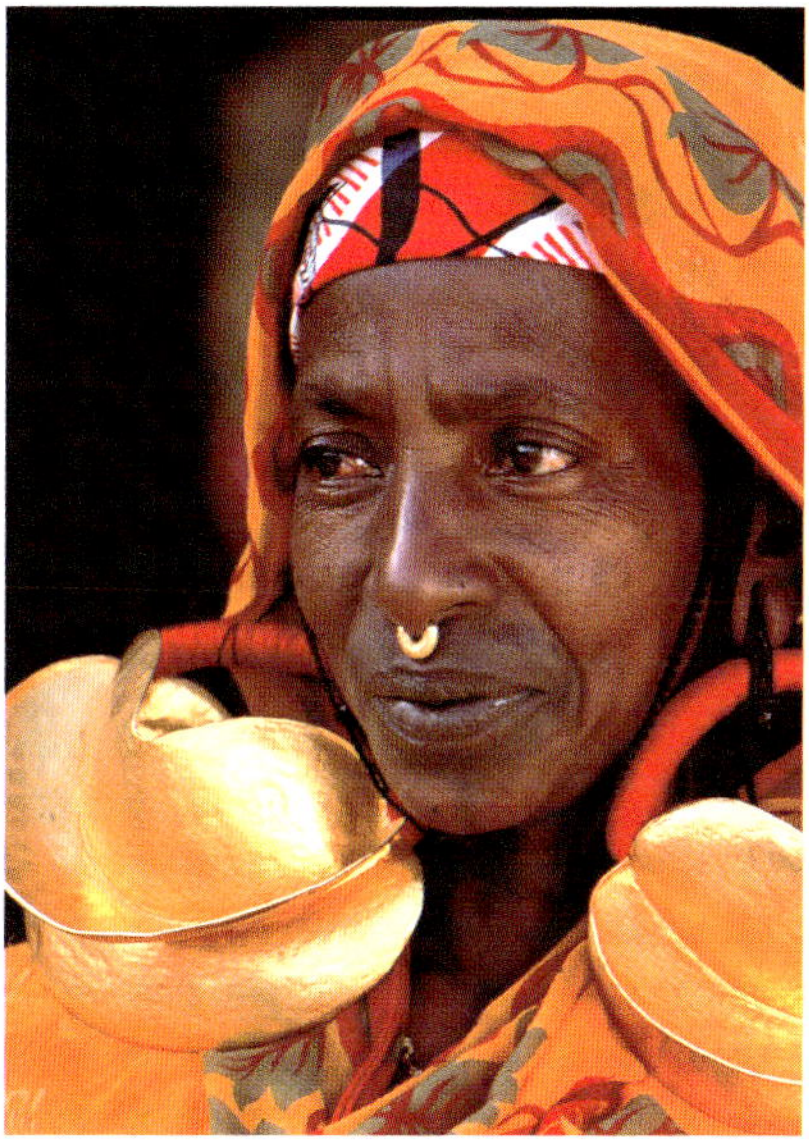

装身具を着ける場所として、鼻が昔から耳ほど人気がなかったのは、装身具がかなり小さいものでないかぎり（上）、口の上に垂れ下がって（右上）、食べたり、飲んだり、話したりするのに邪魔になるからだ。にもかかわらず、ある部族の女性たちは伝統として、鼻中隔に穴をあけてもらい、特別な場で高価な鼻飾りを披露する。

られるようになったので、反逆的な魅力をいくぶん失い、二一世紀には、すでに人気が衰えかけている。

「鼻さわり」のタブー

他人の鼻に触れることは、社交の場では昔からめったになかった。ヨーロッパでは、公然と他人の鼻をさわるのは、つねに野蛮で汚らわしいとされてきた。鼻が期待できる最高のものは、つねられるか、一発お見舞いされるかだろう。

最悪は、ナイフが鼻孔に挿入されて鼻が切り開かれる、鼻裂きという、とりわけ残忍な処罰法だった。これは九世紀に、税金を払えない人たちを処する方法として用いられた。今日、収税吏はナイフを片づけてしまったけれども、「鼻で払う（法外な代金を払う）」という慣用句に、今でも昔の名残をとどめている。

西欧で、鼻が優しく触れられるのは、恋人同士がふたりきりでいる場合にかぎられる。愛の行為の最中に、鼻をすり寄せ、押しつけ、鼻にキスするのは、昔からよく行われてきたが、性的に親密な場の外にまで発展することは決してなかった。

太平洋諸島の住民のあいだでは、それは性的な場でも、そうでない場でも行われている。ここに、マリノフスキーが翻訳した、トロブリアンド諸島に住む男の自らの性行為に関する話がある。「……彼女を抱いて、身体全体で抱き締める。鼻をすり合わせる。たがいに下唇を吸い合うと、欲望の炎にかきたてられる。たがいに舌を吸って、鼻をかじり、顎《あご》を噛み合い、頬を噛んで、腋の下や股間を愛撫する……」

太平洋地域の人々は純然たる社交の場でも、私たちが挨拶のキスを交わすのとまったく同じように、鼻と鼻の触れ合いを行う。この行為は一般に、「鼻のこすり合い」と呼ばれているが、それは誤りである。すり合わせる動作は通常、マリノフスキーの説明にあるような性交渉の場にかぎられる。人前で行うのは、鼻先を触れ合わせたり、押しつけたりするだけである。それは、たがいの鼻で相手の体臭を嗅ぎ合うという考えに基づいている。

正式な挨拶になると、鼻の触れ合いは身分による厳しい規定を受けることがある。南太平洋のソロモン諸島にいるティコピア族では、挨拶する人の鼻で触れてもいい身体の部分といけない部分が、全身にわたって定められている。

鼻と鼻、もしくは鼻と頬の触れ合いは、社会的地位が等しい間柄にかぎって許される。年少者が年長者を出迎えるとき、接触は鼻と手首でなければいけない。家来が大首長に挨拶するときは、鼻と膝《ひざ》でなければいけない。

鼻で行う挨拶は今日消えかけている。さらに国際化する生活様式は、旅行や文化交流を増やし、ますます盛んになる観光産業や国際貿易は、挨拶の身振りがますます画一化していく一因となって、いたるところで見られる握手が全世界に広がろうとしている。

今日、身分の高いマオリ族同士が出会うと、鼻をさっと触れ合わせながら、力強く握手をする。ここでも、新しいものが僅差《きんさ》で古いものを破っている。

頰

処女の頰

大昔から、柔らかくてすべすべした女性の頰《ほほ》は、人間の美と純潔と謙遜の中核と考えられてきた。それはおそらく、赤ん坊の誇張された丸い頰――人間にのみ見られる特徴――があどけない、強力な刺激となって、親の強い愛情を引きだすからだろう。

このすべすべした頰と熱っぽい愛情との、早期の結びつきは大人の人間関係にも名残をとどめている。私たちは愛情を表すとき、愛する人の頰に手を伸ばして触れ、キスし、愛撫し、優しくつねったりする。それらの行為が親と子の純粋な愛情と結びついているからこそ、まず身体のこの部位に手を伸ばすのである。

若い母親がわが子の頰に優しく自分の頰を押し当てるように、恋人たちは頰を寄せて踊り、古い友人たちはキスし、頰を合わせて抱擁する。象徴的に頰は女性の全身の中でもっとも優しい部位である。頰はまた、その持ち主の本当の感情がそのまま表れそうな部位でもある。なぜなら、感情の変化が色になって頰にいちばんはっきりと出るからだ。恥ずかしさや性的な当惑による赤面は頰の真ん中から始まり——小さなふたつの点が真っ赤になる——、たちまち頰の皮膚全面に広がり、赤面がさらにひどくなると、首や鼻、耳たぶ、胸の上部といったほかの部分にまで広がる。

マーク・トウェインはかつて声を大にして言った。「人間は赤面する唯一の動物である。あるいは、赤面しなければならない……」。恥ずかしさで頰を赤らめるのは人類の大悪行だと言わんばかりである。しかし、赤面が見られるのはそういう場合ではない。典型的な赤面しやすい人は、若くて、自意識過剰で、かなり内気である。しかもたいてい、世慣れた大人の世界において自分の未経験や未熟さ、不必要な純真さ以外に、何も恥ずかしがらなくてもよい人たちである。

赤面は、エロティックな状況で突然何回も起きるという事実から、処女の純潔を表す独特の性的な表れのように見られがちだ。「顔を赤らめる花嫁」は結婚式で誰もが口にする決まり文句であるが、この赤面は、出席者の誰もがこの娘はもうすぐ処女を失うのだとひそかに考えていると、花嫁が意識しているから起こるのであろう。

赤面は、求愛の場面や大人になりたての若者たちの恋愛遊戯に密接に結びついているので（現代の性教育が普及して性の問題が公然と率直に語られるようになる以前のことだが）、セックス・アピールと結びつくようになった。

顔を赤らめない女性は自分自身の性にまだ目覚めていないか、すれっからしなのだ。性的な言葉に顔を赤らめる女性は性的に目覚めてはいるが、まだうぶである。

それゆえ、赤面は基本的に処女を表す、人間の体色信号であると言えるだろう。これに関連して、ハーレムで仕えるために古代の奴隷市場で、売られる娘たちが買い手の前を歩かせられるとき、顔を赤らめると、より高値で売れたということは意味がある。

女性の頬は真っ赤になると、怒りを表すところでもあり、これは赤面とは違ったパターンで、頬の中心から赤みが広がるよりも、頬全体がぱっと赤くなる。怒った女性の気持ちは抑えられた攻撃のひとつである。彼女は激しく威嚇するかもしれないが、赤い皮膚は不満の気持ちを示している。

本当に攻撃しそうな女性の頬は皮膚から血の気が失せるので蒼白《そうはく》になり、すぐにも行動を起こそうとする。これが今にも飛びかかっていきそうな女性の顔だ。

同様に、彼女がひどく怖がっていれば、恐怖感から頬も青ざめて、彼女は逃げだそうとするか、追いつめられたら反撃しようと身構える。

死の頬クリーム

現代では、日光浴をする人（白色人種）の日焼けした頬は、休暇に浜辺で日を浴びる時間がある女性の地位を表している。これは比較的最近の傾向である。はるか昔は、身分の高い若い女性、あるいは、当時は「深窓の令嬢」と呼ばれていた女性には、日焼けした肌はまったく見られなかった。

そのころ、日焼けした肌は田畑で労働する農民のみを意味した。上流社会の令嬢たちは日焼けを極度に嫌い、庭園を散歩するときでも、日よけ帽やボンネットをかぶり、日傘をさして、日焼けもしないように特別の注意を払った。

ある時代には、この日焼けを嫌う傾向が化粧品で頬を白くすることにつながった。さらに極端な場合は、自分の頬を出血させてまでも白くしようとした。どちらの場合も危険がついてまわった。一六世紀の白粉《おしろい》は鉛酸化物を含んでいたので、とくに危険だった。この種の頬化粧品を使っていると、体内に毒素がたまって、結局、筋肉を麻痺《まひ》させ、死に至らしめることもあった。

また、ある時代には、日焼けした頬とは異なるバラ色の頬が健康と生気のしるしと見なされて、頬の真ん中に紅《べに》がさされた。紅がさされていなければ、重要な社交の集まりは別として、令嬢たちは頬を血の気で赤くしようと、自分の頬をつねっているのが見受けられた。

「頬紅」は今日でも女性化粧品として人気があるが、ただし、ファッション界が売らんかなの目的で、目新しさを維持しようと競っていて、年ごとに流行《はや》り廃《すた》りがある。この化粧法は健康らしさの信号を送るばかりか、十代の頬の赤さではないかと思わせて、性的な面で二重の利点をもたらすことになる。

二一世紀には、日光浴の過熱は皮膚癌《がん》に直接結びつくという医療のキャンペーンの結果、日焼けした顔は再び好まれなくなった。現在では、休暇の海辺で肌を焼かないように、強い日焼け止めクリームを使用するか、太陽を避ける若い女性が多い。

白い頬は、かつては流行に反していたが、今は確実に健康志向の象徴だ。けれども、今なお太陽崇拝を捨てきれない女性もいて、休暇には今や用心深い白肌組と危険を顧みない日焼け肌組に分かれている。最後にどちらのグループが勝つかは、まだわからない。

日焼け肌がしばしば医学的な問題を起こしても、一七世紀のイタリアで「トッファナ水《アクア・トッファナ》」とか「バールの聖ニコラスのマンナ」とかいう名前で売られた頬クリームの衝撃に比べたら小さなものだ。

かのジュリア・トッファナ夫人は社交界の淑女たちに非常に特殊な化粧品を売り出し、それが夫を始末したいと思っている妻たちのあいだでとくに評判がよかった。それはクリームや粉として売られ、砒素《ひそ》そのほかの命とりの成分を含むきわめて有毒な混合物だった。

トッファナ夫人は、それの正しい使用法を教えられるように、客には個別に訪問してくるようにと指示した。彼女は客に、けっして化粧品を摂取しないで、夫が性行為に及ぼうとするとき、それを自分の頬に塗るように説明した。そうすれば、妻の頬に押しつけられた夫の口は確実に致死量の化粧品を摂取するだろう。事後の言い訳はつねに「過度のセックスによる死」で、その策略は多年にわたり功を奏した。

トッファナ夫人は六〇〇人余りの死と同数の富裕な未亡人に責任があり、史上最大の毒殺者になった。この犯罪は一七〇九年に発覚し、彼女は逮捕され、拷問にかけられ、牢獄《ろうごく》で絞首刑になった。

色のほかに頬の形も重要である。えくぼのある頬は、ヨーロッパではつねに魅力的だと考えられてきた。えくぼは神の指が触れた跡だと言われているからだ。

えくぼは今日でも、あまり目にしないし、むしろ昔から珍しかったのだろう。それは、えくぼに関する民話や迷信の数がずばぬけて多いことでも説明がつく。「あなたの頬の片えくぼ／みんなを虜《とりこ》に……」や「頬に片えくぼがあれば、人殺しをすることもないだろう」のような、多くの古謡や諺《ことわざ》がある。

頬のジェスチャー

古代ギリシア人のあいだでは、頬の形も美の基準として重要であり、ギリシア人にはそれについて

「頰なで」という特別のジェスチャーがあった。それは片手の親指と人差し指を両頰骨にあてるのだ。そこから頰をそっとなで下ろして、手を顎先までもっていき、そこで離す。この間、親指と人差し指は徐々に近づいてゆくので、この動作は先細りの顔を表す。

このジェスチャーが示す卵形の顔がギリシア人の考えた理想の美女なのだ。現代のギリシア人は今でも、このジェスチャーをそのように解釈している。

生意気なという意味の「ｃｈｅｅｋｙ」という語は「舌先で頰をふくらます《タング・イン・チーク》」として知られる仕草に由来する。この仕草は頰がゆがむほど強く舌先を頰に押しつけて不信感を表すものだ。それは「舌先まで出かかった」批判的な言葉を発するのを止めるには、舌を頰に強く押しつけて抑えるしかないという考えからきている。

「頰」をこのようにして見せるのは、とりわけ子どもの場合は不作法と見なされ、ヴィクトリア朝初期に、「頰」と「生意気な」という語が英語にはいってきた。

おもにイタリアにかぎられる身ぶりに「頰のねじりこみ《チーク・スクリュー》」がある。人差し指を頰にあてて、肌に何かをねじ込むように、指をねじりまわすのである。北はトリノから南はシチリアやサルディーニャまで、イタリア人なら誰でも知っている。意味はつねにどこでも同じだ。「おいしい！」である。

もともとは、パスタの「歯ごたえがある《アル・デンテ》」という意味で、シェフへの褒め言葉だ。言い換えると、食べ物がちょうどいい硬さに料理されていることを、人差し指で頰の内側の歯を指して示すのだ。

しかし時代を経て、より広範囲に、いいものなら何にでも用いられるようになった。若い女性のことに使われると、「とてもおいしい！」という英語の表現とほぼ同じ意味になる。

両の手のひらを合わせて、手の甲に頬をのせるのは「眠い」という周知の信号で、睡眠活動を表す瞬間は頬が枕に触れるときだという事実に基づいている。

疲れたり、退屈していても、机やテーブルに向かっていなければならないときは、たいてい、重い頭を支えるかのように頬杖《ほおづえ》をついて休む姿勢をとるのは興味深い。講師や教師はこの姿勢を見たら、自分が困った状況にあることを悟るべきだ。

退屈のよりはっきりした信号は、「頬のしわ」、口角の一端を強く引き締めたときに頬の肉が盛り上がる。これも不信感を表し、本来、強い皮肉を示す仕草である。

地中海沿岸の地域によっては、自分の頬をつねるのが「素晴らしい」や「おいしい」の信号になる。ほとんどどこでも、この同じ動作を他人の頬に行えば、愛情の信号になる。これは古代ローマでも普及していたので、二〇〇〇年以上もつづいてきたことになる。通常は大人が子ども（嫌がることが多い）に行うが、大人同士でふざけてやることもあるだろう。

片方の手のひらによる「頬叩《ほおたた》き」もあまり不興を買わない愛情信号となりうるが、元気よくやりすぎると、相手を怒らせることになりかねない。見せかけの愛情の場合、この軽く叩く動作はともするとびんたになりがちで、叩かれた人は侮辱されたと思っても、親愛の仕草ともとれるので、何もできないとわかって、気まずい状態に置かれる。

「頬の平手うち」には長い伝統がある。それは淑女が男性の迷惑な注目へのお返しとしてやる昔ながらの行為だった。「頬の平手うち」は本来「人に見せるための強打」であるから、音は大きいが、相手に怪我をさせることはめったにないので、打たれた方に、即座に防御や攻撃の姿勢をとらせない。

打たれた人は不意をつかれてはっとするが、打たれた意味はあとで十分知ることになる。

その対極の感情を表すものには、「頰のキス」、優しい「頰なで」、「頰ずり」がある。「頰のキス」は両者の身分が同じときにのみ交換するのにふさわしい動作だ。それは軽い「口のキス」の転用で、社交上の集まりの儀式的な挨拶や別れの挨拶の一つとして、多くの国に広まった。口紅をつけている場合は、唇を頰につけないで、キスの音をさせて頰と頰をくっつけ合うことが多い。

その頻度はそれぞれの社会的な立場によって異なる。演劇界や華やかな社交界では過度なほど用いられるのに、「低所得」層では近親者の間以外ではきわめて珍しい。

国によってもさまざまな違いがある。たとえば、東欧のいくつかの地域では、元の口と口を触れ合う挨拶のキスが今でも常識で、頰で代用されることはない。

頰の装飾

頰の損傷行為は、きわめて多くの状況で顔面を動かす必要があるので、それほど一般的ではない。しかし大昔は、会葬者の女性が悲しみをもっともよく表す手段として、自分の頰をかきむしって血を流すという風習があった。

ジョン・ブルワーはこの風習が「頰をなめらかに保つ」法を成立させたと次のように報告する。「古代ローマの貴婦人たちは悲嘆のあまり、自分の頰を裂いたり、ひっかいたりする傾向があり、これを目に留めた元老院がそれを禁じる布告を出して宣言した。頰は謙遜と羞恥《しゅうち》の宿るところであるから、今後はいかなる女性も悲嘆にくれて頰を裂いたり、ひっかいたりしてはならない」

部族の頬の装飾には、多様な、顔の彩色や入れ墨、切れ込み、穿孔《せんこう》がある。昔の単純な白粉と紅の化粧を別にすれば、西欧社会にはこのような顔の装飾はわりに少ない。

もっとも、一九七〇年代にロンドンでパンクロックが流行したとき、これが短期間復活した。そのときは、女性がたいてい口に近い頬の肉に、安全ピンを突き刺しているのが見られた。パンク初期のこの野蛮な損傷は徐々に穏やかになり、実際には肌を傷つけないで、突き刺しているように見せる、偽の安全ピンまで売りに出された。

そのほかの頬装飾で、とくに言及するとすれば、一七世紀と一八世紀に大流行した「つけぼくろ」である。もともとは小さな傷を隠すためだったのだが、まもなく、それ自体がひとつの化粧となった。ヴィーナスは頬にほくろをつけて誕生し、それを真似した貴婦人たちはみな、ほくろをつけただけでより美しくなれたという話ができあがった。この話は、あざ、いぼ、あばたを小さな黒い円形の絆《ばん》

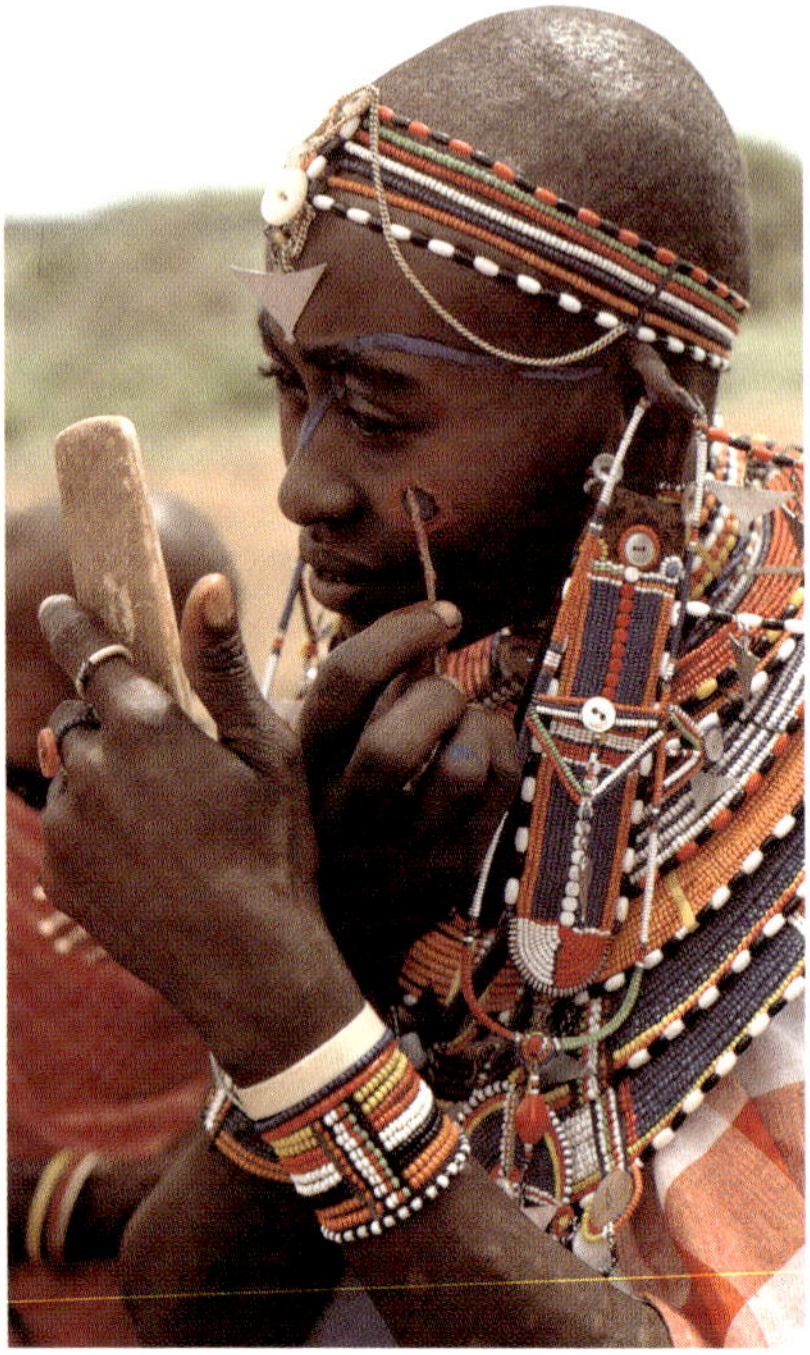

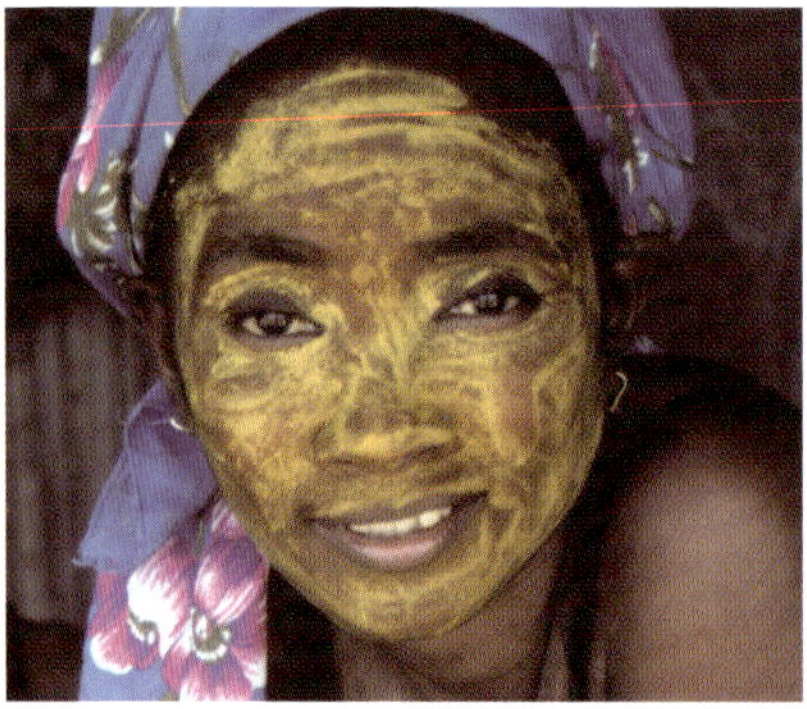

創膏《そうこう》で覆ったり、化粧筆で黒く塗りつぶして隠す言い訳になった。

この頬装飾は非常に流行したので、申し分なくなめらかな肌の女性も仲間に加わり、顔用絆創膏やつけぼくろをただただ装飾のためだけに用いるようになった。ついには宮中でも欠かせないものとなったので、ある時期に「上流社会の淑女たちはすべて、喪中以外なら顔につけるべし」と言われた。それは、一七世紀末にロンドンを訪れた口の悪いフランス人にこう言わしめた。「英国では、老いも若きも醜きも、万人が寝たきりになるまで顔を塗りたくっている。七〇歳を超えた醜い老婆の黒ずんだしわだらけの顔に一五あまりのつけぼくろを数えたこともしばしばであった」

そして、一八世紀初期には、この流行はとても複雑化していたので、つけぼくろの位置は政治的な意味合いを持つに至り、ホイッグ党（右派）の女性は右頬、トーリー党（左派）の女性は左頬を飾った。つけぼくろ自体は単なるほくろではなくなり、星、三日月、王冠、菱形、ハートの形に念入りに

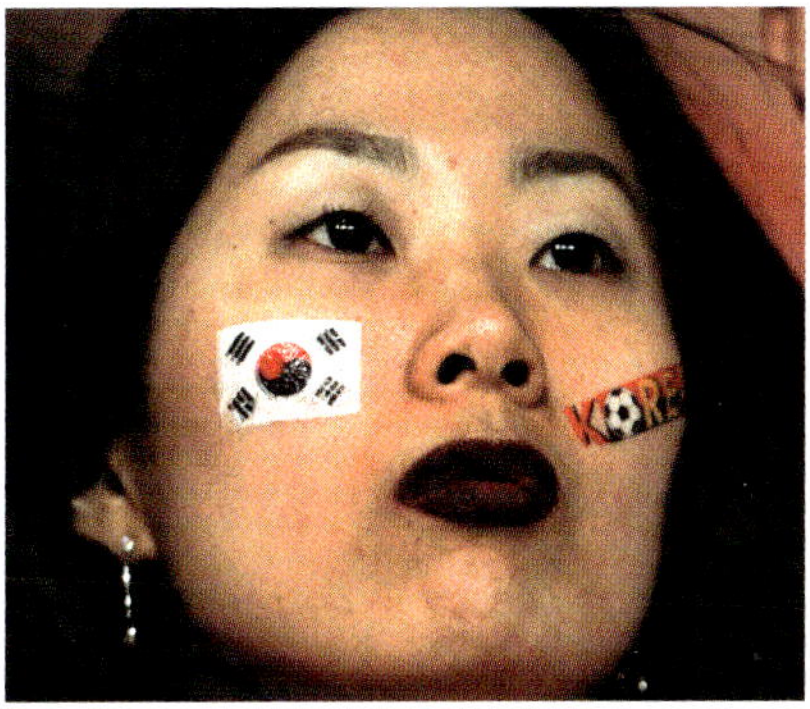

女性のなめらかな美しい頬はたいてい傷がなく、たとえ装飾されたとしても、よりなめらかに見えるように、白粉がつけられるだけである。しかし、時折、顔料を塗りたくるなど、人目をひく大袈裟な装飾もある（右上―マダガスカル）。部族の模様で装飾(右下―ケニア)。サッカーのワールド・カップでも国旗の図案で装飾（上―韓国）。

つくりあげられた。まもなくこの行きすぎた流行は廃れるのだが、特別な機会のつけぼくろだけは、今でも時折見受けられる。複雑な過去の単純な遺物だ。

現代では、二、三の注目に値する例外は別として、つけぼくろの流行は衰え、傷ついた女性の頰には別種の処置がなされる。

傷のないすべすべした肌は、その持ち主が若くて健康だということになるので、魅力的な若い女性にとって、痤瘡《ざそう》（にきび）、しみ、肌荒れ、しわその他の肌の傷を隠すのが二倍も重要になる。普通の化粧で傷を隠せなければ、さらに強力なものが求められる。その結果、いくつかの新しい処置が美容外科医によって導入されている。

ひとつは皮膚の剝離《はくり》、専門用語で「微小皮膚剝離」である。これは、実際に砂吹き機で頰を磨いてなめらかにする。砂のようなアルミニウム酸化物の結晶を頰めがけて吹きつけて、皮膚の表層を剝《は》がす。治癒後、処置が成功していれば、肌はいっそうなめらかになる。

もうひとつの処置は化学薬品による皮膚剝離。特殊なゼリー状の剝皮剤を皮膚に薄く塗って、五分後ていねいに拭《ふ》きとる。この酸性のジェルが皮膚の傷ついた表皮を剝ぎとる。

三つめの方法は超音波、微弱電流、皮膚の真空吸引マッサージ、レーザー処理といった、ハイテクと組み合わせて用いる。

この三つの方法は通常、何回も繰り返してつづける必要があり、一〇〇パーセントの効果があるとはかぎらないが、この種の肌の改良は絶えず進歩しているので、いずれはどの女性も完璧な美肌が買える日が来るであろう。相当な高額で。

頬

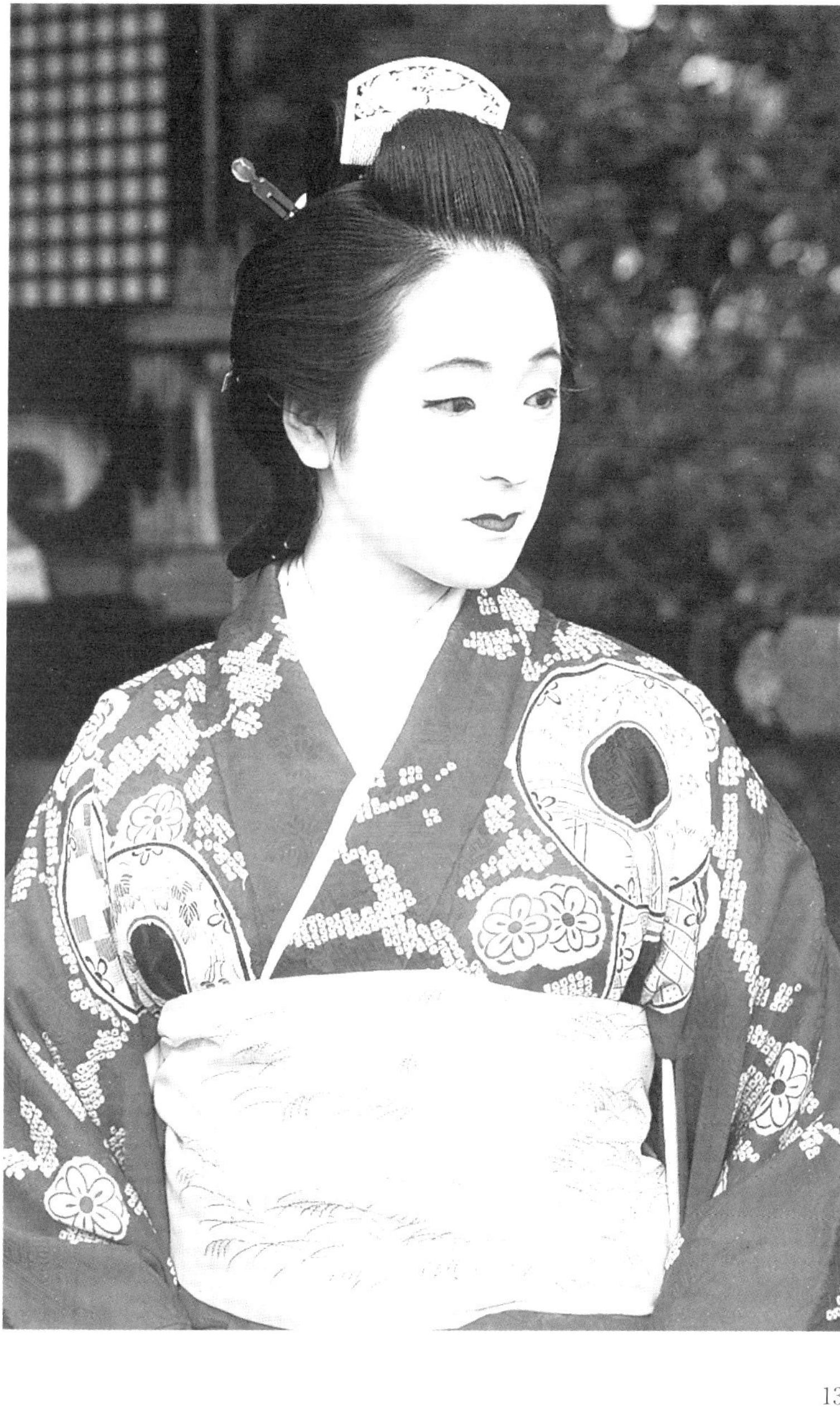

日本の白塗り。

唇

誘惑する唇

　人間の唇には非常に奇妙な特徴がある。動物としては珍しく、唇がめくれているのだ。大部分の人がこの特徴に気づかないのは、人間の唇はそれが当たり前と考えられているので、霊長類の近縁種である類人猿やサルの唇とわざわざ比べたりしないからである。

　しかし、チンパンジーやゴリラの口をよく見れば、人間ではどんな口にも見られる、柔らかくふっくらとして光沢のある面が隠れて見えないことがすぐにわかる。

　なぜ、人間はこのように外にめくれた唇をもつのだろうか？　またしてもその答えは、小児的形質を維持したまま成人になる、人間の進化に関係がある。成人の肉体と行動が進化の過程でより幼児的になるにつれて、人間はより多くの「赤ん坊らしい」特徴を維持するので、目に見える、ふっくらとした唇もこの特徴の一部といえる。

　そして、女性はこの点で、男性より肉体がやや進化している。つまり、より小児的なので、概して

唇

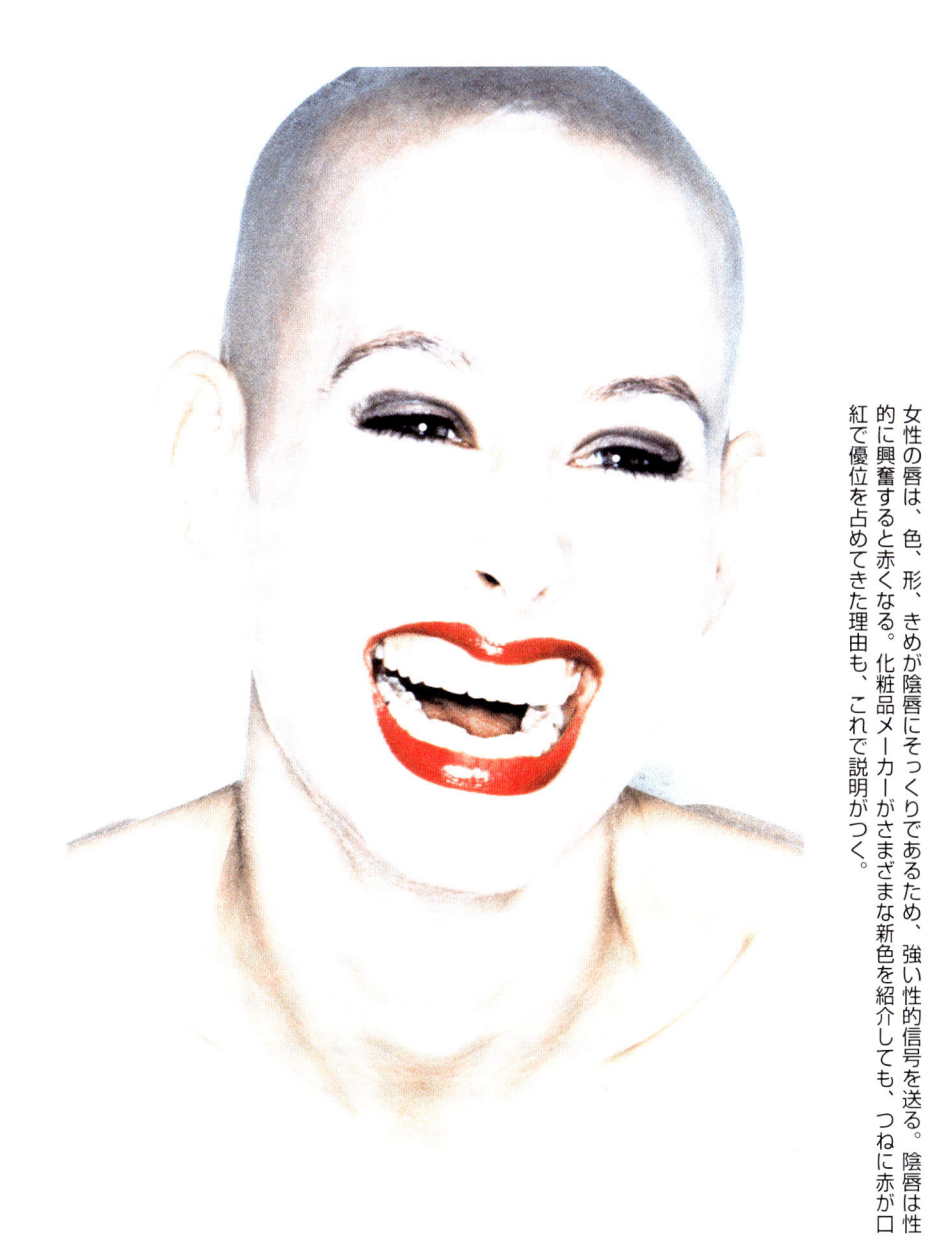

女性の唇は、色、形、きめが陰唇にそっくりであるため、強い性的信号を送る。陰唇は性的に興奮すると赤くなる。化粧品メーカーがさまざまな新色を紹介しても、つねに赤が口紅で優位を占めてきた理由も、これで説明がつく。

女性の唇は、より目立って盛りあがっている。その結果、唇は大きな注目を集めるのである。

だが、そもそも、この際立った特徴をもつ唇の起源はどこに求められるのだろうか？　その答えは、人間の赤ん坊やチンパンジーの赤ん坊ではなく、チンパンジーの胎児にある。

類人猿の胎児は一六週のとき、唇が大きくふっくらした、いかにも人間そっくりの口をしている。二か月後、およそ二六週になると、唇はなくなっている。その後終生、類人猿がもちつづける薄型の唇に縮小する。すなわち、厳密には、人間の唇は小児的特徴ではなく、胎児的特徴をもつといえる。

チンパンジーの赤ん坊と違って、人間の赤ん坊は初期の胎児の形態をもちつづけ、生まれると、母親に向かって喉を鳴らし、「外側にめくれた」一対の唇をとがらせて、すぐさまうれしそうに母親の短い乳首に押しつけ、ふくよかな乳房から母乳を吸う。チンパンジーの赤ん坊はそうではなく、薄い筋肉質の唇を母親の長い乳首に押しつけて、農夫が牛の乳搾りをするように、必死に母乳を吸う。

つまり、人間特有の外側にめくれた唇は、同じく人間の女性特有の乳房から母乳を吸う道具として、生まれて最初にする仕事によく適している。唇はふくよかな乳房の表面に触れると、ぴったりと封をする。

しかし、話はそこで終わるわけではない。もし、それで終わるとすれば、赤ん坊が離乳食に移ったときに、唇は内側に入り込み、霊長類に典型的な薄い唇のまま成人するだろう。事実、成人男性では、唇は少し引きしまって薄くなり、手入れをしなければ、男性特有の口ひげの下に隠れて見えなくなってしまう。

しかし、女性は一般的に、成人になってもずっと、少なくとも高齢になって唇が薄くなるまでは、一対のふっくらとした柔らかい唇をもちつづける。性を意識する年ごろになると、若い女性は唇を新種の信号、強い性信号として見なすようになる。唇を濡《ぬ》らし、とがらせ、投げキスをし、化粧する。最初の恋人と唇を重ねる前でも、唇は女性らしさを示すのに主要な役割を果たしているだろう。

何が唇をそれほど性的に見せるのであろうか？　それは、唇の形、きめ、色が、女性のもう一つの唇にそっくりだからだ。もう一つの唇はあからさまに性的なので、今日でも、ラテン語で唇を意味する「ラビア」（陰唇）という古典的な言葉でいわれている。

女性は性的に興奮すると、陰唇は赤くなって膨張する。同時に顔面では、唇も膨張し、赤みを増して敏感になる。こうした変化は、非常に強い性的刺激に伴う生理的な隆起として、同時に起こる。この過程の重要な要因のひとつは、身体の奥にある器官から表面までの血液の移動である。性行為をしている女性の肌は、血液の供給が増加して、細い血管が膨張するので、光り輝く。血液が流れるまもなく余分に供給されるので、その結果、身体の表面は接触に対してより敏感になるのである。

これはとくに唇について当てはまる。膨張した血管も唇と陰唇をより目立たせ、その赤みが周囲の肌とは対照的にいっそう目立つのである。

昔の女性は直観的に、唇と陰唇の擬態を都合よく利用していた。古代エジプトの娼婦は、唇の色を赤くするのに赭土《しゃど》（レッド・オーカー）を使った。テーベの売春宿で、半裸の若い女性が手鏡を掲げ、長い棒で唇を彩っている、紀元前一一五〇年のパピルス画がある。そこには、禿《は》げかかった客が勃起《ぼっき》して、彼女の性器に手を伸ばしているところが描かれている。したがって、赤くなった女性の唇と性欲をかきたてる働きの結びつきは三〇〇〇年以上に及ぶことになる。

なぜ口紅は赤いのか？

唇に何かしら色をつける慣習はそれよりも古くからあり、その証拠は、四五〇〇年前の古代シュメールの都市ウル（今のイラク南部）にさかのぼる。偉大なプアビ王妃は、後世で使用するためのありあまるほどの化粧品とともに埋葬されたという。その化粧品は大きなザルガイの殻や、金、銀でつくられた貝殻形の容器に収められていた。唇に塗る赤い顔料と、おそらく目に塗ったと思われる白や緑、黒の顔料が見つかっている。

もっとも初期の唇に塗る紅《べに》は、小さな乳鉢と乳棒で赭土をすりつぶして細かい粉にし、それに動物の脂肪を混ぜてつくられた。その後、紀元前四世紀に古代ギリシアでは、さらに実験的な試みがなされ、何らかの植物染料、人間の唾液、ヒツジの汗やワニの糞《ふん》まで加えたといわれる。二世紀にパレス

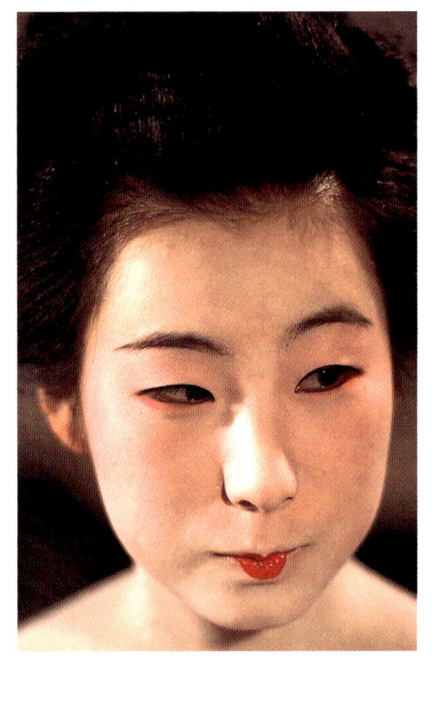

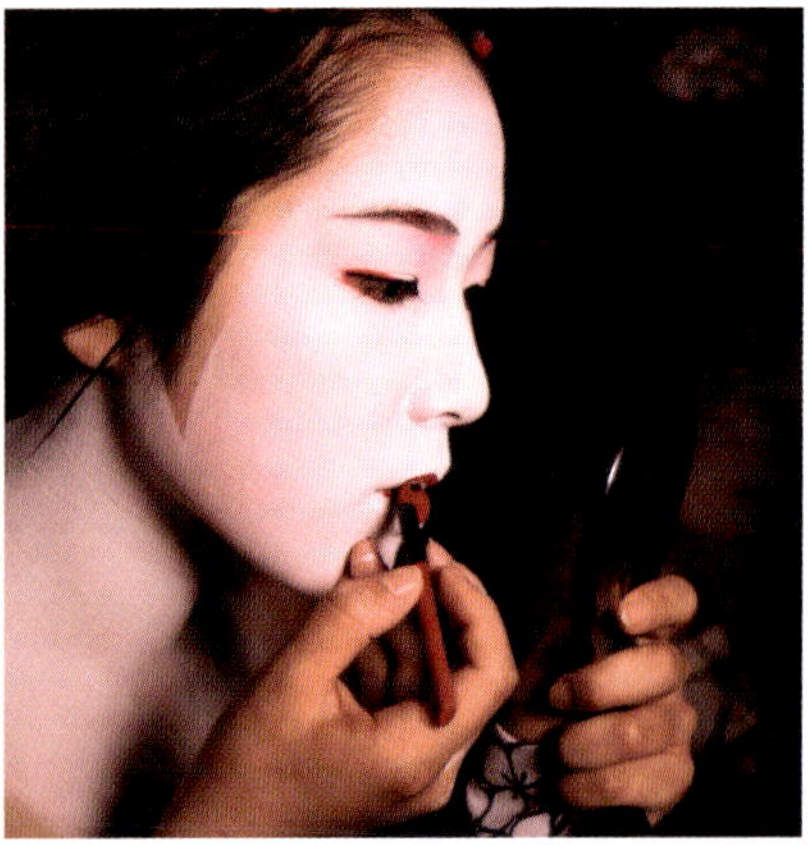

チナの女性たちは、鮮やかなオレンジがかった赤か濃い赤紫か、色の選択ができる段階まで進んでいた。

そうした時代から、女性の唇を人工的に赤くすることは、女性らしさを表す方法として一般に普及し、繰り返し登場したテーマだったが、厳格な為政者の裁きを受けることもあった。厳格な政権が強制して、性的な快楽を抑圧しようとした文化では、唇には化粧が施されなかった。極端な例では、化粧をしなくても唇は刺激的すぎるから、人前で見せてはならないとして、不幸にも、女性たちはヴェールで唇を隠すように強いられた。

女性がヴェールをかぶって唇を隠すのは、一般的に、イスラム教の信仰に不可欠なものと考えられるが、この場合は違う。確かに、ヴェールで顔を隠すことはイスラム教徒の多い国々で広く見られるが、ムハンマドの教えとは何の関係もない。男性支配の社会によって女性に押しつけられたことであ

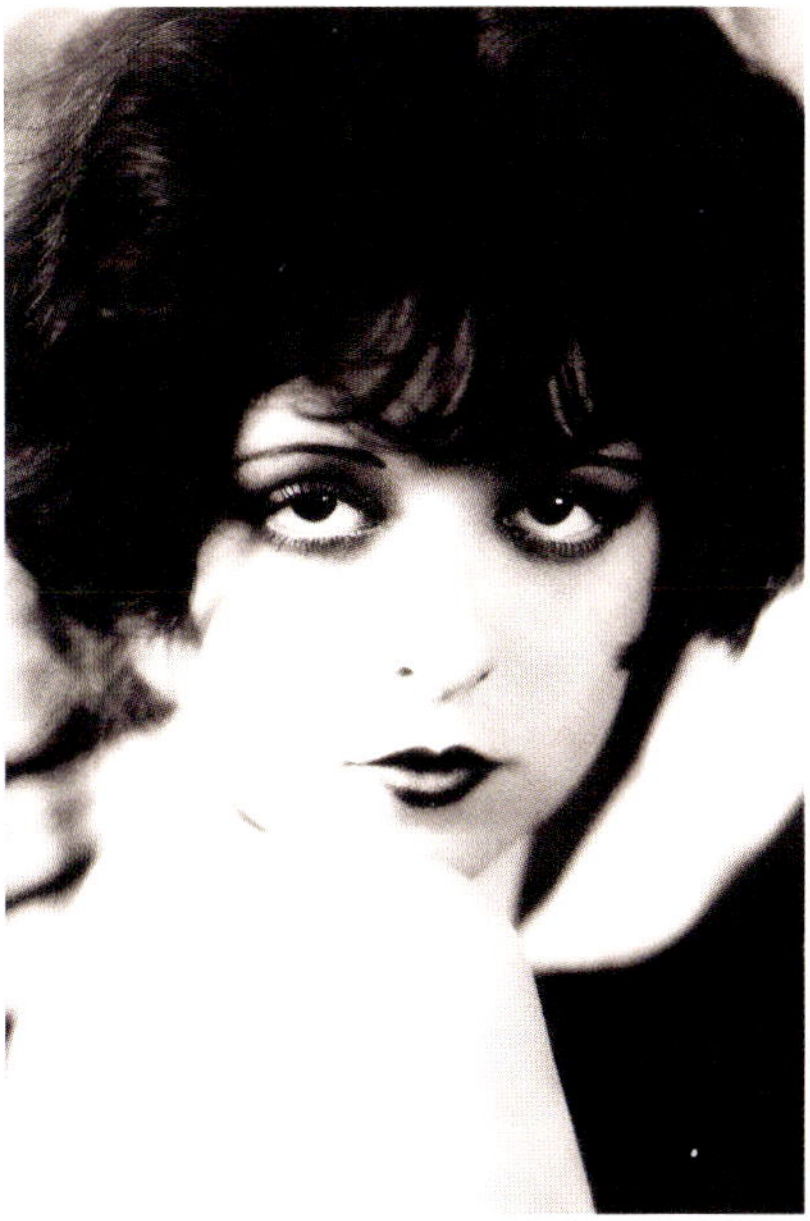

「キューピッド・ボウ（キューピッドの弓）」という唇の形（上）は、上唇の真ん中のくぼみを誇張し、下唇を厚くして、女性をことさら童顔に見せる。このメイクは1920年代に広まり、ハリウッド女優によってキューピッド・ボウはその名にふさわしいクララ・ボウを自分のメイクの売り物にした。極東では、日本の芸者は同じような化粧をしているが、ぽってりした下唇をとりわけ強調する（右上・下）。

る。それは敬虔《けいけん》な教えではなく、性差別者の主張で、そこでは女性が男性の所有物として無神経に扱われる。

キリスト教の教会は女性の赤い唇に対して相反する態度をとってきた。寛大な時代もあったが、唇の化粧は邪悪なものであり、神の創造物である自然なままの人間の身体に対する堕落した挑戦と見なされて、容赦なく弾圧した時代もあった。一七世紀のある聖職者は、赤く塗った唇を、「売春婦のしるし」、運悪く目にすれば、男性の心に潜む性欲に火をつける誘惑の罠《わな》だと非難した。

政治家は一般的に、そうした問題に関わらなかったが、一八世紀のイギリスで、結婚を望む男性たちが、唇を赤く塗った女性を見ると、誘惑に負けて誤った結婚をしてしまうかもしれないと思ったことから、唇の化粧を禁じる法の制定もやむをえないと考えた時期があった。

このばかげた状況は、当時の若い女性にとってちょっとした問題をもたらした。解決策として、彼女たちは社交的な集まりで会場に入る直前に、ザクロのシロップをつけた棒をなめたり、唇を噛《か》んだりしたという。

教会や国家の度重なる抑圧にもかかわらず、唇の化粧は姿を消すことなく、いつの時代もさまざまな流行のスタイルですぐに復活してきた。一八二〇年代後半の『レディーズ・マガジン』では、特別な唇の形、「キューピッド・ボウ（キューピッドの弓）」が流行っていたことが明らかである。

これは、唇が横ではなく縦に誇張される。下唇は厚めに幅を狭く、上唇は鼻のすぐ下のくぼみをはっきり見せる。この唇は女性の口を赤ん坊のように見せ、当時の勇ましい男たちに、こういう美しい娘はあなたの保護が必要です、と訴える信号を送るのである。

現代に移ると、リップスティック（棒口紅）の利用が一大産業への後押しをした。この産業は二〇世紀を通して次第に成長した。ヴィクトリア朝時代の終わりまでは、真っ赤な唇は、当時の、慎み深い装いをよしとする風潮と、性行動について女性によりきびしい基準を要求する二重基準によって、ほとんど悪名高い快楽の館でしか見られなかった。多くの男性客は、化粧っ気のない唇の妻が待つ家へ帰る前に、露骨に誘うような唇の色に興奮したのである。

その後、第一次大戦中、口紅は社会の階梯《かいてい》を徐々に上り始め、売春宿から劇場へ、劇場から慣習にとらわれないボヘミアンの女性たちへと広まった。戦後、狂騒の二〇年代といわれた時代に、赤い唇はさらに広まり、ダンスフロアに集まる流行に敏感な若い女性たちにも及んだ。二〇年代から三〇年代にかけて、急速に発展した映画界のスターにも興味をもたれると、口紅はまもなく普通の女性が使うものになった。

初期のハリウッド女優の一人で、元祖「イット・ガール」のクララ・ボウは、「キューピッドの弓」をさらに大胆で鮮明な形で復活させた。童顔の彼女は「銀幕でもっともセクシーなジャズ・ベビー」と呼ばれ、一九二五年に『マイ・レディーズ・リップス』という映画に主演した。

一九三〇年代に入ると、さらに影響力のある女優たちがスクリーンに登場して、口紅の流行は人目をひく赤い口に変わった。これ以後、赤ん坊の口のような「キューピッドの弓」は姿を消している。

第二次大戦が勃発《ぼっぱつ》したころ、若い女性のあいだでは、真っ赤な口紅を塗ることが、戦場に赴く勇敢な青年たちを元気づける愛国的な行為だと考えられた。新兵募集のポスターには、明らかに、国を防衛する者は誰でも女性の支援が約束されることを意図した、真っ赤な女性の唇が描かれた。

陰唇化する唇

一九四五年に大戦が終結すると、耐乏生活の時代が始まった。平和は戻ったものの、口紅は今や、どうでもよい贅沢品《ぜいたくひん》で、色合いはわずか二、三種だけになり、濃さが異なる鮮やかな赤と決まっていた。それ以外の色の口紅を使うことは前例がなかった。

一九五〇年代に、こうした状況は一変した。この時期にフランスやイタリアでは、化粧品メーカーが白色顔料のチタン白を導入して薄い色の口紅をつくりだし、その後、色や濃さの種類が劇的に増え始めた。当時のファッション誌は大きな影響力をもち、毎年の新色を決定していた。一年を通してひとつの色が大流行しては姿を消し、「最新の色」に取って代わられた。

一九六〇年代には、女性の避妊用ピルの到来とともに、解放されたセックスを思う存分享受できる時代を迎え、女性たちは個々に自分自身をより活発に表現し始めた。口紅の色も一色が際立つのではなく、たくさんのごく薄い色も含めて、驚くべき過激な色まで選択範囲が広がった。

一九七〇年代にフェミニズム運動が盛んになるにつれて、こうした傾向は急変した。しばらくの間、口紅を塗る行為は男性の欲望への迎合と見なされ、新たに女性支配の厳格主義が目立つようになった。フェミニストたちの唇は色気がなくなった。同時に、女性たちはヴェトナム戦争に対する大規模な抗議運動を行い、フェミニスト運動と関係がなくても、青や紫、悪趣味な黒など、暗い不気味な色の口紅を塗ることもあった。

ヴェトナム戦争が終わり、若い女性が以前に増して社会で平等な権利を獲得すると、戦闘服のような飾り気のないスタイルは退けられ、成功した女性たちは再び、自由に女性らしい装いをした。一九八〇年代から一九九〇年代には、真っ赤な口紅が復活した。

二一世紀が始まるころには、若い女性が性的欲望を以前より率直に表現し始め、性に対して大胆で解放的になるにつれて、しだいに口紅のエロティックな広告が増加した。そこには三つの基本戦略があった。かつてないほど鮮やかな、深紅の唇。グロスで光沢を出す自然色の唇。この二つを組み合わせた、深紅で光り輝く唇。

今や個性が重要だった。女性はもはや、ひとつの支配的なファッション基準のとりこではなかった。一人ひとりが自分で決めることができたのである。ポップスのコンサートで、一人の女性歌手が鮮やかな深紅の唇で登場すれば、次の出演者は光沢のあるピンクの唇でステージに現れる。ときにはまったく口紅を塗らない場合もある。

宣伝担当者はしだいに、ウルトラ・シャイニー・リップ、ジューシー・リップ、魅惑的な唇、潤いリップ、垂涎《すいぜん》の新色など、新製品のキャッチフレーズに頭を悩ますようになった。宣伝用カラー写真に映る女性の唇は、しっとり濡れてとても艶《あで》やかに光っているので、そこに潜む生物学的メッセージを感じずにはいられない。

すなわち、激しい性的興奮が性器を潤すのであれば、新製品の口紅はこの生理的変化をそれとなく暗示しているのであろう。口紅をつくる化粧品メーカーは誇張された口を生み出したのではなく、すばらしい陰唇を生み出したのである。そのメッセージは今や、誰もがわかるほど明らかだ。女性は性の喜びを積極的に誇示し、誰に知られようとも気にしない。

唇を拡大する風習

確かに印象的ではあるが、こうした女性の唇をより魅力的に見せる西欧の技術もすべて、いくつかの部族社会の唇を引き伸ばす身体損傷と比べると、、印象が薄まってとるにたりないものに思われてくる。

エチオピア南西部のスルマ族の成人女性は「プレート・ウーマン」として知られている。女性は二〇代の初めに、結婚する半年前になると、下唇か上唇を切開され、唇飾りと呼ばれる小さなプレートを切開した穴に挿入される。こうすると唇が伸び、唇の肉が弾力のある輪になって突き出る。それに耐えられるようになるとすぐに、若い女性は小さなプレートをはずして、それより少し大きなプレートに取り替え、その後、さらに大きなものに替えて、最後には大皿ほどの唇飾りをつける。

昔はプレートが楔形《くさびがた》で木を彫ってつくられたが、最近では、丸形になり、焼き固めた粘土でつくられるようになった。女性は一人でいるときや、食事や睡眠のとき、女性同士でいるときには、唇飾りをはずすことが許される。唇飾りをはずすと、切開されて伸びた唇が顔からだらりと垂れ下がる。しかし、男性がいるときは、つねにプレートをつけていなければならない。

プレートは地位を表すしるしとしての機能を果たし、プレートの大きさが女性の価値を示す。若い女性それぞれが耐えられる最大のプレートの大きさが彼女の美しさの尺度に使われ、結婚の承諾が与えられたとき、その女性が家畜何頭分の価値があるかもそれによって決まるのである。

こうした唇を拡大する奇妙な風習は、スルマ族だけでなく、ケニアのマコンデ族やガーナのロビ族、コンゴ川流域のサラ・カバ族、ウバンギ族など、アフリカの別の部族でもかなり多く見られる。驚くことに、これほど過度な身体装飾は、昔の探検家によって、世界のまったく異なる地域、カナダの西海岸でも発見され、ブリティッシュコロンビア州に住むアメリカ先住民族のトリンギット族の女性は大型のリップ・ディスクをつけていたという。ここでも、最高の地位を享受するのは、最大のディスクをつけた女性であった。

細かな技術的なことは部族によってさまざまである。片方の唇を伸ばす部族もあれば、両方の唇を伸ばす部族もあり、また、木釘《きくぎ》を上唇と下唇にあけた穴に通す部族もある。どの場合でも、その効果は唇を拡大して、注目を集めることだ。

ウバンギ族の場合、部族長がアラブの奴隷商人に断念させるために、この風習を始めさせたとも言われている。奴隷商人はプレートをつけた部族の女は魅力に欠けるものと思い、女奴隷を探しによそへ行ったという。この話は広く伝えられているが、それを裏づける証拠はほとんどないらしい。リップ・プレートの風習があるほかの部族と同じように、ウバンギ族は部族の女性の伸ばした唇を美しさの象徴と見なしていたので、奴隷商人は付加される割増金に嫌気がさしたのだという話のほうがもっともらしく思われる。

異なる技術を使う部族もある。スーダンのシルック族は、部族の女性の唇を青く染めるのを好む。日本のアイヌ民族は女性が唇に刺青を入れるのを好む。刺青は子どものときから入れ始め、女性が成人するころには、濃い藍色の刺青は口から広がって左右の耳まで達する。フィリピンのある部族では、檳榔《びんろう》の種子でつくられたチューインガムで唇を赤く染める。

昔の探検家はこうした唇の過度な装飾を初めて見つけたとき、それが自ら施したものとは信じられず、その部族の女性は唇がそのように発達したのだと推測することもあった。

「……彼女たちは生まれつきあのように大きな下唇をもち、それがめくれて胸まで覆っているので、垂れ下がったところは赤く腫れたままで、時折、太陽が強烈に照りつけるために腐敗しやすい。唇に塩を投げつづけるばかりで、まったく自分の身を守ろうとしないのだ」

これは、一六五四年にジョン・ブルワーによって、ごく初期の人類学の文献に書かれた話だが、こうした大きい唇に伴う衛生問題が、表面を剝《む》き出しにした唇が外科的施術によってつくられたこと、つまり、唇は大きなディスクをはめるために口から切開されたことに起因するとは、明らかに彼には思いもよらないことであった。

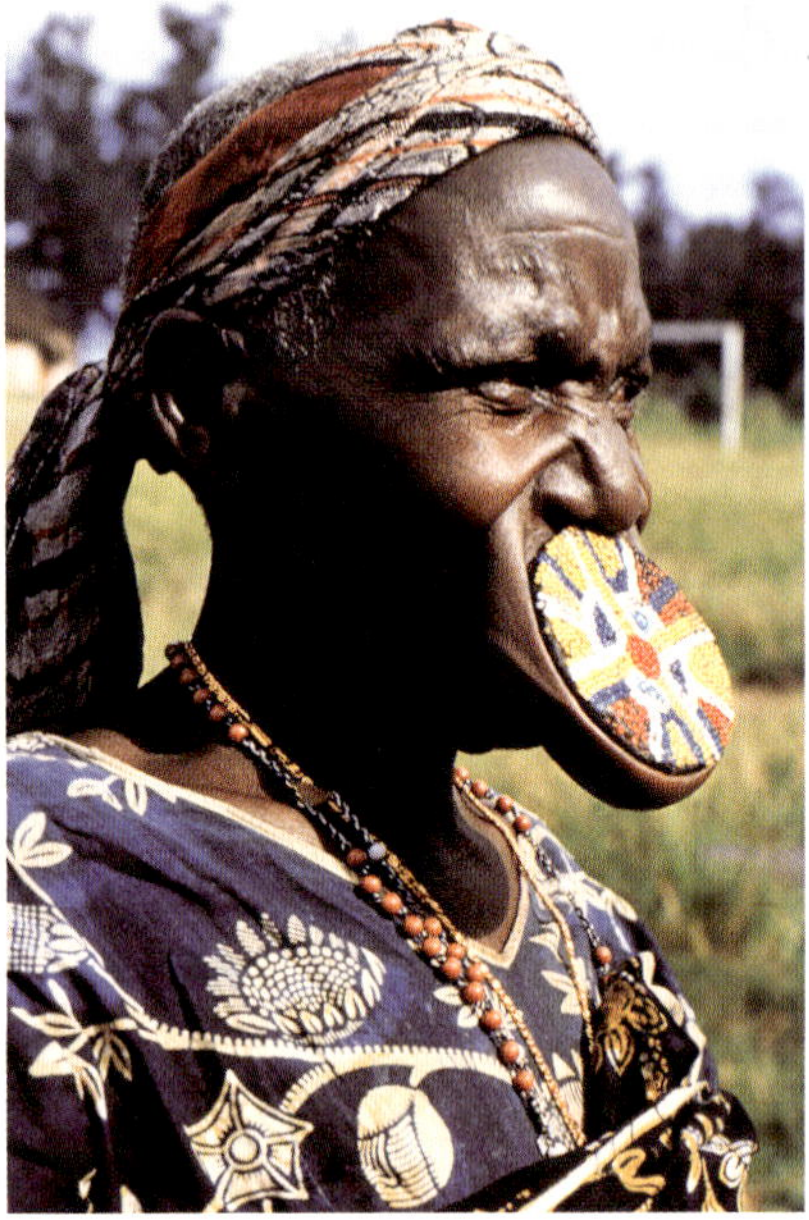

アフリカのある部族では、女性の価値がリップ・プレートの大きさで評価される。

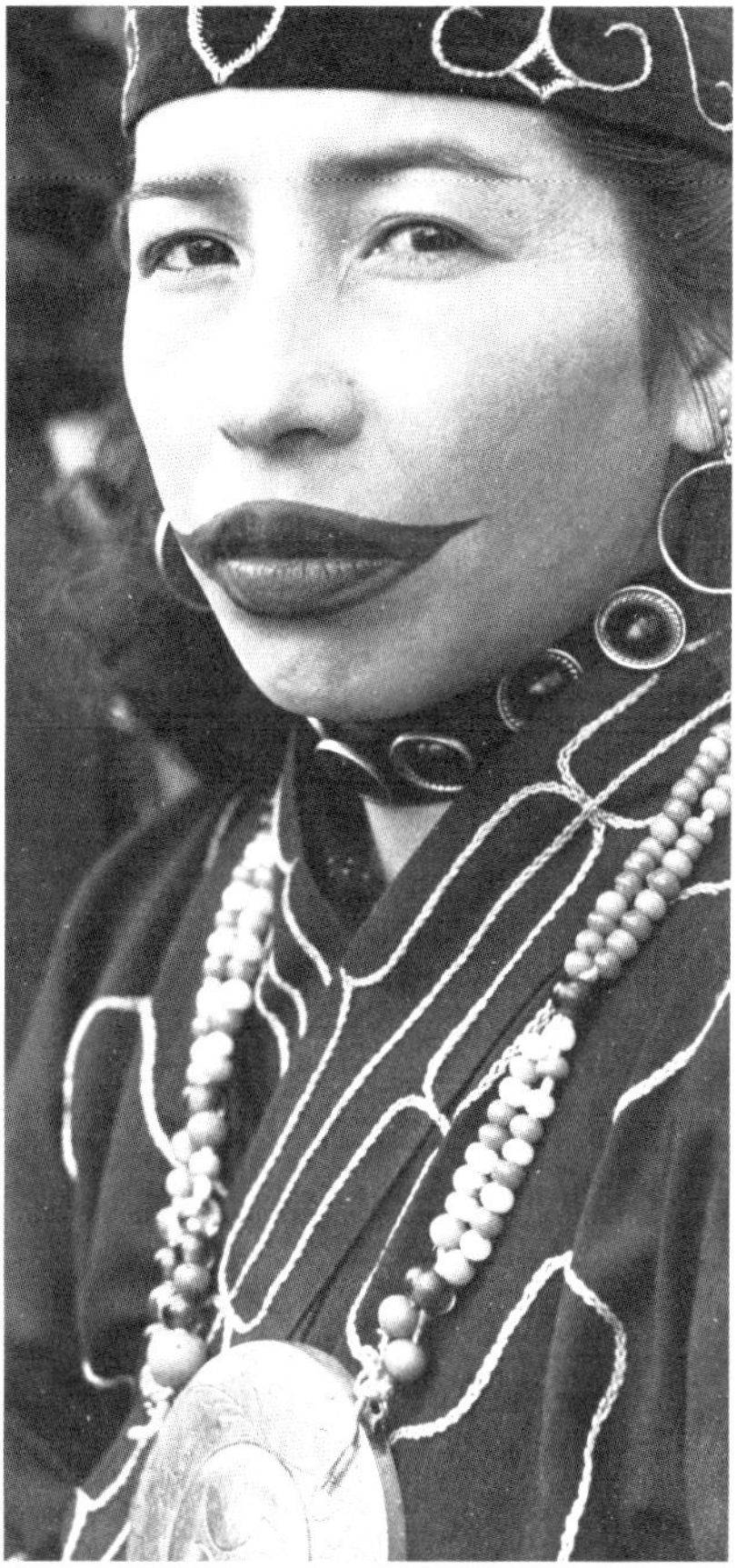
日本のアイヌの女性の唇の刺青。

「生産」されるエロティックな唇

かつてアフリカの部族社会でごく普通に行われた、唇の「美容整形」は、何世紀ものあいだ、都市社会ではまったく見られなかったが、近年、カリフォルニアで新たな形で再登場した。厚くぽってりした唇がセックス・アピールになると気づいたハリウッド女優たちが、さまざまな整形手術によって、生まれながらの美しい容姿より素晴らしい美貌を手に入れ始めたのである。

技術的に詳細な説明を省けば、こうした種類の美容整形は次のような方法で行われる（つねに新しい手術法が紹介されていることを強調しなければならないが）。

もっとも気軽で痛みのない方法は、コラーゲンやヒアルロン酸を何回かにわたって、上唇のさまざまな個所に注入し、その後、下唇にも同様の処置をするものである。その効果は約三か月から半年続き、女優が特定の映画で特別な役を演じるために、唇をふっくらさせるこの方法を利用することもある。

さらに長期間の効果を望む場合は、一方の口角からもう一方の口角まで、唇の中に小さな穴をあける手術を必要とする。この空洞に詰めものを注入し、唇の組織を膨らませるのである。詰めものは合成材料を鎖状によりあわせたものと考えればいいだろう。皮膚を凍結乾燥した合成皮膚や、患者本人の臀部《でんぶ》からとった脂肪などが、洗浄されて唇に再注入される。

最終段階として、唇の整形というもっとも徹底した方法がある。これはメスを入れて唇を永久的に別の形につくり変える手術法で、手術室で行われなければならない。手術は一時間ほどかかり、傷跡が残るという難点がある。傷跡は目立たなくても、口の内側に残るので、触れるとわかるのだ。

こうしたどの例でも、唇を豊かにする処置は、ふたつの特性のひとつを高めることが目的とされる。唇全体をふっくらさせるか、唇を前に突き出すか、である。

どちらの特性が唇を豊かにするかは、詰めものを入れる場所による。よりふっくらした唇にする戦略は、上唇の上側の、キューピッドの弓のようなラインを消すという余分な効果を生じることもある。真ん中のくぼみの代わりに、上側のラインは鼻の下でなめらかなカーブを描き、少し人工的な表情をつくる。

こうした整形すべてに伴うもうひとつのリスクは、唇の修正後に、唇が周囲の部位としっくり合わなくなることである。「ハチに刺されたような唇」が印象的すぎて、顔のほかの部分をかすませてしまう女優がいる（「マスのふくれっ面」などとひどい呼ばれ方をされることもある）。

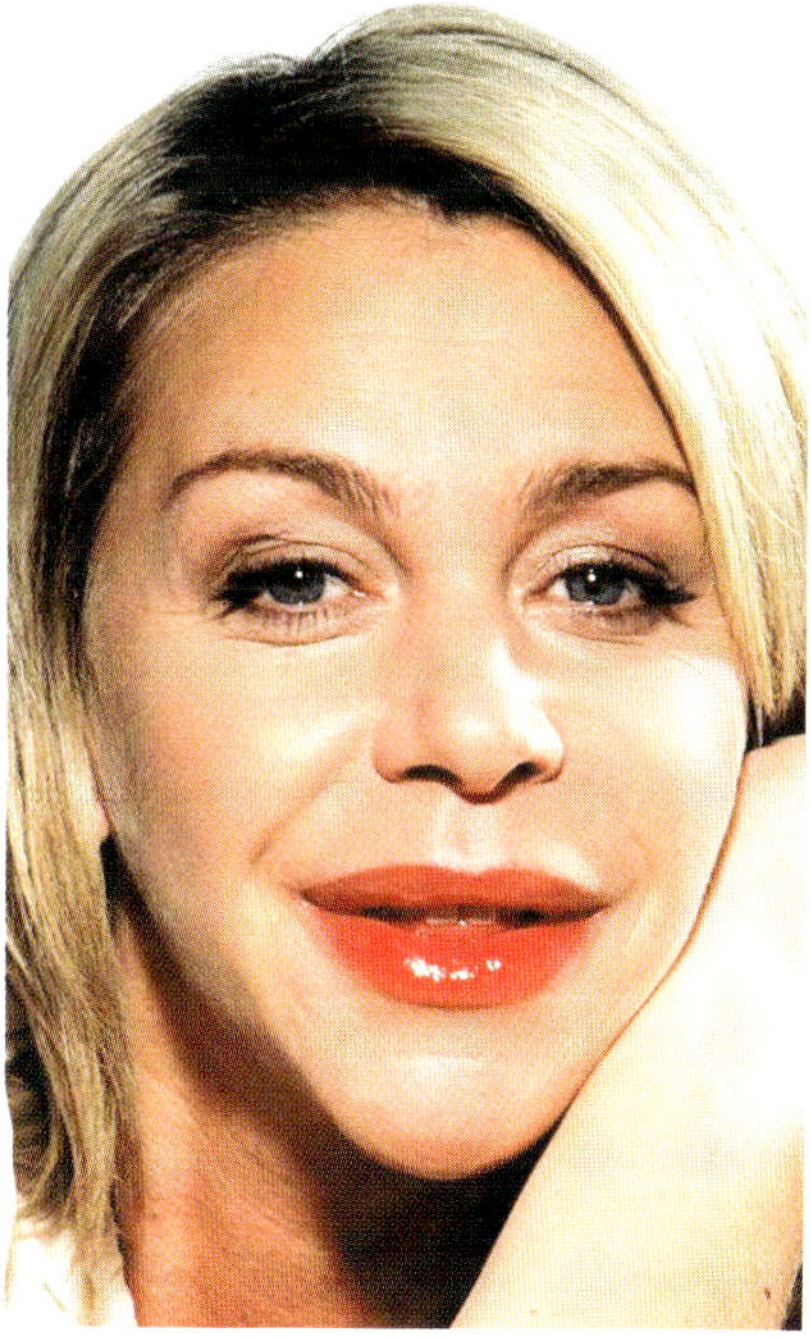

西欧社会では、唇を大きく見せる新しい流行によって、痛みを伴う美容整形をする女性も登場し、酷なことに「マスのふくれっ面」と呼ばれるしろものをつくりだしている。

若い女性は極端に薄い唇でないかぎり、このような整形をするのは考え直したほうが賢明だという批判的な意見があったが、最近はそういう批判はあまり聞かれなくなり、二一世紀にはこうした美容整形が、カリフォルニアに始まって、アメリカに行き渡り、ヨーロッパやさらにほかの地域まで急速に広まった。

唇の専門医が最善を尽くし、ここで述べたような落とし穴を避けるなら、女性の顔が突然に、よりセクシーになるのは確かにそのとおりで、女性の唇の形が与えるエロティックな影響とはそういうものだ。

なぜ「キスはだめ」なのか

これまで、唇は視覚信号としてしか考えられなかったが、もちろん、見られるためだけに存在するのではない。（男性が前戯のときに接触する）女性の身体の十大接触部位についての最近の調査では、女性の性欲を刺激する部位としていちばんに唇があげられた。乳房でも性器でもなく唇である。

確かに、性交の後半では、クリトリスへの刺激がもっともオーガズムをもたらしそうであるが、この調査でインタビューした女性によれば、前戯のさわりでは、いちばん性的に興奮するのは唇への接触だという。

この結果は、昔から娼婦が性器へのいかなる接触も許すのに、「キスはだめ」という理由の説明になるかもしれない。キスを避ける理由を聞かれると、口と口のキスが非衛生的だからではなく、「あまりにも個人的なこと」だからと答えると言われるが、女性の唇の重要性を非常に言いえた言葉である。それは、日本などいくつかの国で、大衆の面前でのキスはタブーとされる理由の説明にもなるだろう。

性欲をかきたてる口へのキスには興味をそそる起源がある。恋人同士が開いた唇を合わせて、お互いの口の中を舌で探り始める（いわゆるディープ・キス、フレンチ・キス、ソウル・キス）とき、彼らは太古の昔にさかのぼる行為をしているのである。

まだ便利な「離乳食」がなかった昔は、部族の女性は母乳から固形食に切り替えるために、前もって自分の口で軟らかく、呑み込みやすくなるまで噛んでやっていた。そして母親は赤ん坊の顔の上で口を開いて、軟らかくした食物を舌で赤ん坊に口移しして与えた。これに慣れてくると、乳児は舌と舌が接触するとすぐに、自分の舌で軟らかい食物を探り始めた。こうして、舌探りの行為が忘れられず、性愛行為に結びついたのである。

このような古代に始まったことが恋する大人たちのディープ・キスになったというわけだ。今日では、原始的な食物の口移しなどほとんど見ることがないので、どうしてそのような行為が生じたか忘れてしまっている。人里離れた部族社会では今でも行われているが、今やほとんどのところで知られずに、長いあいだ忘れられてしまっている。

女性の唇は接触にきわめて敏感なので、前戯やセックスの最中に、男性の身体のさまざまな部位への口移しの応用行為は、意外に相手の快楽をそれほど考えていないという指摘は重要である。

半世紀前に発表された、キンゼイと彼の同僚による、女性の性行動についての権威ある研究によれば、口と口のディープ・キスを延々としているあいだに、オーガズムに達するほど興奮する女性もいて、性器への接触が何もなくてもそれは可能だという。

少数ではあるが、唇を男性の勃起した陰茎に触れるとオーガズムに達するという女性もいるだろう。そういう女性は男性に尽くして興奮させることにだけ熱中していると思われるかもしれないが、女性の外にめくれた唇の粘液を分泌する膜組織にある神経終末は非常に精巧なので、唇が恋人の身体に触れるたびに、強い刺激が本人にも返ってくる。じつに多くのほかのことと同様に、この点で、人間の女性はすべての霊長類の中でもっとも高度に発達しているのである。

オーラル・セックスは、今知られているように、「頽廃的《たいはいてき》な」西欧社会で近年に発明されたものではなく、何千年にもわたって多くの文化で性行為の主要な役割を担ってきた。つまり、それは母親の乳房に対する乳児の口の快感に深く関わっている。若い女性が恋人のペニスにキスするとき、その口の動きは、母親に口移しされた乳児のときに享受した口の動きをまざまざと思い起こさせる。乳児のときに口の接触によって受けた印象は、大人になっても何らかの形で残りつづけるのである。

大人の口唇による喜びは幼児期にそれを「剝奪《はくだつ》」されたことの反映なのだ、とするフロイトの学説について付言しておくべきであろう。この説は、ふつうなら母親に与えられる口による報酬を与えられなかった幼児は、その後の一生をその欠落を補償するために費やすということを示唆している。

極端な場合にはこういうこともありうるのだろうが、人生のいかなる段階でも一度体験した快楽は、将来の行動パターンを確立しがちだということをフロイトは見落とした。赤ん坊のとき、たいていの人がするように、母親の乳房を吸う喜びを体験した人は、そんな喜びを大人になって再び味わう機会をみすみす逃すことはない。それはひとえに幼児期の剝奪がなかったからである。

フロイトは、キスや喫煙を楽しみ、うまい食べ物を食べ、温かく美味《おい》しい飲み物をすする大人に否定的な態度をとったが、それも彼が自分の口に絶えず苦しめられたことを考えると、理解できないことではない。フロイトは口蓋癌《こうがいがん》にかかり、三三回にわたる手術でその大部分を切除せねばならなかったので、彼と違って成人として口唇の喜びを享受できるというだけの理由で、そういう大人たちのことを、口唇に拘束され、乳房に固執し、幼児的であると考えた態度も許されるだろう。

唇の動きでわかる女心

最後に、顔の信号を送る主要な源として、女性の唇を検討することは重要である。気分の変化によって、唇は四つの方法で位置を変える。開閉、前後、上下、緊張と弛緩《しかん》。これらの四つの変化がさまざまに組み合わさって、口の表情は非常に幅広いものとなる。この変化はきわめて複雑な筋肉群によってもたらされるが、基本的にはその働きは次のようである。

唇の周囲には輪状に取り巻く強力な筋肉、口輪筋があり、この筋肉が収縮すれば唇は閉じる。唇をすぼめたり、口を固く閉じた表情をすると、よく働くのがこの筋肉である。単なる括約筋と考えられがちであるが、それは過小評価であろう。この筋肉全体が収縮すれば、唇は閉じるが、深部の筋線維のほうが強く働けば、収縮によって閉じた唇は歯に当たるまで押しこまれる。表皮近くの筋線維が活発になると、唇は閉じたままで前に突き出される。

こうして同じ筋肉でも、働き方の違いによって、キスを誘うように軽くすぼめた恋人の唇になったり、顔を殴られるのを覚悟してキッと固く閉じた女性の唇にもなる。

ほかの口部筋肉の大部分は、この中心的な口輪筋とは逆に働いて、口をあちこちへ引っ張って開こうとする。ごく簡単に説明すると、上唇挙筋は上唇を上げて、悲しみや軽蔑《けいべつ》の表情をつくるのを助ける。頬骨筋は口を上と後ろに引っ張って、微笑や笑いのうれしい表情をつくる。三角筋は口を下と後ろに引いて、悲しみでふさぎこんだ表情をつくる。下唇下制筋は下唇を引き下げて、嫌悪や皮肉の表情をつくるのを助ける。

そのほか挙筋の一種で、あごを上げ下唇を前に突き出して、挑戦の表情をつくるものや、両頰を歯に当たるまで押しつける頰筋（ラッパ吹き筋）がある。頰筋は楽器を吹くときに用いられるだけでなく、食べ物の咀嚼《そしゃく》を助ける。激痛や恐怖、苦悶《くもん》に満ちた激怒を経験すると、首の広頸筋《こうけいきん》という別の筋肉も用いられる。この筋肉は肉体に危害が加えられるのを予想して、首を緊張させるとともに、口を下と横に引っ張る。

問題をいっそう複雑にするのが、口の表情に伴うさまざまな発声である。発声をするためには、口の開閉を加減する必要があるので、微妙な顔の信号に新たな要素が導入される。

たとえば、対照的な怒りと恐れの顔を考えてみよう。大きな違いは、口角がどの程度後ろに引かれるかである。怒りの場合、敵に突進するかのように口角は前に突き出る。恐れの場合には、攻撃から後退するように口角が引っこむ。しかし、こうした口角の相反する動きは、口を開いて声を出しても、口を閉じて声を出さない場合でも、そうなるのである。

声を出さずに怒る場合は、唇は固く結ばれて口角は前へ出る。声を出して怒る、つまり怒鳴るか唸《うな》る場合は、口は開いて上下の前歯を剝き出すが、やはり口角は前に出て、口はほぼ四角な形に開く。声を出さない恐れの場合、唇はぎゅっと強く引かれて横長の切り口のような形になり、口角はぎりぎりのところまで後退する。声を出す恐れ、つまり喘《あえ》ぎか悲鳴の場合、口は大きく開き、唇は上と後ろに同時に伸びる。恐れの場合は唇を引くので、悲鳴を上げる人は怒鳴る人と比べてあまり歯が見えない。

うれしい顔にも、口を開く場合と閉じる場合がある。唇がたがいに合わさったままで上と後ろに引かれると、横に思いきり口角を伸ばした無言の微笑になる。代わりに唇が分かれると、上の歯を見せて、口を大きく開けた笑いになる。これに笑い声が加わると、口は大きく開いて下の歯も現れるが、引かれた唇が上向きのカーブを描くために、騒々しいくらい笑い声をたてても、下の歯は上の歯ほど丸見えにはならない。もし笑っている女性の下の歯が丸見えであれば、笑い声が心からのものか疑ったほうがよい。

うれしい顔のもうひとつの特徴は、唇と頬の間にできるしわである。口角を上げると現れる斜めのしわは、鼻から唇にかけてでき、人によってかなり異なる。私たちの微笑やにこやかな笑いを「個性的なもの」にするこのしわは、友情の絆《きずな》を強める重要な視覚的要素である。

悲しい微笑という矛盾した顔がある。これも女性の表情の微妙さを表すもので、表面上は矛盾する要素が組み合わさって、複雑な気持ちを伝えている。悲しい微笑では、顔全体が穏やかで目は機嫌よく輝いているが、両方の口角だけはしかるべき位置に上がることをかたくなに拒否している。それどころか、口角は下がって、疲れきった女将《おかみ》の「けなげな微笑」や、要求を断る女性教師の冷たい微笑をつくる。

ひとつの気持ちを表す表情とともに、こうした「混じりあった」表情がほかにも数多くあるので、女性の顔は動物界でもっとも多彩な視覚信号のレパートリーをもつということになる。

口

口は「顔の戦場」

女性の口は朝から晩までよく働く。ほかの動物も口をよく使って、噛み、舐《な》め、吸い、味わい、噛み砕き、呑み込み、咳《せき》をし、欠伸《あくび》をし、唸《うな》り、叫び、呻《うめ》くが、人間の女性はさらに多い。口を使って、話し、微笑し、声をあげて笑い、キスをし、口笛を吹き、喫煙もする。口は「顔の戦場」といわれてきたのも、さして驚くにはあたらない。

口は唇の内側にきわめて重要な器官、舌をもつ。舌がなければ、女性は話すことができないし、この上ない特質の一つである、世界のどんな動物より、人間の男性よりもうまく言葉によって伝える能力を奪われる。

ブレーンスキャンの研究によって、多くの人が推測してきたこと、たとえば女性が生まれつき男性よりも能弁家であることが裏づけられた。これは進化論的な所説であって、文化的なものではない。言葉を使う仕事を課せられると、女性の脳は、同じ場合の男性より多くの部分が、答えを記録する働きをする。原始時代、女性は部族生活をまとめる伝達者で（一方、男性は部族を離れて、密かに獲物を追っていたので、口を開くといってもブツブツひとり言を言うくらいであった）、今日の女性はこの特質を受け継いでうまく生かしている。

話すときには、咽頭《いんとう》だけが重要と見なされ、舌の役割は軽視されがちであるが、この誤りは、試しに舌を口腔底につけたままで話してみれば、すぐに改められることになる。歯科医へ行けば、それがわかるだろう。

舌は、言うまでもなく、食べるときにも重要な役割を果たし、味わい、咀嚼し、嚥下《えんげ》することに積極的に関わっている。ざらついた舌の表面は、九〇〇〇ないし一万個の味蕾《みらい》がある乳頭で覆われている。味蕾は四つの味を感知することができる。甘味と塩辛味は舌の先端で、酸味は舌の両側面で、苦味は舌の奥で感じる。

すべての味覚は舌の表面だけで感じると考えられていたが、今ではそれが事実ではないことがわかっている。甘味と塩辛味を感じる味蕾は口中のいたるところにあり、とくに咽頭上部に多い。一方、主に酸味と苦味を感じる味蕾は口蓋、とくに硬口蓋と軟口蓋の接する部分に多い。

これらの特定の味覚反応があるのは、私たちの祖先にとって、果実の食べごろ、つまり甘みがわかること、正しい塩のバランスを維持できること、強い苦味や酸味（酸性）をもつ危険な食べ物を避けることが重要だったからである。私たちが食べる物の微妙な味はすべて、これらの基本的な四つの特質が混じり合ったものであり、それに鼻で嗅《か》ぎ分ける別の風味が加わる。

味のほかに、舌の表面は食物のきめ、温度、痛みにも反応する。舌は咀嚼中に口の中で食べ物を団子状にして何度も転がす。角がすべて押しつぶされて丸くこなれたと判断すると、嚥下という大事な働きにとりかかる。このために、舌の先端を口蓋に押しつけ、舌の根っこが盛りあがって、唾液《だえき》のしみこんだ食物の塊を勢いよく喉《のど》に押しこみ、胃へ送るのである。

このきわめて複雑な筋肉の働きも、それが自動的に行われるので、しごく当然のことと考えてしまう。事実、これはきわめて基本的な反応なので、赤ん坊が母親の子宮にいて、その働きを必要としないころから、すでにこの反応は可能なのである。

食事が終わると、舌は特大の爪楊枝《つまようじ》のように、せわしなくあちこちをほじって、歯の間に挟まった食べ物の厄介な残りかすを取り除こうとする。

口の中に保護されているために、舌は美容整形で「手を加える」対象になることはめったになかった。しかし、二〇世紀の終わりごろに、ついに好敵手に出会い、女性の口は舌ピアスというものによって今まで知らなかった侵入をこうむった。若者は大人が非難することを追い求めるもので、若い女性たちは金属の鋲《びょう》を埋めこむために舌に穴をあける痛みに身をゆだねた。実際、そのために言葉の明瞭さが損なわれたにもかかわらず、このような身体損傷は、特定のポップス歌手に支持されたのである。

社会的反逆の象徴としての役割は別にして、舌ピアスには唯一の利点があると思われる。舌ピアスをした女性のパートナーの男性によれば、舌ピアスなしのディープ・キスなんてマスタード抜きのローストビーフのようなものだという。

予測しない損傷を与えることが、二〇〇三年夏、コルフ（ギリシア）で休暇を過ごしていたイギリスの女性が雷に打たれたときに明らかになった。

稲妻は舌につけた金属の鋲に誘引されて全身を走り足から抜けた。彼女は舌がひどい火ぶくれを起こして、体は一〇分も震えがとまらないという瀕死《ひんし》の状態で、一時的に目が見えなくなり、三日間話すことができなかった。後日、彼女が語ったように、活力を充電するために休暇が必要だったのだが、彼女の舌ピアスが文字どおりにそれを受け入れてしまったのである。

歯の不思議

唇の中にある歯は、人間の場合はもっぱら食べるために使われる。女性はたまに木綿の糸を切るのに歯を使うことがあるが、食べるため以外に使うことはほかの種に比べてきわめてまれである。試しに見なれないものを類人猿に与えると、取り上げてすぐに口へ持ってゆき、唇と舌と歯を使ってそれを調べる。それから器用な指も上手に使うだろうが、主に指と口の接触に頼り、とくに口が主役をつとめる。これは人間の幼児についても言えることで、親は危険なものが柔らかい口の中に放りこまれないように、かたときも目を離せない。

しかし、成長するにつれて、口の「調査的役割」はしだいに失われ、もっぱらすぐれた手にその役割が引き継がれる。この役割の交替は、闘争の場にもあてはまる。類人猿は怒ると、相手をつかんで噛みつく。人間は怒ると、相手の頭を叩き、ぶん殴り、蹴《け》り、取っ組み合う。噛むのは最後の手段である。獲物を殺す場合にも同じことが言える。肉食動物の場合は、ふつうは噛んでとどめをさすが、人間はその役割を、武器の助けを借りて、手が果たす。

こうした口から手への役割の交替に伴い、人間の歯はしだいに小さくなり、ほかの種に比べて目立たなくなった。人間の犬歯はもはや、長くとがった先をもつ牙《きば》ではなくなった。ほかの歯より少し長いだけで、小さく先の丸い先端が、わずかに遠い祖先を思い起こさせるにすぎない。

成人の歯は全部で三二本あり、そのうち二八本は、子どものときに使った「乳歯」が、思春期までに徐々に生え替わったものである。最後の四本はいちばん奥にある「親知らず」で、大人になり始めのころに生えてくる。一本か二本か、あるいは四本全部が生えてこない場合もあるので、成人の歯は二八本から三二本とまちまちである。

男性と女性の歯には、とくに上の前歯に少し違いがある。女性の歯はたいてい、男性より反りが緩い。男性の歯は一般的に、より四角く、先が丸い。また、女性は男性より顎《あご》が華奢《きゃしゃ》なので、平均して歯も幾分小さい傾向がある。

食物を噛み砕くという明白な仕事のほかに、歯は食いしばり、噛み締め、歯ぎしりし、寒さでガチガチ鳴ることもある。歯を食いしばるのは、ぐっと体に力を入れるときや、痛みが予想されるときに起こる。格闘するレスラーや、注射をされる子どもの顔に見られ、これは来るべき危害に備える原始的な反応である。もし口を大きく開けているとき、顔に一発見舞われれば、歯が折れるか欠けるか、「食いしばっていない」下顎骨《かがくこつ》がはずれるという大きな被害をこうむりかねない。

英語には歯ぎしりを意味する言葉がgnash,grit,grindの三つもある。実生活ではめったに使われないのに、なぜこの同じ動作に三つの言い方が必要なのか、理解しがたい。しかし、多くの人は睡眠中に軽く歯をこすり合わせるが、これは一種の抑圧された怒りを表している。これもまた一種の「筋肉

口

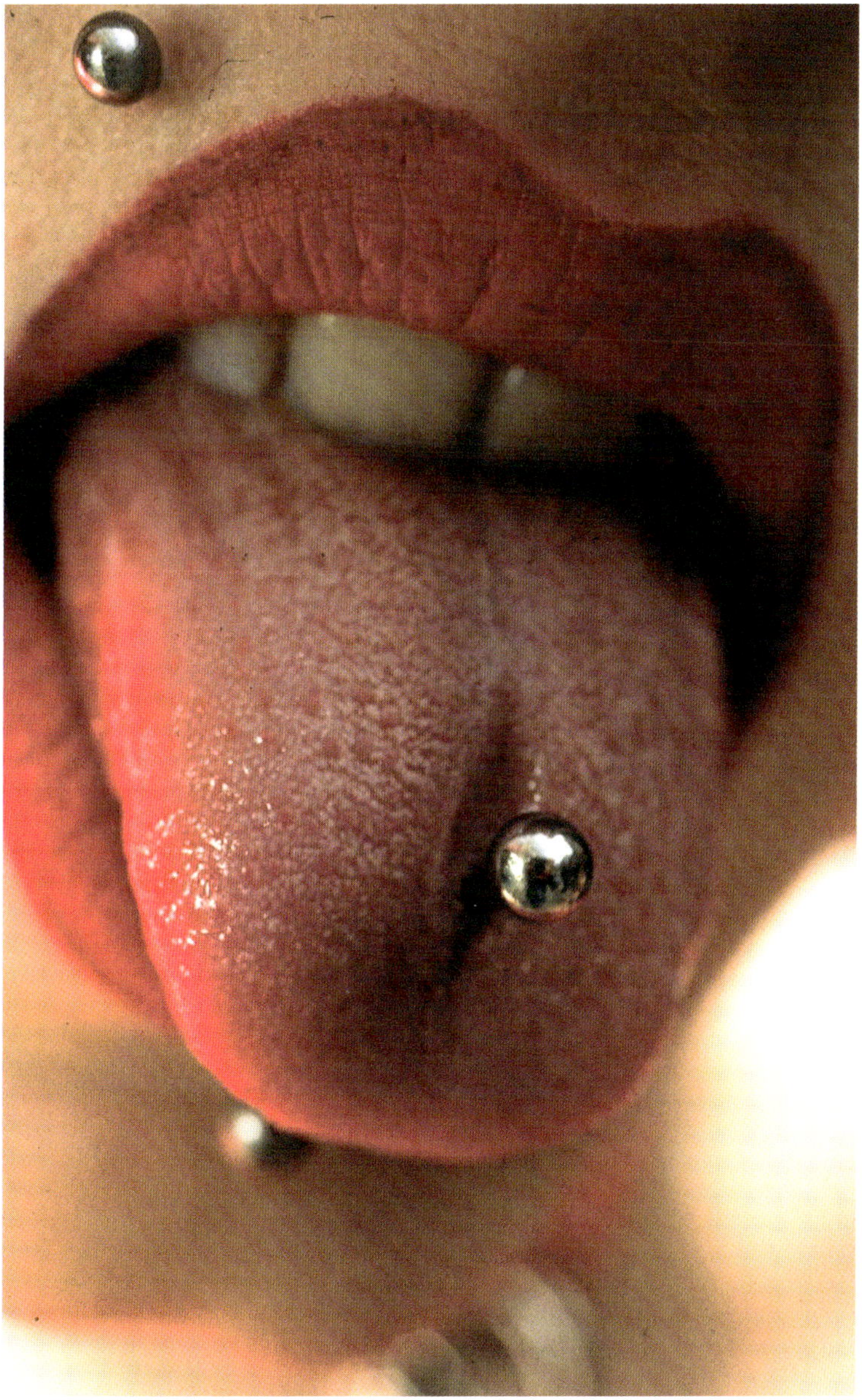

人間の口は、話し、歌い、噛み、舐め、味わい、呑み込むことで非常に忙しいので、装飾のために損傷を受けることはめったになかった。これに対する最近の例外が、西欧の一部の若い女性たちが好んで舌につける金属の鋲である。少し舌たらずな声になるが、古い世代に動揺を与えるので、過激な若者にうけるのだろう。

の夢」として登場する原始的反応で、欲求不満の人が睡眠という安全な状態で、象徴的に敵を粉々にしているのである。

歯のエナメル質は人間の身体でいちばん硬い物質であるのに、今日、虫歯は世界でもっとも人類共通の病となっている。原因は明らかだ。好酸性乳酸菌というロ中のバクテリアは炭水化物を好み、食後に糖質やデンプン質の食べかすが歯や歯茎についたままで残ると、すぐにこれを発酵させて乳酸に変える。口中のバクテリアは乳酸をいっそう好むので、広く増殖し始め、発酵の過程はいちじるしく進んで、口中の唾液は異常なほど酸性となる。この酸が歯の表面を腐食してエナメル質に小さな穴をあけ、虫歯の空洞になるのである。

このことは、いろいろな面から証明されてきた。たとえば、戦時中のヨーロッパに育った子どもたちは、十分な砂糖もデンプンもなかったので、虫歯が少なかった。また、糖分の多い食餌《しょくじ》を与えられた動物には虫歯ができたが、同じ食餌でも歯に触れないようにチューブを通して与えた場合には虫歯はできなかった。さらに、森の奥深くに生息する野生のチンパンジーは虫歯のない立派な歯をもっているが、人間の居住地近くでゴミをあさるチンパンジーには虫歯がある。

しかし、歯の強さについては、私たちが理解できない不思議なことがいくつもある。健康に悪いほど糖分の多い食事をしても、虫歯にほとんどならない人もいる。一方、食事にも歯の手入れにも十分気をつけているのに虫歯の餌食《えじき》になってしまう人もいる。

また、理論的には、下の前歯は重力のせいもあって食物がいちばんたまりやすいので酸に侵されやすいと考えられる。驚くべきことに、下の前歯はすべての歯の中でもっとも虫歯への抵抗力が強いのである。西欧世界では九〇パーセント近い人が虫歯のない健康な前歯をもっている。これとは対照的に、六〇パーセント以上の人が右上の第二大臼歯《だいきゅうし》を虫歯でなくしている。歯科医学の進歩がいちじるしいにもかかわらず、歯には未解決の謎が数多く残されているのである。

白い歯、黒い歯

西欧では、輝くばかりに白い、健康そうな歯並びは、つねに不可欠な美のしるしとされてきたが、ほかの多くの文化では違った視点でとらえられてきた。その傾向の一つに、とがった犬歯を強調するために真ん中の門歯を抜いて、口を威嚇的かつ野獣のように見せて、ドラキュラのような顔にするものがあった。この手法はアフリカの一部、アジア及び北アメリカで用いられた。

歯を獰猛《どうもう》に見せるほかの手法に、歯をヤスリをかけて先をとがらせるものがある。これも広域にわたり、アフリカから東南アジア、南北アメリカで見られた。ときには、歯に宝石や金属をはめこんで、魅力を添えて身分の高さを誇示することも行われた。こうした歯に施す手術や損傷の多くは、部族民の生涯の特別なとき、とくに成人式や結婚式などに行われたが、これは口が象徴的に「転位した性器」として使われていたことを暗示している。

ある地域では、歯の印象を誇張するより、小さくすることが行われた。たとえばバリ島では、成人を迎えた若者が犬歯の先のとがりをなくすためにヤスリをかけられ、口を少しでも動物の口らしくなく見せるために痛い目にあわされた。また、東洋のある文化では、女性が歯を黒くしたり、暗赤色に染める風習があり、こうすると歯がほとんど見えなくなるので、突然赤ん坊のときの歯のない状態に戻ったかのように、幼児の表情をつくる。こうして女性は、配偶者に対して、より従属的で、従順であると見せかけたのである。

西欧世界では、今日、きらっと光る真っ白な歯並びが、女性の美しさ（今は現代の漂白技術によっていっそう美しくできる）に不可欠だとされているので、魅力を増すために歯を黒くすることなど、欧米人にはとうてい理解できない。なんといっても、白が健康な若い歯の自然な色であるから、どうして歯を黒くすることが魅力的に見せることと結びつけられるのだろうか？

エリザベス一世時代、その答えは砂糖の値段にあった。富裕層だけが甘いキャンデーを口にすることができたのだが、それによって歯は虫歯になり、変色した。その結果、とても貧しくて飴《あめ》で虫歯になることができなければ、そのように見せかけなければならなかった。それで、歯を黒くすれば、身分の高い人のように見えて、社会的により美しいとされる、というとっぴな考えが生まれた。なにしろ、女王自身が砂糖漬けスミレやコンフィ（脂肪漬けカモ）の食べ過ぎで、まっ黒な歯だったのである。

昔の日本では、黒く染めた歯はおしゃれと見なされていた。高貴な身分の女性たちがする入念な化粧には欠かせないものとして、この色に染められた。黒く染めた歯（いわゆるお歯黒）は女性をことさら美しく見せるといわれた。染料は鉄粉を酒かお茶に浸けたものが使われた。お歯黒は一八世紀にピークに達し、一九世紀までつづいたが、一八七三年、皇后が白い歯をお見せになったときから、歯を黒く染める風習は急速にすたれていった。

東洋のほかの地域では、キンマの葉を噛むことは人気のある楽しみの一つで、歯も黒くなった。キンマの葉、檳榔樹《びんろうじゅ》の実、貝殻をすりつぶした石灰ペーストを混ぜ合わせて、嚙み煙草のように丸めた塊をつくる。少量の檳榔樹の実をこの塊でくるんでから、キンマの葉で包む。この包みが一嚙み分になる。口の片側へ押し込んで、繰り返し嚙むと、軽い刺激剤の作用があり、唇を赤く、歯を黒く染める。

この風習は東南アジアで非常に広範囲に及び、地元の女性たちは「歯が白いのは、犬と幽霊とヨーロッパ人だけだ」とあざ笑った。その流行は二〇世紀に、まず都市部で、それから地方でも衰退し始めた。

キンマの葉を嚙むと、ふつうは歯が暗褐色にしかならないので、たとえばヴェトナムなど、いくつかの国では、歯を漆黒に染めて、究極の美を望む女性たちは、そのために特別な方策を講じなければならなかった。黒い樹脂を歯に塗る方法は解決策にはなったが、口中の唾液が樹脂をたえず洗い流してしまうので、容易なことではなかった。

そのために、樹脂で歯を黒くすることは、何らかの治療を施す特別な儀式になり、一週間は固形食を摂《と》らずに、液体は必ずストローですするという特別な制限が設けられた。十代の少女は、成人式でそれを済ますと、いつでも結婚できるほど美しいと見なされた。白い歯のどこがいけないのかと聞かれれば、そんなものは野蛮人か野生動物にしか似合わないと答えるであろう。

二〇世紀の終わりごろ、西欧世界の現代女性は、純白の歯の表面に手を加える最初の兆候を示した。黒い歯は見られなくなったが、新しい流行は「歯の宝石」であった。この流行の先駆者たちは、歯に小さな穴をあけて小粒のダイヤモンドを埋め込むためにどんな苦労も厭《いと》わなかった。きらめく笑顔はまばゆいばかりであった。しかし、多くの女性にとって、これはあまりにも痛みを伴う方法だったので、行き過ぎた流行としか見られなかった。

その後、人気の高いスパイス・ガールズのメンバーなど何人かの有名人が、一本の金の歯を誇示する過激な手段をとった。まもなく、取りはずし可能な金の歯冠をはめることができるようになった。極小の宝石を指の爪に貼りつける流行が口にも及び、使い捨ての歯の宝石、トゥース・ジュエルが流行した。ある広告主は息もつけないほど興奮ぎみにこう語った。「トリック、ゲットーの輝き、安っぽい笑顔、金歯などと言われたりもするが、トゥース・ジュエルは最近の大ヒット商品だ」

その魅力は、歯科用接着剤を使えば、貼りつけるのに三分しかかからず、それに飽きたら簡単に取りはずすことができることだ。ハート、花、輪、星などの形をした、二ミリから四ミリの極小のクリスタルガラスでできていて、短くて一日、長ければ一年も使える。どの歯につけるかに応じて、派手で安っぽいものから控えめなものまでさまざまな種類があった。装飾的ではあるが、笑ったときに見えるみごとな真っ白い歯並びを乱すことから、おそらく一時的流行にすぎないと思われる。

唾液は滑剤

口の主要な二つの器官である歯と舌は三対の唾液腺の分泌液でつねに湿っている。頬の内側に埋め込まれているのが耳下腺《じかせん》で、唾液の二五パーセントをここでつくる。大臼歯の下にある、顎の下の唾液腺、顎下腺《がくかせん》はもっとも生産力があり、約七〇パーセントの唾液を出す。舌の下の唾液腺、舌下腺《ぜっかせん》が残り五パーセントをつくり出す。一日の唾液の分泌量は〇・五〜一・七リットルまでの幅がある。たくさん食べれば唾液も多く出る。恐怖や極度の興奮で唾液の分泌は少なくなる。

唾液は、唾液腺の導管を出たときにはバクテリアはまったくないが、口の中を数回めぐるうちに、一立方センチにつき一〇〇〇万から一〇億のバクテリアが集まる。口中の皮膚の表面は、たえず古い層が落ちて新しい組織に変わっているので、口の中につねに存在するこうした「濡れたフケ」の小さな断片にバクテリアが入りこむのである。

唾液にはいくつもの機能がある。口の中に入った食べ物を湿らせて、味蕾に近づきやすくさせる。乾いた食べ物はまったく味がしないからである。また、唾液は噛み砕いた食物の塊が嚥下される前になめらかにして、食道を通りやすくさせる。唾液の中にはムチンというタンパク質があるので、滑剤としての働きはさらに促進される。

食べ物が口中である程度噛まれると、プチアリンという唾液中の酵素がデンプンを分解して麦芽糖に変え始める。プチアリンはまた口中で殺菌剤として作用し、ほかのリゾチームが口腔や歯を浄化する手助けをする。

唾液には弱アルカリ性にする化学物質が含まれていて、歯の表面のエナメル質を侵す酸の働きを弱める。

最後に、唾液の滑剤としての働きは声の質を高めるが、これは乾いた口でしわがれ声で話そうとしたことがある人なら誰でも思いあたることであろう。

首

男を興奮させる首とは？

西欧では、男性は女性の首を、頭を支えるだけのものと見なす傾向がある。女性の首の皮膚は優しい愛撫に敏感で、前戯中にそっとキスすると、相手の女性に性的な刺激を与える（ネッキングという）が、それ以外にはたいして重要性をもたないと思っているのだろう。女性の首が主要な性感帯と見なされないのは確かである。

日本では状況がまったく異なり、女性が首の後ろを見せることは、西欧で胸を見せるのに等しく、もっとも性的欲望を掻《か》き立てる行為と考えられる。芸者の場合は当然見せるものだと思われるが、堅気の日本人の人妻は努めて見せないようにして、むしろ襟をうなじへぴったり合わせる。

伝統的に、どの芸者も首を優雅に見せる術を手ほどきされ、それは今日でも、京都に残る数少ない昔ながらの芸者の首に見ることができる。

芸者の衣装は、前の襟元を持ち上げ、後ろ襟を下げて、襟を後ろに抜き、首から背中の上部、「背

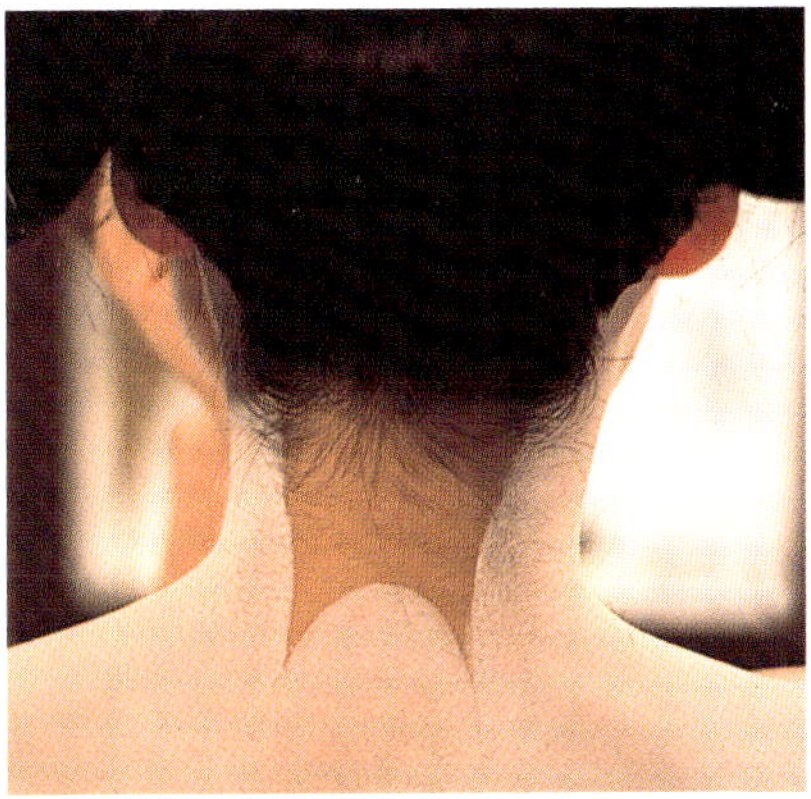

日本では、首の後ろ（うなじ）は大いにエロティックな視線を集める場所である。芸者は、身体のこの部分を美しく見せるためにどんな苦労もいとわない。

骨の第一胸椎のかなり下まで」を露《あら》わにする。ある批評家によれば、どこの国でも男性は、女性の深いV字形の襟開きを喜ぶものであるが、日本ではそれが後ろに見られる。

すべりのよい、白い白粉《おしろい》（ウグイスの糞《ふん》が重要な成分である）を塗るとき、芸者は生え際の地肌を少し残しておく。こうすると、化粧のわざとらしさが強調されるので、白く塗った顔の下の地肌に注目をひきつけて男性を興奮させる。

ある識者によると、この習慣の性的な重要性は、「剥き出しの首」の部分、「女性の秘部を暗示する完璧なV字形の地肌」が露わになるうなじの特徴的な形によって高まるという。

首の後ろの生え際の美しさを表す、「小股《こまた》の切れ上がった女《ひと》」という日本独特の言い方があったが（編注：著者の誤解と思われる）、その意味は変わってきた。化粧は性器の形を忠実に再現するために意図的に施されるものであるから、今やその言い方は「名器をもつ芸者」ということになる。

一つの興味深い意見が、日本人が性的な視線の焦点を胸から首に移した理由を明らかにするために提示された。

昔から日本の子どもは、母親の胸で乳を吸っているより、背中に括《くく》りつけられている時間のほうが長いことが指摘されている。この点と、日本の女性の胸が比較的控えめな大きさであることが、首に執着する理由と考えられる。

首は人体の中でもっとも微妙な部位であるとされてきた。口と胃、鼻と肺、脳と脊髄《せきずい》を結ぶ重要な連結器官を含むだけでなく、心臓と脳をつなぐ大切な血管も通っているからである。さらに、こうした連結器官のまわりに複雑な筋肉群があり、それらが頭を下げたり、頷《うなず》いたり、左右に振ったり、捻《ねじ》ったり、曲げたり、反らしたりすることで、社会的交流での重要なメッセージを伝えるさまざまな動きを可能にさせている。

昔から、際立って男らしい容姿は「猪首《いくび》」をもち、反対に、女らしい姿は優雅な「白鳥のような」首をもつとされてきた。この違いは実際にある。女性の首は長く、ほっそりして先細りになっていて、男性の首は短くてずんぐりしている。

それはひとつには、女性の胸部が短くて、胸骨の先端が背骨に比べて、男性より低い位置にあるためであり、さらに男性の筋肉組織がより強いためである。この性差が、ヒトの進化の過程で、長い狩猟期中に発展したことは明白で、強くて折れにくい首をもった男性は、身体的攻撃を受ける危険があるときに有利だった。

首についての別の性差として、喉仏《のどぼとけ》（アダムズ・アップル）がある。男性の喉仏は女性の〝イヴズ・

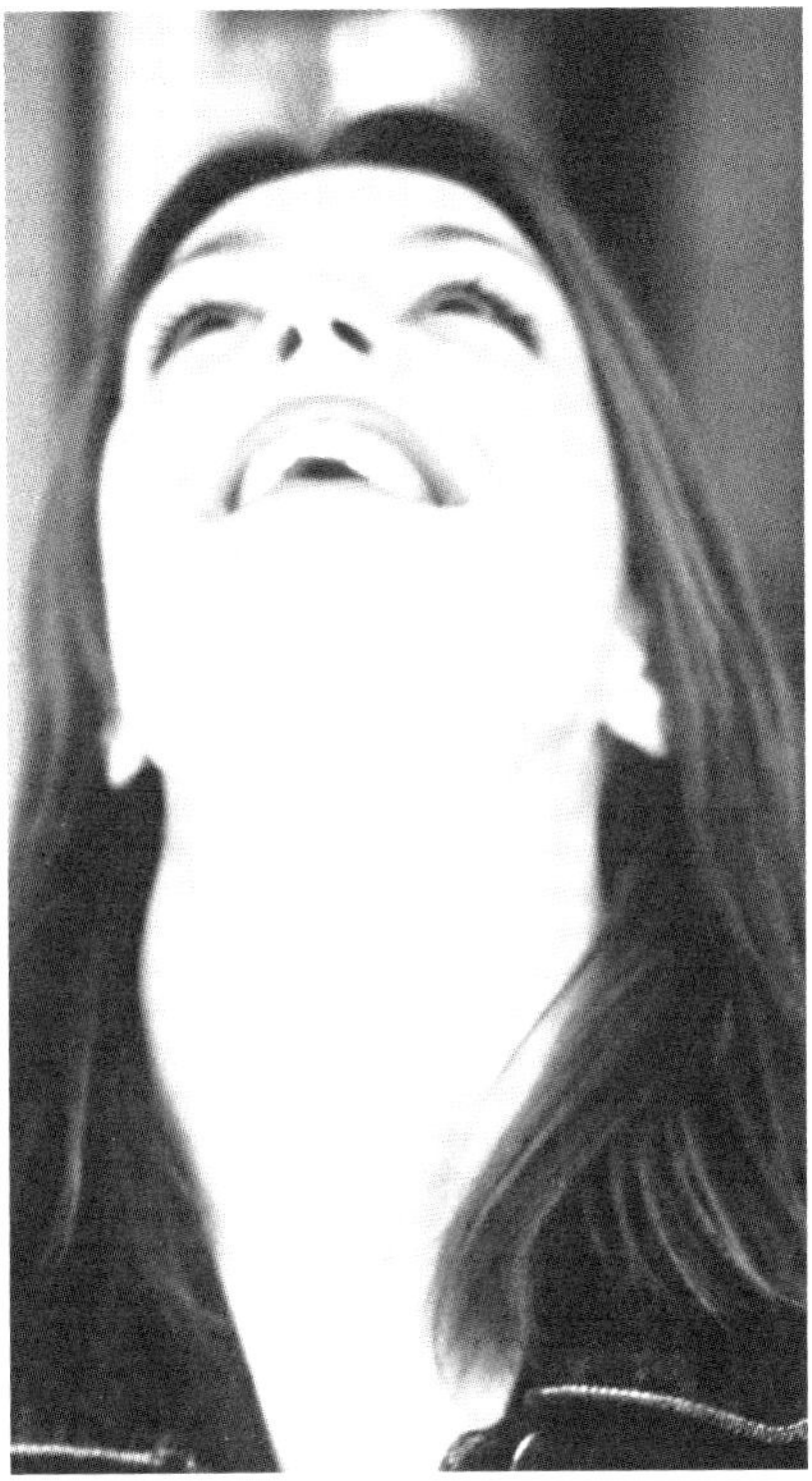

女性の首は男性よりも長くて細い。そのために装飾用の首輪をつける理想的な場所となる。

アップル〟に比べると非常に目立つ。これは、声が高い女性は声帯が短いので、咽頭も小さくてすむからである。

女性の声帯は約一三ミリだが、男性では一八ミリもある。女性の喉頭《こうとう》は男性よりおよそ三〇パーセント小さくて、喉の少し高い位置にあるためにあまり目立たない。

喉頭でのこの性差は思春期になるまで現れず、この時期に男性の声は低くなる、つまり「声変わり」する。成人女性の声と喉頭は男性に比べて本質的に幼児的で、毎秒二三〇〜二五五サイクルのピッチを保っているのに対して、男性では一三〇〜一四五サイクルほどまで下がる。

理由はわからないが、海千山千の売春婦は、普通の女性より喉頭が大きめで、声も低いという。どうしてこの職業につくと、声が男性化するのかは明らかではないが、並はずれた性活動がどこかホルモンのバランスをくずしているのではないかといわれている。

四〇センチまで伸びた首

女性の首は男性より細いので、芸術家は最高の女性像をつくるために、この首の細さを誇張して表現することが多かった。漫画家も魅力的な女性を描くときは、つねに実際よりも首を細く長く描く。モデル事務所でも、候補生を選考するときは、ふつうより首が細くて長い女性を選ぶ。

ある文化では、首の長い女性への願望がかなり極端な姿をもたらした。ミャンマー高原に住むカレン族のパダン部族は、ヨーロッパで「キリンの首」の女性として有名になった。「パダン」とは「真《しん》鍮《ちゅう》を身につける者」という意味で、この部族の女性は、地域の風習として幼いときから真鍮の首輪をつけねばならない。

まず五つの首輪がつけられ、その数は年ごとに増える。成人になると、首輪の数は二〇から三〇に

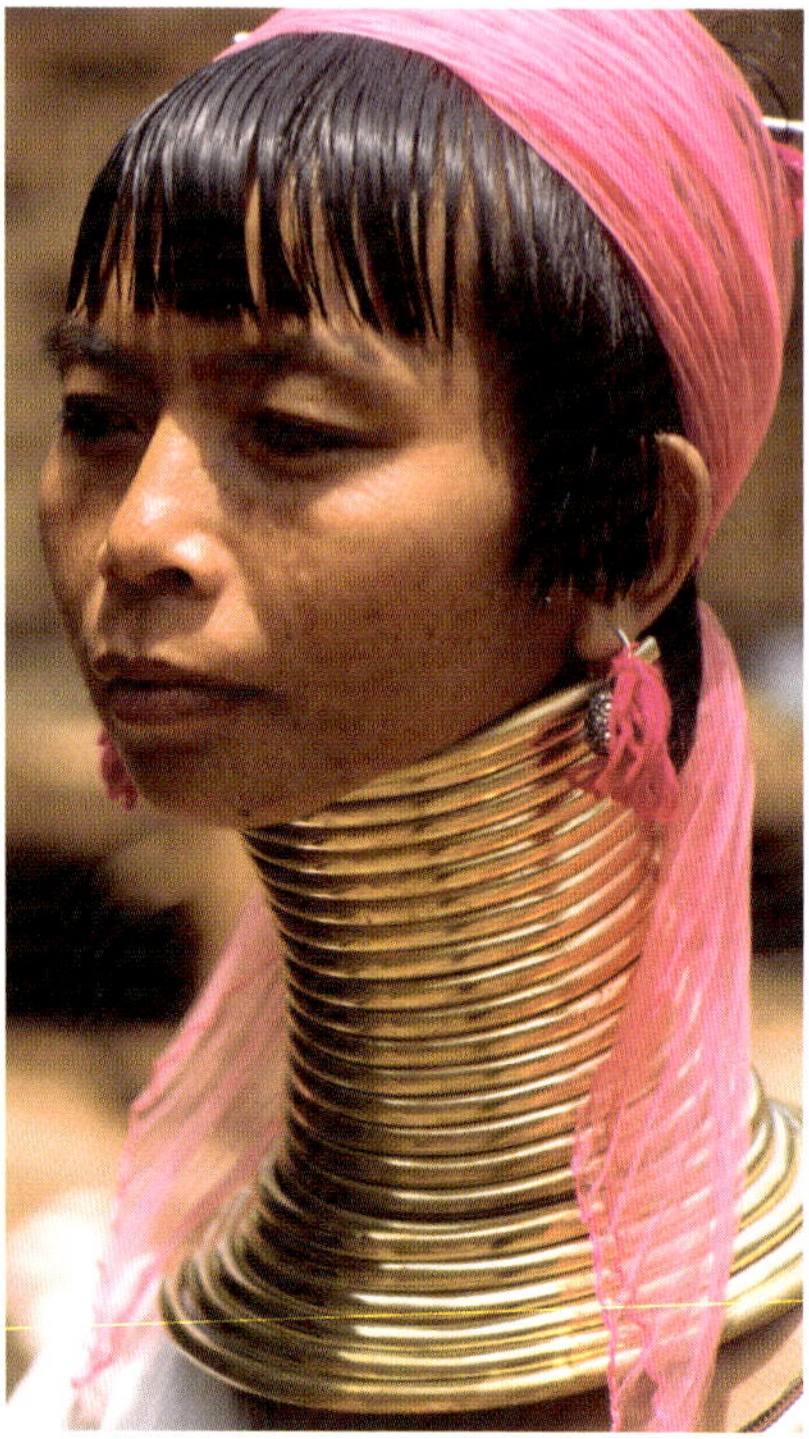

ミャンマーのパダン部族の女性。

達し、最終目標は三二だが、この偉業を達成する女性はほとんどいない。

　真鍮の輪は腕や脚にもつけられるので、成人女性は二〇～三〇キロの重さの真鍮を身につけることになる。この重荷を負わされているにもかかわらず、部族の女性たちは長い距離を歩き、田畑で働くことは当然とされている。

　この風習のもっとも驚くべき点は、それによって女性の首が人工的にどのくらい伸びるかということである。最長記録は約四〇センチといわれる。この習慣で首の筋肉は苛酷《かこく》なまでに伸ばされて、頸《けい》椎《つい》は異常なまでに引き離されることになる。首が長くなった女性は、重い真鍮の輪が取りはずされると、首は頭を支えきれないという。

　人間の体をこれほど劇的に変形させる文化に魅了されたヨーロッパ人は、大勢の首の長い女性たちをサーカスの出し物としていたが、次第にこうした見世物は社会的に受け入れられなくなった。

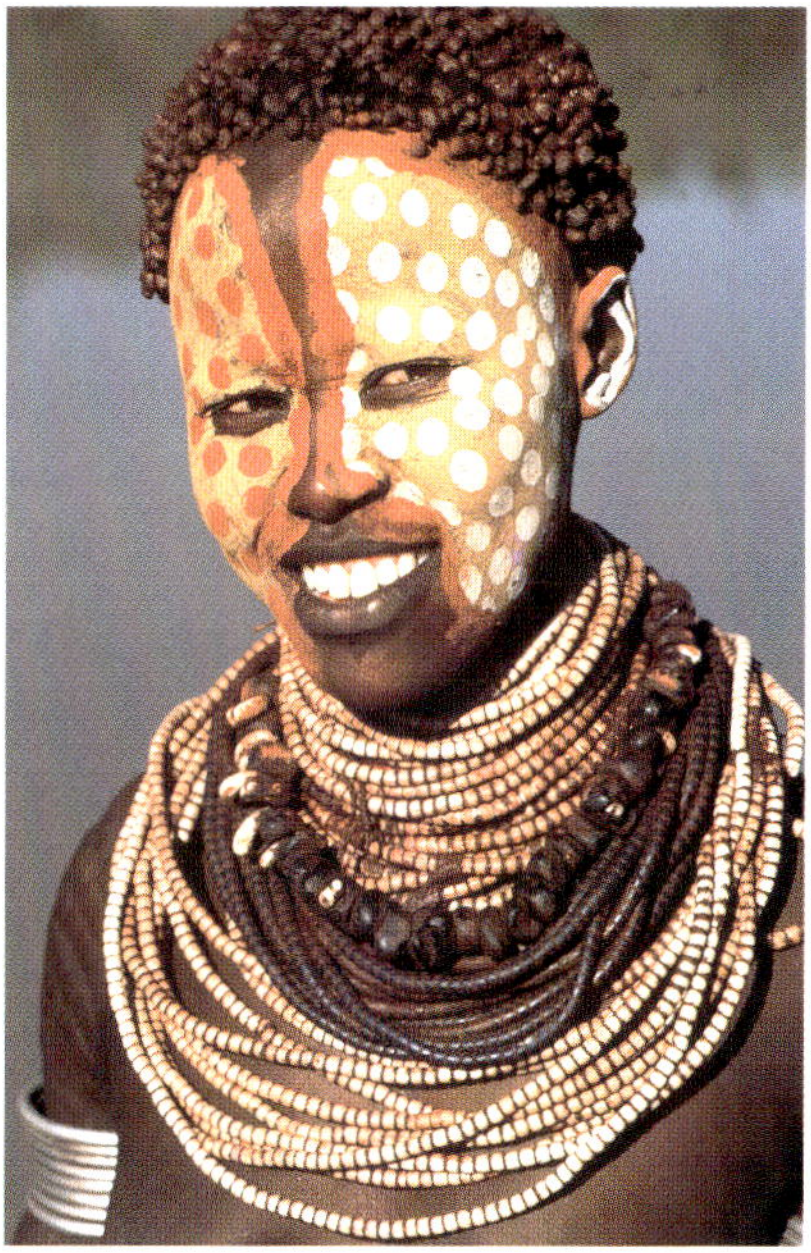

カロ族の女性。

パダン部族の女性たちの、今いちばんの関心事は、人が想像するように、肉体の変形や、異様な装飾品によって強いられる活動の制限ではなく、もっと世俗的で、高価な真鍮の首輪にかかる金をいかに捻出《ねんしゅつ》するかということである。

最近はその解決策として、観光客と一緒の写真を撮らせて一回一〇ドル稼げるタイへこっそり出稼ぎに行くようになった。これは昔のサーカスの見世物に戻るようなものだと嘆く人もいるが、その一方で、真鍮の輪の値上がりを考えれば、少なくとも古来の部族の風習を存続させるのに役立っているという意見もある。

部族の歴史を知る人たちに、この風習の由来を尋ねれば、昔、女性は周辺を徘徊《はいかい》するトラに襲われる恐れがあったので、身を守るために何本もの首輪を着け始めたのだと教えてくれるだろう。現代のパダン部族の女性は、そんな伝説は知らないけれど、こうした異様な装飾品をつけるのは、さらに美しく見えるからだ、とはっきり言う。彼女たちを批判するのなら、舌に鋲、臍《へそ》にピアス、性器にリングをつけているわれわれ西欧人は何様だというのか？

首飾りは悪魔を除ける

オカルト界でも、首はつねに重要視される部位であり、吸血鬼伝説で、噛む儀式がつねに首の片側で行われるのは偶然ではない。

西インド諸島のハイチ島に伝わるヴードゥーの信仰などでは、人間の魂は首のうなじに宿ると信じられていて、昔、首飾りが広く用いられたのは、首がオカルト的に重要な意味をもっていたからである。首飾りは単なる装飾品以上の意味をもち、人体のもっとも大切な部位を「悪魔の目」などの災いから守るという特別な機能を果たしていたのだ。

最古の首飾りとされるものは、現代人の原型と見なされる人類ではなく、ネアンデルタール人が着けていたものである。事実、首飾りは身体を装飾する古代の一様式だった。有史以前の二つの首飾りは両方ともフランスで発見された。ラキナで発掘され、動物の歯と骨でつくられた首飾りは、紀元前三万八〇〇〇年、またレンヌの洞窟《どうくつ》で見つかった、溝筋や切れ込みの入った動物の歯でつくられた首飾りは、紀元前三万一〇〇〇年のものとされている。

そして、オーストラリア西部のマンドゥ・マンドゥといわれる場所でも、太古の首飾りが発見され、それは紀元前三万年までさかのぼる。最後に、インドのマハラシュトラ州のパトニアでは、オリビア貝殻やダチョウの卵の殻からつくった円盤状の玉でできた、紀元前二万三〇〇〇年の首飾りが発見された。こうした数少ない例は、ある種の首飾りを身に着けることが、孤立した地域の風習ではなく、すでに三万年前にかなり広まっていたことを明らかに示している。

ごく初期の首飾りは、魚の脊椎骨など単純なものでつくられていたが、例外もあり、フランスで発見された、一万一〇〇〇年以上前の旧石器時代につくられたものは、美しく彫られた一九個の骨のかけらでできていた。そのうち一八個はアイベックス（野生のヤギ）の頭、残る一個は野牛の頭の形に仕上げたみごとなものであった。この首飾りは、首につける工芸品に、いかに深くの留意していたかをはっきりと証明する。

あるオカルトの儀式では、首が焦点となっていた。首の側面を走って血液を脳に送る頸動脈《けいどうみゃく》が押さえられると、被術者はくらくらして混乱し、暗示にかかりやすくなることがわかった。実際には、被術者の脳に酸素が欠乏しただけなのであるが、人を惑わす宗教的儀式では、都合のいいことに、被術者の状態はあらたかな霊験によるものだとされてしまったのだ。

首に施す健康的な術技がマシアス・アレキサンダーによって開発され、アレキサンダー療法として知られるようになった。この療法は、肩の上にある首の基本姿勢を直すことで、体のある症状が治るばかりでなく、さまざまな心理的障害も治るという考えに基づいたものである。

「この考えでは、首が身体のほかの部位に超自然的な力をおよぼすことになる」と批判する人もいるが、もっと簡単に説明がつく。

都会人は多くの時間を机やテーブルにかがみこんだり、椅子に丸まって過ごすので、首は徐々に自然のまっすぐな姿勢を失ってくる。そこでアレキサンダー療法によって、首の姿勢が矯正されれば、身体のほかの部位もこれにならって正しいバランスを回復する。身体は健全な筋肉の緊張を取り戻し、精神も健全になってくる。

それはバレエのダンサーが受ける姿勢訓練のようなもので、けっして超自然的なものではない。どちらの場合でも、首が身体のバランスの秘密を解く鍵となるようだ。

首のジェスチャー

ジェスチャーに話を移すと、首にとりわけ焦点を合わせたものは比較的少ない。

もっとも広く行われるものに、手をナイフに見たてて喉元を切ってみせる「喉切りの真似」がある。

これにはたがいに密接に関わるふたつの意味がある。怒ってすれば、相手にそうしてやりたいという意味になる。謝罪としてすれば、自分をこうしてしまいたいという意味になる。また、違った状況では、あるシーンがうまくいかないときに女優がこのジェスチャーをすれば、単に「カット」の合図になる。

もうひとつよく知られるジェスチャーに、片手または両手で自分の首をはさんで絞めるふりをする「首絞めの真似」がある。これも、喉切りの真似と同様に、「絞め殺してやりたい」か「自分の首を絞めてしまいたい」という、密接に関連したふたつの意味をもつ。

さらによくやるジェスチャーとして、手のひらを下に向け、人差し指で喉を数回とんとんと叩く「ここまでもういっぱいです」というのがある。もう十分いただいたので、もう食べられませんという意味である。

こうした首だけで行われるジェスチャーよりもっと重要なものが、頭の動きや姿勢につながるいくつかの首の動きである。それは二種類ある。

第一は、身体を環境に適合させるための首の動きで、何かを見るために頭を回し、音を聞くために頭を傾け、空気を嗅ぐために頭を上げるなどである。第二は、もっぱら視覚信号を相手に送るための動きである。これには、頷き、おじぎ、横振り、首叩き、首もたげ、頭の方向指示などがある。こうした首の動きには男女による違いはないが、とくに女性的な信号が送られる三つの動きがある。

一つは、首で頭を引っ張るように顔を相手から逸《そ》らせて、首を少し傾けて後ろへぐっと反《そ》らす「首招き」である。このジェスチャーは「一緒に来て」とか「こっちへ来て」という意味で、手や人差し指で招く動作の代用になる。招く人があまり目立たないように合図をしたいときによく使われる。

昔から街娼が、カモになりそうな男が近づいてくるのを躊躇《ちゅうちょ》しているとき、ほとんど人目につかないようにする仕草である。今日では、恋人同士で、女性が「娼婦を演じて」相手を挑発し、ふざけてセックスに誘う場合にも、ときに使われる。

次は、首と一緒に頭を下げ、その状態を保つ「首下げ」である。これは外界とのつながりを遮る仕草であるが、具体的には身を低くするので、従属的な雰囲気が漂う。頭を片側にぐっと反らす動作は尊大に見られるが、頭を低く下げればそのようなことはない。

顔を隠すように頭を急に下げると、慎ましさや恥ずかしさが伝わるので、この首下げに上目遣いを組み合わせれば、女性的なはにかみの表現となる。

三つめは、女性が好意や愛情を抱いているときによく見られる「頭かしげ」である。頭を一方にかしげて、そのままに保つ。近い距離で相手と向き合っているときに行われる。この動作は、幼児期に、自分を守ってくれる母親の身体に頭を寄りかからせたときの、安心をもたらす接触に由来している。

成人女性が頭を一方にかしげるときには、あたかもそこに見えない保護者がいて、その人にもたれかけているかのようである。この「幼児的な」動作は、はにかんでいる印象を与えるので、そのジェスチャーをする女性の成熟した身体が持つ性信号とは矛盾する。

「頭かしげ」が男性との戯れの一部として用いられる場合には、無邪気を装うか媚《こ》びるかのどちらかに見える。「私はあなたの思うままになる子どもですから、こんなふうに頭を肩に寄りかからせたいのです」というメッセージである。

もし服従を示す行為の一部として用いられるのであれば、「私はあなたの前では子どものようなもの。母親の身体に頭をのせたころのように、今はあなたを頼りにしています」という意味になる。しかし、これは穏やかな信号なので、はっきりとこの点を明示せず、ほのめかすだけにすぎない。

首の筋肉がつくりだす特定の社会信号としての動きや姿勢は、ほかにもたくさんあるが、ここで取り上げた数例で、たえず変化する首の動きの微妙さと複雑さの説明は十分であろう。

首を寝違えたり、首に怪我《けが》をして治療用カラーを巻くはめになった人は、身体のこの部位を使って気持ちを伝えることができなければ、いかに人間の身体は表現力に乏しいかを痛感させられるに違いない。

肩

肩が「尻」に見えるとき

女性の肩は男性に比べて、丸く、柔らかく、すべらかで狭く、薄い。男性的な広い肩のように力強くはないが、ふんわりした皮下脂肪で、すべすべとして丸みをおびた形が、衣服を脱いで肩が露わになると、官能的に見せる。肩出しスタイルの服は、いつ何時《なんどき》、ずり落ちて胸が見えるかもしれないという期待から、なおさら興味を引く。

女性の剝《む》き出しにした肩のすべすべとして丸みをおびた「角」は、ほぼ半球形の肉片であるため、ある作家は、「二つの丸い球、両端に一粒ずつ官能的な真珠」と詩的な描写をしているが、原始時代、臀部《でんぶ》の半球形に起源を持つ、女性の性的信号を伝えることは避けられない事実である。

この「一対の半球形」が伝える信号は、性に敏感な男性に非常に強い衝撃を与えるが、一定の姿勢をとると、女性の乳房だけでなく、膝や肩でも身体共鳴している。若い女性が脚をきっちりと折り曲げ、胸に近づけて膝を抱くと、膝が剝き出しであれば、見つめる男性の目に、一対のすべすべした半

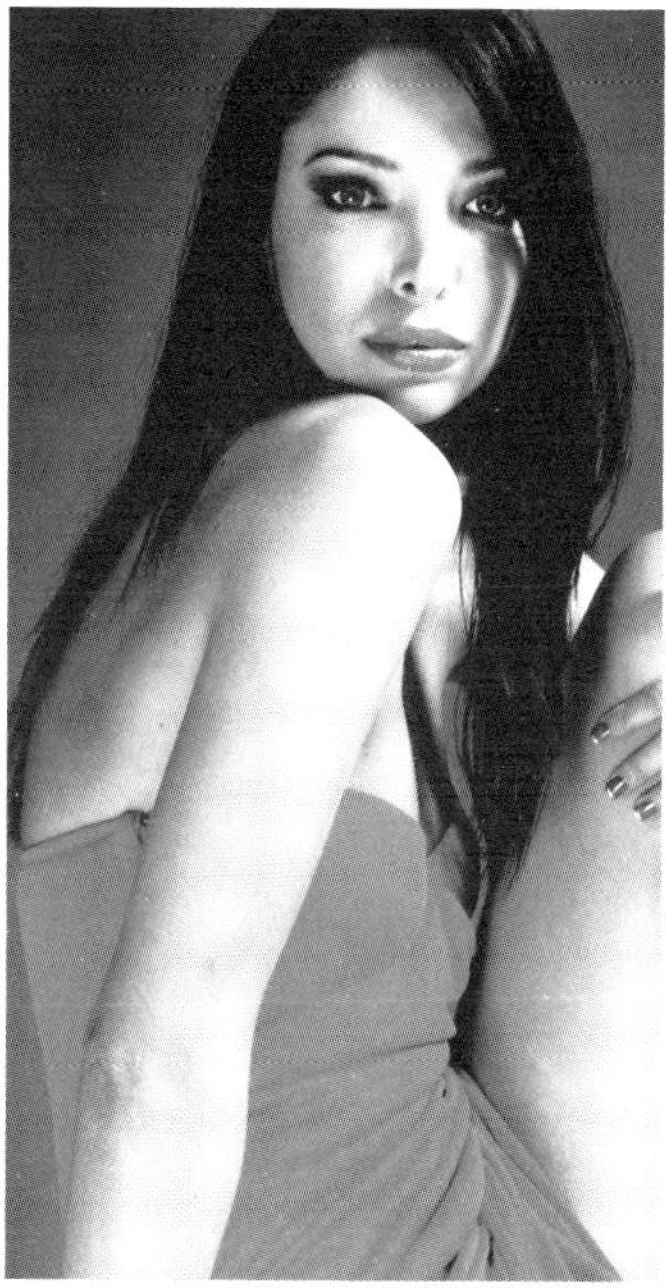

すべすべして丸い女性の肩の曲線は、とりわけ「剝き出しの肩に顎をのせる」ポーズでそれが強調されると、官能的な信号を送る。上がった肩の半円球の形は、女性の乳房や臀部を身体共鳴する機能を果たす。

球形を披露する。同様に、露わにした肩を丸めると、肩も「一対の半球形」の信号を共鳴して、男性の目にことさら魅力的に見える。さらに、高く上げた裸の肩の上に顎をのせる、おきまりの「魅惑的な」ポーズは、すべらかな肉体の丸みを強調し、注目を引く。このように、肩はもともと性的機能をもっていなくとも、穏やかな官能的信号を送ることができるのである。

さまざまな文化が自然な女性の肩の線を変化させてきた方法を考察する前に、女性の身体のこの部位を生物学的にかいま見る価値がある。

肩の主要な機能は多目的に働く腕に強力な基盤を与えることである。私たちの祖先が直立して生活するようになって以来、人間の「前脚」はますます上下、左右、前後に回転するようになったので、肩帯あるいは胸帯（上肢帯＝上肢を支える骨格）は、柔軟になることで、その可転性に応えねばならなかった。鎖骨と肩甲骨は、約四〇度の動きが可能で、複雑な筋肉とともに、腕を振り、捻《ねじ》り、上げ、回転させるなど、驚くほど多彩な動きをさせることができるのである。

標準的な女性の肩幅は標準の男性の八分の七である。それより重要なのは肩の厚みである。厚みの差はさらに大きく、女性の肩の筋肉組織がいくぶん弱いことを示している。

当然、この性差がそれを利用したさまざまな文化的行為をもたらした。女性らしい肩が細いのであれば、もっと細くすれば、その女性はもっと女性らしく見えることになる。しかし、こうした誇張は女性の身体のほかの部位では可能だが、肩の部分では難しく、試みられることはめったになかった。

ひとつの例外が、『全世界の人類概観』と題する、ジョン・ブルワーが一七世紀に著した人類学の本で明示されていて、肩甲骨を異常な角度まで押しつぶすようにくっつけた、一人の若い女性についての説明がある。彼によると、「昔から細く、狭めた肩が女性にふさわしいと見なされたので、女性たちはこのような肩になろうとして、気品や美しさを身につけるように、熱心に取り組んだ。……美しくほっそりした女性は、まるで両手を縛りつけられたような肩をしている」。

闘う肩

これとはまったく対照的に、自己を強く主張しようとする女性たちは、人工的に肩を広く見せようとしてきた。近年にも、何度かこの試みがなされた。一八九〇年代に女性解放をめざした女性たちの服装は注目に値した。男女平等をめざして、女性たちはその気持ちを「肩の平等」という形で表した。

ファッション史家はこの変化を次のように記録している。「軽く膨らませた肩から肩飾りへ、そしてそれが小さな袋状のものへと発展し、一八九五年になると、肩の上で揺れる大きな一対の風船状のものとなった」

肩を広くした女性たちは、男性と競って大学の学位をとり、外へ働きに出て、それまで締め出されていたスポーツにも参加した。しかし、男まさりの服装の下には、まだコルセットやペチコートを身につけていた。人前では男性のように振る舞っても、私生活では女性的だったのである。

女性が肩を大きく見せようとする第二の波は、第二次大戦中の一九四〇年代に現れたが、この時代は、民間人も角張ったミリタリー・ルックの服を着ていた。このスタイルは、しばしば、自然な両肩の端よりぐっと張り出して、硬くまっすぐに伸びた肩の線を強調した。それは戦時に女性がかつてないほど大きな役割を果たした時代にふさわしい表現だった。

第三の波はウーマン・リブとともに一九七〇年代に訪れた。まず、「テロリスト・スタイル」と呼ばれる服装が現れた。肩章のある戦闘服まがいの上着は、この時代に求められた女性の強さをかもしだし、ここでも肩の線を角張らせることで男性の力強さを示そうとしていた。

同時に、性的魅力があるとされる身体つきにも変化が見られた。映画のスター女優たちは今や気取って歩いたり、体をくねらせて歩いたりせずに、大股《おおまた》でさっそうと闊歩《かっぽ》した。生まれつき肩幅の広い少女たちが、一九六〇年代やそれ以前ではとても考えられなかったようなチャンスを与えられた。肩幅の広い女性たちは「男たち」の一員と見なされるのを好んだ。

このような傾向が広がってくると、女性のボディービルが浮上してきて、かなりの信奉者を集めることになった。数十年前は、筋骨逞《たくま》しい女性はサーカスで見世物として見られるだけだったが、フェミニスト時代の風潮では、新しい女性の力強さを示すシンボルとなり、逞しく発達した肩がその証明とされたのである。

一九八〇年代は、女性の地位と能力を印象づける服装「パワー・ドレッシング」が到来した。この一〇年間で、初期のフェミニストの戦闘服が廃《すた》れ、黒っぽいビジネス・スーツへと移行した。当時の作家たちはこの服装を、「ジョーン・クロフォードの肩」を思わせる、一九四〇年代のいかめしい女性の肩パッドへ逆戻りするものと評した。しかし、遠慮なくものを言う、逞しい新たな時代の女性重役が会議室へ押し寄せるようになり、こうした肩パッドはさらに誇張された。

一九八〇年代、肩は非常に影響を及ぼしたので、当時のジャーナリストたちはわれ先に新語を作り出した。ある人は「肩偏重主義《ショルダーリズム》は、エレベーターの中で空間を見つけるのを困難にしている」と言った。誰もが「私を押さないでというような肩」を身につけていると言う人もいた。

ほかにも一九八〇年代半ばには次の記事が見られた。「ブロンクスの肩パッド工場は何年も稼動していなかったが、新しい組立ラインを設けている」。今、女性たちはとても攻撃的で、「戦時中の肩の形に戻っている」。女性たちは「航空母艦のようなパッド付きのTVドラマ『ダイナスティ』風の上着」を求めている。生まれつき肩幅の広いモデルたちが「今は好まれていて」、歌手のグレース・ジョーンズは「頭の上に肩をのせたようなヘアスタイル」にした。肩の広い女性は「自分の空間を要求する逞しい人」である。女性は今や、「身体から何センチも離れて浮き上がっている巨大なスター・トレックの宇宙船のように突き出たもの」を好んで着る。そして最終的に、「女性は家へは二度と帰れなくなるかもしれない。肩が邪魔でドアを通れないだろうから」。

一九八〇年代が終わり九〇年代に入ると、女性の肩は再び柔らかくなった。フェミニスト運動（少なくとも西欧では）により、女性は男性のまがいものとしてではなく男女平等を享受する女性として

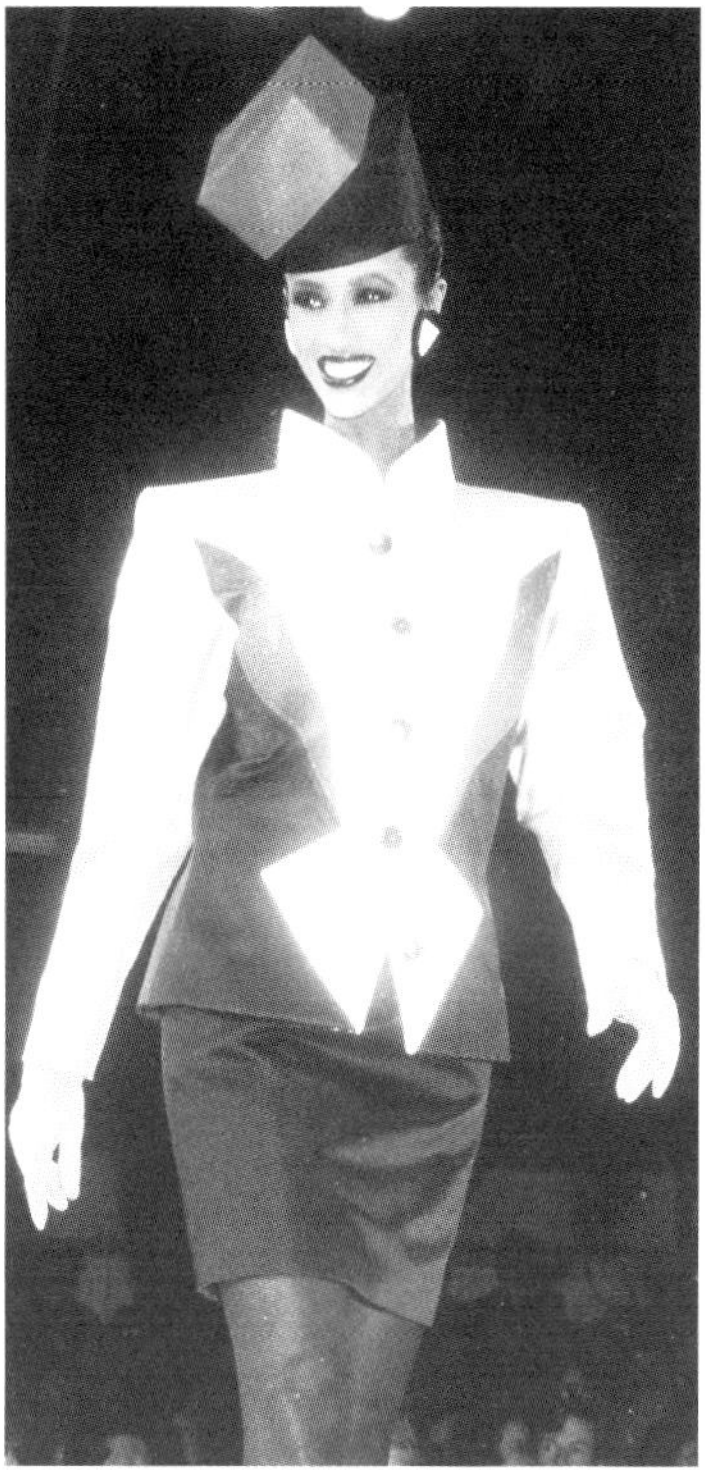

1980年代、女性のパワー・ドレッシング(地位の高さを誇る高価な服装)は大きな肩パッドを取り入れ、角張った男性的な外観を作り出した。この戦略は女性をより攻撃的に見せるので、1940年代のつらい戦争時代以来、好んで着られることがなかった。

大きな一歩を踏み出した。現在、肩の形は個々の服のデザインによるもので、すべての人が歓迎する社会的主張によるものではない。興味深いことに、一九九〇年代までに女性は今までより自由に自分の好みの服装をするようになったのだが、広い肩の女性という概念は、もはや実際に見られる服装ではなくなっても、言葉としてのレッテルだけが生き残った。一九九四年に、「なぜ肩パッドは復活したか」という題で、増大する女性重役の出版産業支配をテーマにした一つの記事が書かれた。そのころには実際の肩パッドはむしろ古くさいものに見えただろうが、言葉そのものは男性の世界で女性の勝利の象徴としてどうにか生き残った。

男性の肩で女性が真似ようとしても難しい点は、その高さである。標準の男性は標準女性より一三センチ背が高いために、男性はつねにそれにもたれて泣けるところとして肩を女性に提供できるということになる。肩が広いからではなく、取り乱した女性が頬をもたせかけるにはもってこいの高さがあるからだ。もう時代遅れとなったはずの涙と傷つきやすさをもって、現代女性は今も男性の高い肩に顔を埋めている。

男性がこれだけ女性より背が高くなったのは、原始時代の狩猟活動による進化のためなので、現代のように机に向かって事務に従事する男性が今もって身体的優位のしるしを誇示するのは不当に思われる。不幸なことに進化の歩みはとても遅い。さらに一〇〇万年間事務に従事すれば、この問題も訂正されるかもしれないが、それまでは男性の肩は女性が頭をもたせかける高さをもちつづけるだろう。

男の脚を切り詰めることができないならば、肩の高さを等しくするためには、女性が一三センチヒールの靴を履くしかない。難点は、ヒールのきわめて高い靴を履くと、足元が不安定となり、助けてくれる男性の手を必要とするので、真の目的が達せられないことである。女性は精神的にはまったく新しい視点をもつようになっているものの、身体的には当分のあいだ、男性を見上げつづけねばならないようだ。

成功した女性かどうかは肩でわかる

人間の肩は可動性が高いので、腕の動きに関連していないときでも、上げ下げし、丸め、いからせ、盛り上げ、すくめることができる。こうした動きのあるものは、ボディー・ランゲージで特定の信号となっているが、それらを理解するには、なぜある特定の肩の姿勢をとるのかという、より根本的理由を考えてみる必要がある。

基本的には、冷静で注意を怠らないでいるときは、肩は下がり後ろへ引かれているが、不安や警戒心や敵意を抱くときには、肩は上がり前に出るものだ。快活で、意志が強く、優位に立つ女性は、肩を下げ、胸を張っていられる。見下されたり、脅《おび》えたり、怒った女性は、自己防衛として肩を丸める傾向がある。誰かに頭を殴られそうになると、頭を肩へ引っこめて、無意識に頭と首を守ろうとするもので、この緊張した姿勢は、あらゆる種類の不快さを表している。

したがって、女性が失望や苛立《いらだ》ちの連続で、ストレスの多い一日を送れば、肩を緊張させつづけることになる。棒で叩《たた》かれたのであれば、この動きが多少は役に立つかもしれないが、棒ではなく厳しい言葉で「叩かれる」場合には用をなさない。

このような一日が終わると、朝出かけたときよりも、肩が少し丸くなっている。これが毎日毎日、毎週のように繰り返されると、ついには、肩は上がって丸まったままとなり、前かがみの姿勢が目立つようになる。子どものころに見られた、すっと伸びた首は、徐々に肩のあいだにめりこんでゆき、見えなくなってしまう。年寄りになると、顎の先が胸にくっつくようになる。

成功した女性たち（すなわち、外の世界だけでなく私生活でもうまくいった女性たち）は、徐々に肩が丸くなるこうした衰えをこうむることはない。背筋の伸びた九〇歳の老人が大勢いることがそれを証明している。彼女たちは自信に満ちて、物事を楽天的に考えるので、一生の間に受ける打撃はごく少なく、打撃を予測して頭を下げることで取り返しのつかない猫背になってしまうこともないのだ。ほかの女性たち、つまり大多数の女性たちにとっては、現代生活には心配事が多すぎるので、目覚めているあいだ、多少なりとも肩を緊張させる事態は避けられない。

肩特有の二つの信号は、ともに身を守って肩を上げる動作に起因する。「肩揺すり」と「肩すくめ」である。「肩揺すり」は人前で笑うときに生じる際立った動作である。ひとりでいるときに何かおかしいことがあれば、高笑いやクスクス笑いをするが、ふつう、身体の動きを加えることはしない。身体の動きは人前で笑うときにかぎられる。つまり、自分で面白いばかりでなく、その気持ちを仲間にも伝えたいときである。笑うと肩が少し上がるので、この動作を誇張し、繰り返し、増幅していくと、笑い声に合わせて両肩が上下に速く動き、上機嫌の表情を示すことができる。

このように人々が「笑いながら肩を揺する」理由は、ユーモアの根底に恐怖があるからだ。ユーモアとは安全なやり方でショックを与えるものなので、私たちは自分の驚きと安堵《あんど》の気持ちを同時に、笑いで発信するのである。声を出しながら両肩を上げるのは、それが恐怖の原始的な要素だからである。笑い声とともに両肩を繰り返して上下に揺することは、実は、恐怖はここにあるのだが、深刻なものではないと言っているのに等しい。もし深刻なものならば、肩は上がったままでいるはずである。「肩すくめ」も同じことに起因する。この動作では、両肩はしばらく上がりきったままの位置にとどまり、そして下がる。両手は哀願するときのように手のひらが上を向き、口角は下がる。ときには相手の視線を避けるかのように、目が上に向けられる。この動作が組み合わさると、瞬間的な身分の低下、象徴的な無気力、無力の一時的容認を表す。

「肩すくめ」はたいてい、「知りません」という無知、「どうでもいい」という無関心、「仕方がない」という無力感、「なすすべがない」というあきらめの信号である。それらはすべて否定的な信号で、無力の容認であり、それは一時的な身分の喪失につながる。身分が瞬間的に低下するので、両肩が瞬間的に上がるのである。

このように形の上では緊張が高まった姿勢をとるが、「肩すくめ」を引き起こした相手に深刻な緊張を強いられたとか、劣等感を感じさせられたとか、脅威を覚えたとかいうのではない。ただ相手の特定の質問や意見に対応できなかったというにすぎない。

「肩すくめ」の使い方は、文化によってかなり異なるが、基盤はつねに同じである。地中海沿岸の国々では、適用基準は非常に低い。政府の規制とか税金の問題、交通渋滞の増加といった話題をちょっと口に出すだけで、すぐさま長い無言の「肩すくめ」をされるだろう。あきれてものが言えないばかばかしい話を聞いて、まったくどうしようもないと肩をすくめているのである。その姿勢はこう語っている。「こういう打撃が私のか細い肩に絶えず降りかかるから、身を守るために、こんなふうに肩を上げるけれど、それが何の役に立つものか」

さらに北の諸国では、ほかのジェスチャーと同じく、「肩すくめ」は無作法と見なされるので、そう頻繁には用いられないが、使われる場合の根拠は同じである。

肩を上げる動作はかならずしも身を守るためのものとは言えない。その要素を欠くものが何種類かはある。両肩を上げて前に丸め、両腕で身体の前面を抱くのは、「真空抱擁」のひとつである。これは抱擁する相手がいないときに、自分自身を抱き締めるという動作である。この動作では、上げて丸めた肩は、もし愛する人がそこにいて、本当に抱いてもらえるなら、そのときにとる姿勢を真似ている。

別の形として、片方の肩を上げて顎や頬に触れることがある。頭が肩にもたれかかって、ここでも愛する人に優しい仕草をしているかのようである。自分の肩が、いわば目の前にいない愛する人の見えない肩の「代役を務めている」のだ。

腕

筋骨隆々な腕はなぜ男心をそそらない？

腕は女性の身体でとりわけ官能的でない部位である。もし男性が、性的な意味ではなく、たとえば、注意を引くとか、特定の方向に案内するとかのために、女性の身体に接触したければ、いちばん安全な場所は腕である。ほかのどこの部位でもなれなれしすぎると思われるだろう。

進化という観点で専門的に言えば、人間の腕は前脚であることを思い起こす価値はある。確かに四足獣にとっては、人間の腕はただ宙にぶらぶらしている何の役にも立たない一対の脚に見えるだろう。しかし、私たちの祖先が後脚で立ったとき、前脚は体重を支える重荷から劇的に解放され、多目的なマジックハンドとして専門に働くことができるようになった。人間の前足（手）は精巧な挟み具となり、前脚（腕）はそれに仕える驚くほどよく動く補助具となったのである。

腕は力強さと正確さの両面で役に立つ。手が、よじ登り、投げ、打ちすえ、殴るといった力仕事をするためには、二頭筋や三頭筋などの逞《たくま》しい腕の筋肉が小刻みに動き、隆起して働く。手の指がきめ細かく正確に動く場合には、腕はどこへでも動けるクレーンとなって、手を難しい仕事ができるような絶好の位置にもっていってやる。

腕の基盤をなすのは、上腕の太い上腕骨、前腕の比較的細い橈骨《とうこつ》と尺骨《しゃっこつ》の三本の長骨《ちょうこつ》である。これらの骨は、肩、肘《ひじ》および手首でははっきりとわかるが、ほかのところでは筋肉に包まれている。

前腕の二本の骨は、手のひらを上に向けた位置に回転すると、たがいに交差する。腕のいちばん楽な姿勢は手のひらを下に向けたときだということになる。どちらが尺骨で、どちらが橈骨か、覚えられない人は、尺骨は小指のように少し細めで、橈骨は親指のように太めだと考えればよい。

腕の主な筋肉とその動きは次の通りである。

三角筋は、肩と接合する腕の最上部で丸みをつくる分厚い筋肉である。その機能は腕を上げ、身体の側面から離すことだ。上腕二頭筋は上腕の前面に隆起した筋肉で、腕を曲げる機能をもつ。上腕三頭筋は上腕の後ろにある強力な筋肉で、前腕を伸ばす機能をもつ。

ボディービルのテクニックは、こうした腕の筋肉を驚くほど盛り上げることができて、ボディービルのコンテストに参加する女性競技者の隆々とした腕は、素晴らしい力強さを印象づける。多くの男性は、そんな筋肉の誇示を見ても性的魅力を感じないという。主な理由は、これほどまで発達した腕にするために多大な努力を払うことに、自己陶酔に近い自分への執着をそれとなく感じとるからだと思われる。トップクラスの女性ボディービルダーは、鏡に映る自分の身体ほど、仲間の男性の身体には興味がないようだ。

発達しすぎた女性の腕のもうひとつの問題は、あまりに男性的に見えてしまうことである。ふつうの女性の腕は男性より短くて弱く、細いので、女性がボディービルで腕が盛り上がると、自然な女性の特性を失うことは避けられない。

男性の長い上腕は、狙いをつけて投げるという、進化の過程で特殊化された役割を反映していると見られる。その結果、槍投《やりな》げでは、男性は女性よりはるかにすぐれている。

この種目の男子世界記録は九六・七二メートルであるのに、女子は七二・四〇メートルにすぎない。この競技における差は三三パーセントもあり、ほかの陸上競技の平均一〇パーセントよりもはるかに大きい。

また、性差は肘の関節にも関係する。女性の上腕部はもともと男性よりも脇腹に密着している。男性は肩幅が広いので、両腕は身体から離れて垂れている。両腕が宙にぶらぶらしていると、力強い男らしさが出てくるが、男性が腕を両脇にぴったりとつけて、前腕だけを身体から離して広げると、女々しく見えるものだ。これは女性の肘の角度が約六度大きいためである。

このように、腕の姿勢もまた、地域による文化的条件づけと見なすことができない重要な性別信号なのである。

肘が突然硬いものに当たると、刺すようなしびれた感じが走り、しばらくはかなりの痛みが残る。これは「くすぐったい骨を打つ」と言われるもので、関係する骨、上腕の上腕骨の専門用語をもじった言いまわしだ。皮膚のすぐ下に尺骨神経があるので、「くすぐったい骨」というのは、この骨の下端にある突出部である。それがこの神経に当たるのでビリッとした感じが走り、しばらく腕が動かなくなるのである。

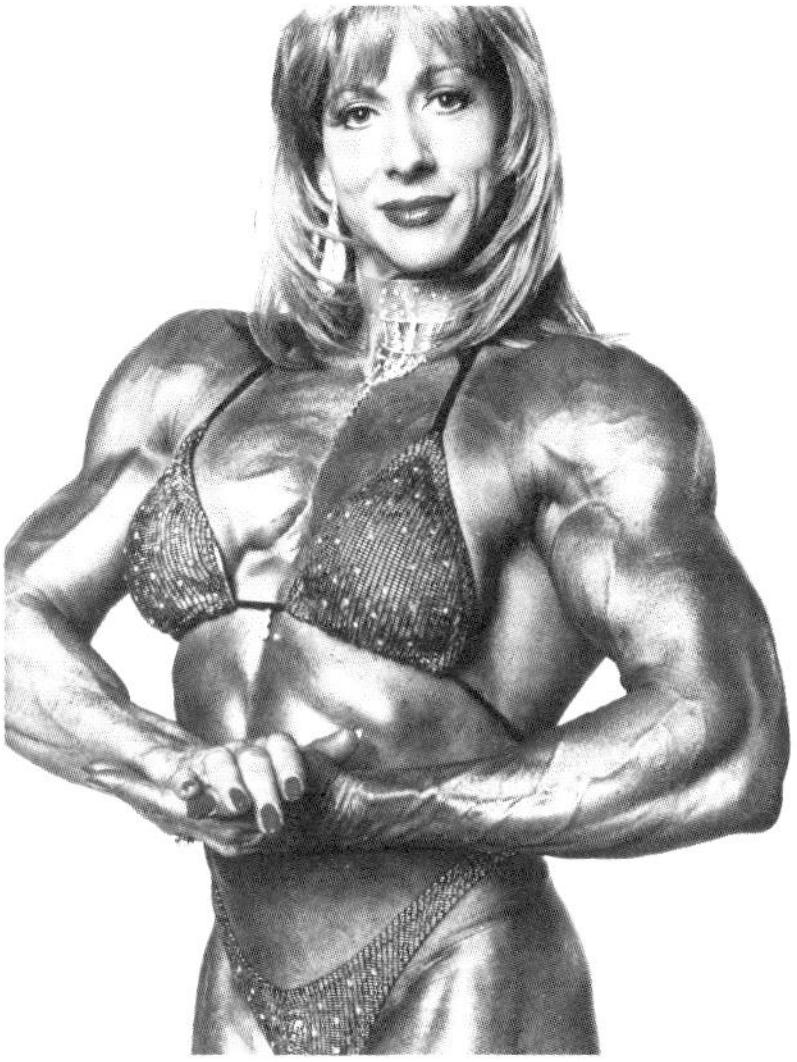

女性のボディービルダーは非常に男性的な腕をつくるが、ほとんどの男性はこれに魅力を感じない。それは、腕があまりに男性らしく見えてしまうからだけではなく、ここまで筋肉を発達させるのに要した多大な努力に、異常なまでの自己愛を感じてしまうからである。

腋の下に恋の媚薬

このほか、腕の部分で簡単に触れておきたいものに、ひどく中傷され、毛を剃《そ》られ、香水をふりかけられる腋《わき》の下《した》がある。実はこの小さな毛深い部分は、化学的信号を送る重要な役割を果たし、人間の性習慣の大きな変化を反映する。

人間の遠い祖先が性交するとき、雌は四つん這《ば》いだったので、腋の下は相手の顔から遠いところにあった。やがて立って歩くようになり、主として対面の性交姿勢をとるようになると、抱き合った二人は鼻先に相手の肩がきていることに気づいた。目の前にある半ば閉じられた腋の下は、特別な臭腺《しゅうせん》を発達させるのにうってつけの部分であった。ありあまるほどある臭腺はヒトという種特有のもので、男女ともにある。

女性は男性より臭腺が多く、分泌される匂いは男女で異なって、恋人同士では性的信号を送る役割を果たすと見られる。事実、最近の実験で、目隠しをされた男性が、市販の高価な香水よりも、女性の腋の下から出る汗のほうが嗅いだときに性的興奮を引き起こされることが明らかになっている。腋窩《えきか》の臭腺はアポクリン腺と呼ばれ、そこからの分泌物は、ふつうの汗よりも脂性がやや高い。アポクリン腺は思春期になって性ホルモンが活性化し、同時に腋毛の発毛を促すと、初めて発達する。腋毛は匂いの「罠」として働き、アポクリン腺からの分泌物を腋窩内にとどめて、信号をさらに強める。

イギリスには、昔から伝わる民俗習慣がある。それによれば、ダンス・パーティーで娘を誘惑したいと思う若者は、出かける前にきれいなハンカチをじかに腋の下に忍ばせていくべきだという。そしてダンスのあとでハンカチを取り出し、涼しい風を送るふりをして娘をハンカチであおぐ。実際には、彼のアポクリン腺の匂いを娘に送って、その匂いで娘がたちどころになびくのを願うというのだ。

オーストリアの田舎では、その反対の巧妙な策略がある。ダンスをしているあいだ、ひと切れの林《りん》檎《ご》を腋の下に忍ばせておいた娘が、音楽が終わったときに、気に入った男性にどうぞと差し出すのだという。相手が素直にそれを食べれば、彼は自動的に彼女の性的な匂いを嗅ぐことになる。

この策略は、エリザベス女王時代のイギリスでも知られていて、そこでは、皮をむいた丸ごと一個の林檎（「愛の林檎」と呼ばれる）を腋の下に挟んで汗を沁《し》み込ませ、娘がそれを恋人に差し出すと、彼はその匂いを吸いこむというわけだ。

その後、一六世紀には、女性の腋の下の匂いが与える性的インパクトが、フランス宮廷で影響力をもったといわれる。

若くて美しい公妃、マリー・ド・クレーヴは醜いコンデ公の妻で、宮廷で激しいダンスに興じたあと、暑くなったので、退席して、ルーヴル宮殿の舞踏場に隣接する控え室で汗の沁みたシュミーズを着替えた。アンジュー公（直後にフランス国王、アンリ三世となる）も暑さに耐えられず、この控え室に入り、脱ぎ捨てられた彼女のシュミーズをナプキンと思い、それで顔の汗を拭いた。

当時の記録によれば、彼はその行為でひどく興奮したという。以前から十代の妃にひそかに思いを寄せていたが、彼女の匂いを吸いこんだときから、彼は抑えきれない彼女への熱情を募らせ、ついにこらえきれなくなって、彼女への焦がれる思いを打ち明けた。それは、その後何年も苦悩や断腸の思いを彼にもたらす運命をたどる情愛の闇であった。

今日、腋の下の防臭剤の販売で成り立っている大企業があることを考えると、こうした話はかなり奇妙に思われる。人間がそんなにも強い性刺激を腋の下に抱えているのであれば、洗い、こすり、スプレーをかけ、女性は脱毛までして、わざわざこれを取り除く手間をかける人がこれほど多いのはなぜだろうか。その答えは衣類に関係する。

イギリスの民話に出てくる若者は、ダンスに出かける前に身体をよく洗い、いちばんきれいなシャツを着ていったので、臭腺からのアポクリン分泌物は新鮮である。それが沁みこんだきれいなハンカチは、強い性的な匂いの信号を間違いなく送ることになる。原始さながらのシステムがここではうまく働いているのである。

悲しいことに今日では、私たちの身体は何枚もの衣類で包まれているので、汗をかいた皮膚は無数の細菌が腐敗する温床となる。自然な身体の匂いは、不自然に閉じ込められた環境におかれて、鼻につく匂いになり、好ましい香りが悪臭となってしまう。

そうなると、この不快さは相当なものなので、腋の下の魅力が社会的に嫌われる「体臭」になることを恐れて、腋窩腺にスプレーをかけ、降伏してしまうのだ。

その昔、紀元前一世紀に、ローマの詩人、オウィディウスは、誘惑の入門書『愛の技法』で、女は「腋の下にヤギを抱えている」と女性に警告している。

最近の調査によると、男女の腋窩分泌物には化学的にいくつかの点で違いがあり、その匂いがとくに異性を魅了することが明らかになった。男性の分泌物のほうがジャコウの香りが強いといわれるのは、男性ホルモン、アンドロステロンが重要な役割を果たしているからだ。

しかし、男性の分泌物も女性の分泌物も、不純物のない新鮮な状態で、人間の鼻で意識的に探知することは容易ではない。それらは無意識のレベルで作用するらしく、刺激は感じるが、なぜ魅了されるかはわからないのである。

ついでに言えば、東洋人はこの腋の下の匂いの信号システムがまったくと言っていいほど欠いている。朝鮮半島の人々は、少なくとも人口の半分が腋窩臭腺をまったくもたない。

日本人でもこの腺をもつ人はまれで、九〇パーセントの人には腋の下の匂いが認められない。実際、日本では強く匂う腋の下は病気と見なされ、専門的に「腋臭症《わきが》」と呼ばれてきた。かつてはこの「病気」を持つ人は徴兵をも免除された。

中国ではもっと極端で、はっきりとわかる腋の下の匂いをもつ人は二、三パーセントにすぎない。

このように人種によって違いがあるので、東洋人はヨーロッパやアフリカの人々の自然な腋の下の匂いに辟易《へきえき》し、不快なものとさえ感じるのである。

腋毛は必要か、不必要か

腋毛の除去（剃る、脱毛ワックスや脱毛クリームを使う）は、比較的最近の習慣で、一九二〇年代、新たに急成長した化粧品会社によって西側社会に紹介されたのが始まりであった。

「『匂いの罠』の腋毛を除去すれば、あなたはすてきな香りでいっそう男性を魅了する」という若い女性に向けた宣伝文句は、強い衝撃を与え、まもなく西欧の女性たちの大半が腋毛を除去するようになった。今日、腋の下を日常的に手入れしない女性は一パーセントにも満たないといわれる。

一般に普及した、腋の下に「損傷」を加える習慣に対する少数派の造反も時おりあった。一九七二年に出版された『ジョイ・オブ・セックス』という有名な恋の手引きは次のように主張して、強い反対の意を唱えた。

「腋の下は、キスをする古典的な場所である。どんな事情があっても剃刀を使うべきではない」

腋毛を剃ることは、「空調の配管もない暑いところでは許されるかもしれないが、今のは無知な蛮行にすぎない」。次のような興味をそそる助言も付け加えている。腋の下は、「オーガズムに達したとき、相手を黙らせるのに手のひらの代わりに用いられる」。

腋の下の匂いの信号が心ゆくまで堪能されることは確かだろう。

この助言によって、どれだけ多くの若い女性が脱毛を断念したかは明らかでないが、『ジョイ・オブ・

セックス』では、一九七〇年代初めには、すでにこの方向に向かう傾向があったと見なしているようで、腋毛は残すことが「セクシーだと新しい世代は認識し始めた」と述べている。それ以後の一〇年間に現れた雑誌の写真や映画から判断すると、ファッション界はこの傾向を無視したが、大多数の若い女性たちはこの助言に従ったと思われる。

最近、ある有名なハリウッド女優が、大勢のスターが出席したプレミアショーで手を振って観客に挨拶するために、腕を上げて腋毛を堂々と見せたところ、それはゴシップ欄にホットな話題を提供し、一般には不快だと思われた。

二〇世紀の終わりに、「自然な、毛深い女性を愛する人のための世界で唯一の雑誌」と副題がついた、「ヘア・トゥ・ステイ（残すべきヘア）」という雑誌が出現したが、苦戦を強いられていると認めざるをえなかった。

この雑誌では、「九〇年代に、腋の下の毛を剃らないと決めた女性は差別され、嘲笑されて、困っている。こうした女性たちは、レズビアンか急進的なフェミニスト、平等を知らぬ移民、六〇年代のヒッピーの生き残りなどと思われる」という現実を指摘し、それは間違いであると主張した。なぜなら、「心理社会的な観点から、体毛を除去する行為は性生活に対する反乱なのである」。腋の下の毛は、「性交へといざなう信号を送り出す送信アンテナの役割を果たす」と断定する。

さらにこのテーマに熱を入れて、成人女性が毛のない腋の下をこれ見よがしに見せれば、彼女は自分自身を子どもだと言っているようなもので、セックスへのゆがめられた態度を奨励している、とつづける。

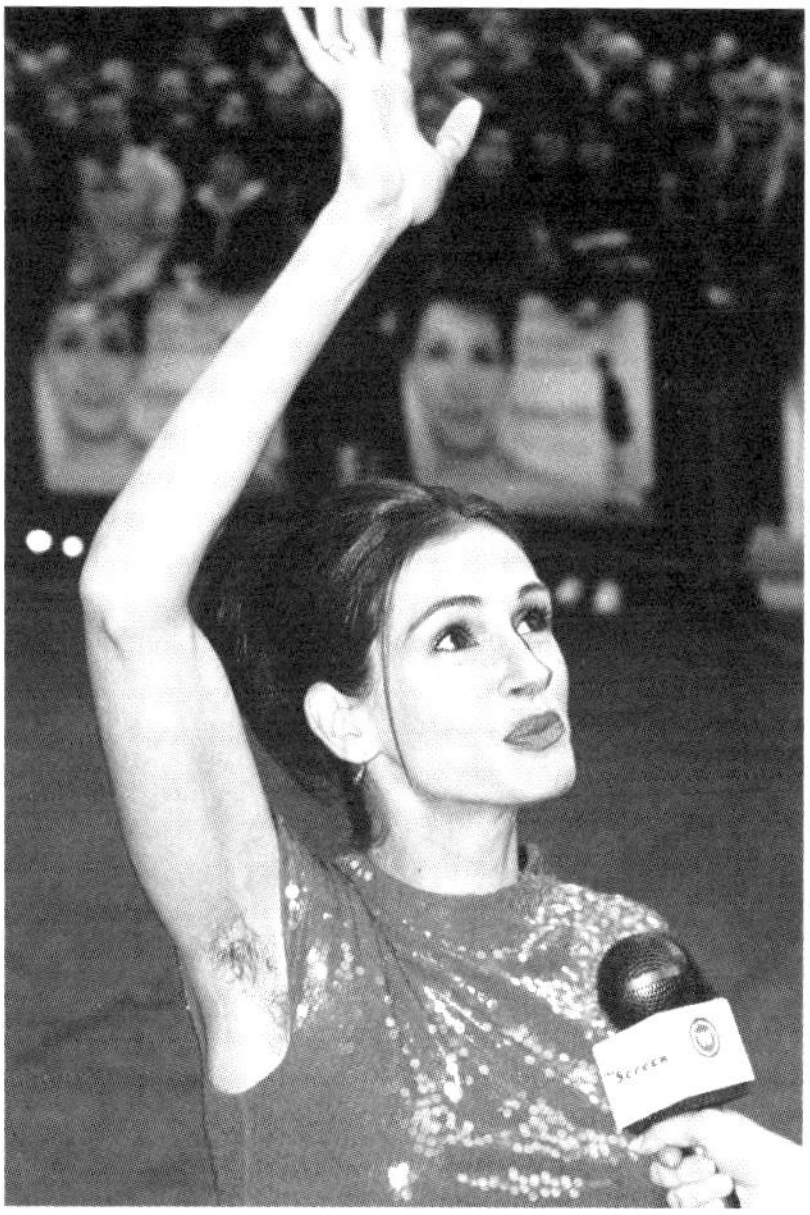

最近の映画のプレミアショーで、女優のジュリア・ロバーツが毛の生えた腋の下を見せると、化粧品業界では大騒動になった。

この極端な論理で行けば、髭《ひげ》がない少年を恋愛対象とする、小児愛を奨励するという理由で、きれいに髭を剃ったあらゆる成人男性を非難するところに行きつくが、都合よくその点についての指摘は見られない。

実は、男性でも女性でも、成人が体毛を除去するのは、いっそう清潔に、若く見せ、匂いの信号の送信を減少させるという単純なことなのである。現代の成人は、とくに混雑した都会の環境では、まったく性的でない状況で、気がつくと他人と不自然なほど接近していることがよくあるので、原始時代の性的信号を弱めたいのももっともだというところがある。

こうして、さまざまな種類の体毛の除去は、社会に逆らう人々がそれについて何を言おうとも、ますます盛んになりそうに思われる。ただ私たちがみな半裸の部族生活に戻るのであれば、そうした主張も正当なものになるだろう。

遠くからでもすぐわかる腕の信号

腕の姿勢に話を移せば、四つの主なものが考えられる。「腕下げ」「腕上げ」「腕広げ」「腕伸ばし」である。

「腕下げ」は、腕の筋肉がもっとも弛緩《しかん》し、活動しない、際立った動きがない姿勢である。大股で歩くとき、二足で移動するためのバランスをとる動作として、この静止の状態から両腕を軽く振り出すが、かつて無理強いされた派手な軍隊行進の歩調をとるのでなければ、この動作にそれほど努力を要することはない。

野山を長く歩いたあとでも、足は痛み、脚の筋肉は疲れ果てているのに、ゆっくりとした動きの腕は疲れずにリラックスしている。努めて力を入れていると腕に緊張を感じるのは、腕を身体から離そうとするときだけである。

「腕上げ」は、たとえ短時間でも、保つことがもっともつらい姿勢である。これは政治家や有名スポーツ選手が大好きな、成功や勝利の典型的なジェスチャーだ。

両腕を高々と上げて、支持者に応えるとともに、高い姿勢で自分の高い地位を祝うのである。両腕を高く上げることは、身長をより高く、より強く見せ、もっとも見てもらいたい瞬間に、自分を目立たせてくれるのである。

しかし、この姿勢を保てるのも、わずか数秒間のことである。数秒ではなく、数時間、いや、数分間やってみようとすれば、たちまち苦痛を感じることに気づくだろう。

拳銃を持った強盗に、「手を上げろ」と命じられたときは、これとまったく違った意味になる。この場合も腕を上げるが、それは勝利ではなく敗北を示す。しかし、ふたつの事例では、上げた両腕の角度に微妙な違いがある。

勝利の姿勢では、両腕はまっすぐに上がるのがふつうで、曲がっていたとしても、少し前に傾くだけである。拳銃で脅された姿勢では、両腕は肘のところで軽く曲がり、前に傾かずに垂直面を保つのがふつうである。敗北の姿勢の本質として、腕や手は、何らかの武器を隠しているかもしれない身体からできるだけ離れて、だらりとして無力なことを表さなくてはならない。

「腕広げ」の姿勢は、離れたところから「抱擁して」と誘うジェスチャーである。懐かしい友人を迎える女性は、まだ少し離れているところで両腕をぐっと広げ、感動して友人の肩を抱擁するまで、腕を広げたままでいる。

これと同じ姿勢が、サーカスで難しい技をこなしたあとの演技者に見られる。演技者は両腕を大きく広げ、観客はすぐさま拍手喝采《かっさい》でそれに応える。演技者は抱擁を誘うのであるが、観客は席に座ったままでできるジェスチャーをするしかない。

両手を叩く動作は、起源をたどれば、いちじるしく変形した「真空抱擁」で、抱きしめたいという感情が象徴的な抱擁の「音」に変換されているのである。

「腕伸ばし」の姿勢はもっと複雑である。手のひらが前に押し出されれば、拒絶の信号となり、拳を握っていれば攻撃の信号、手のひらが上を向いていれば懇願の信号となる。

両腕を広げるジェスチャーと同じように、抱擁を誘うジェスチャーにもなるが、手をどう使うかによって、ほかにもいろいろな信号を送ることができる。

腕特有の信号には、さまざまな形の振り方、招き方、挨拶の仕方があり、それぞれに独特の意味がこめられている。

著名な女性がバルコニーからジェスチャーを示すとき、彼女の腕の動きははるか遠くからでも見ることができる。腕の形や格好がまさに彼女の気持ちの何かを表しているのだ。イギリス女王のロイヤル・ファミリー式手の振り方は、控えめに腕を上げて消極的な権威をかなり穏やかに示すジェスチャーである。

それに反して、挑戦的な女性指導者が行う拳を握りしめた挨拶は、活動的な革命の力を示す積極的な信号である。ナチスの「ナチス万歳」という挨拶は、固い忠誠を示して手のひらを硬直させて手を伸ばす動作である。肘を曲げてヘルメットに手をやる「軍隊式挨拶」は、眉庇《まびさし》を上げたりヘルメットを脱ぐという動作を様式化した意図的運動で、外観から伝わる敵意の信号を打ち消す、一種の宥和《ゆうわ》的な動作である。

そのほかにもいろいろな動作がある。指や顔の表情で伝える信号より粗雑でも、遠くからでもわかる信号を必要とするときは、ジェスチャーとして両腕が使われる。この役割では、腕は貴重な身体の旗として働いている。

人と人との接触では、腕の部位は友好的で性的意味をこめない動作の焦点となることが多い。見知らぬ老人が通りを渡るのを助けようとすれば、腕をとって手助けする。誰かをドアのほうへ案内しようとすれば、肘に軽く触れて優しく導く。面識のない人の注意を引こうと思えば、その人の腕を軽く

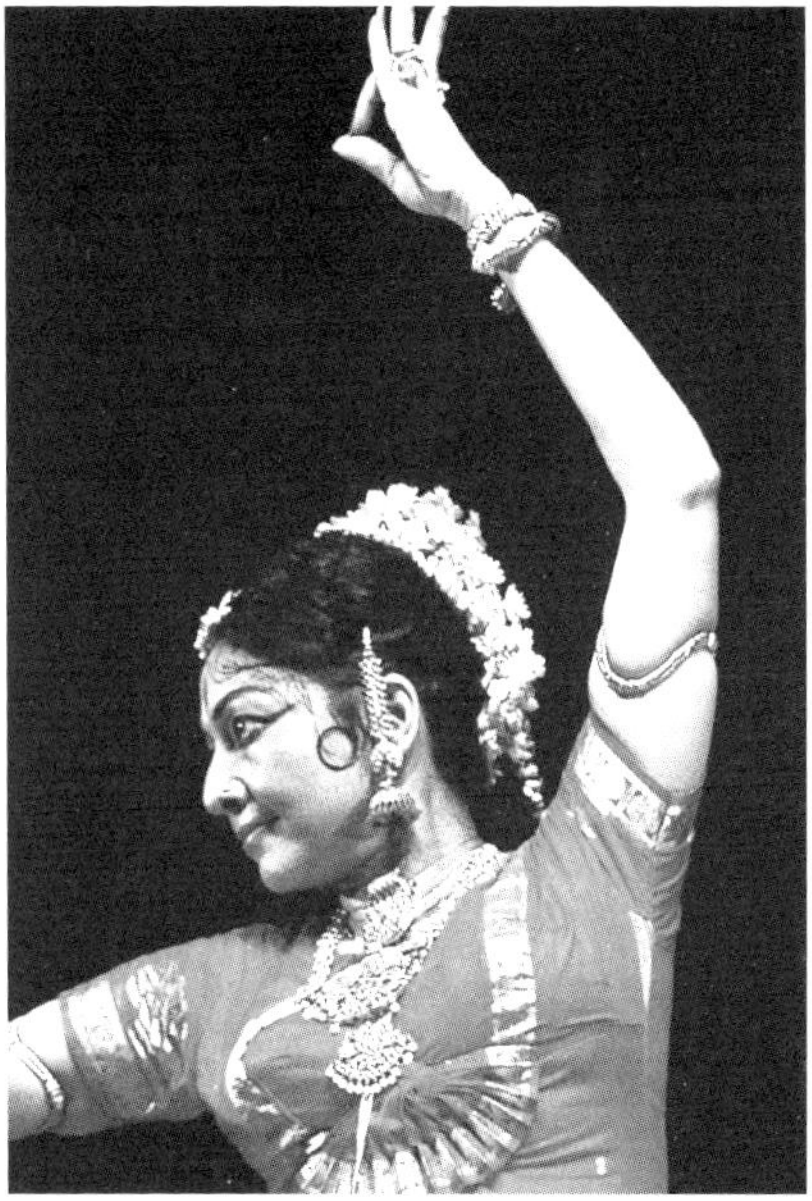

腕輪は何千年もの間、広く着用されてきた。

叩く。どの場合にも、腰や胸や頭に触れたとすれば、その動作はすぐ疑いの目で見られかねない。

この点から言えば、腕は身体の部位の中でもっともあたりさわりがなく、身体のどの部分よりも特別な親密さの意味をもたない場所である。男でも女でも、友人同士で一緒に歩くときに腕を組むことがあるが、歩きながらほかの種類の接触があると、即座に特別な種類の親密の信号を伝えることになる。

腕はしばしば刺青をされるが、腕の装飾としてもっとも一般的に行われてきたのは、腕輪であった。腕輪はほとんどつねに女性が着用してきたが、この習慣は女性の細い腕という性別信号を誇張することに、その起源があるとされた。細い腕輪は、その中を通る腕の細さを強調して見せるからである。

これに対抗する説では、腕輪が男性にアピールするのは、それが象徴的な「手かせ」であり、女が男の奴隷であることを示唆するからであるとしている。

手

男は力、女は正確さ

女性の手は、柔軟性に富むという重要な点で、男性よりもすぐれている。成人男子のがっしりした手に比べれば、小さいし、握力もないが、小さなものを繊細に取り扱う作業となると、格段に手際の良さを発揮する。

複雑な指使いが要求されるところでは、女性の手にはとてもかなわない。ひとつ例に挙げると、ピアノの鍵盤《けんばん》は男性の手に合わせて設計されているため、女性の弾き手は鍵盤に指を広げただけでたちまち不利になる。その結果、偉大なピアニストは大半が男性である。

しかし、もう少し小ぶりの鍵盤をつくって女性の小さな手に合う大きさにすれば、女性の指のほうがはるかに柔軟性があるので、女性ピアニストはたやすく男性ピアニストを凌駕《りょうが》するだろう。同様に、ロック・クライマーの話によると、女性の柔軟性は男性の強さに匹敵し、険しい岩壁をよじ登るときの潜在能力は男女とも同等だという。

どうしてこのようになったのか？　女性の手はどのように進化したのか？　幾百万年も前、私たちの祖先が後脚で立ち、自由になった前足を新たな方向へ発達させたとき、何が起きたのだろう？

この鍵となる、人間の手の成功の秘密は、親指をほかの指と向かい合わせて発達させたことである。手は、地上でも木の上でも歩行の仕事から解放され、初めて単独で操作できるようになった。これは人類のあらゆる進化の中でもっとも重要な進化過程だった。人間は器用になり、大きな境界を越えて、その指で何でもつかみとるようになった。

身体的には、つかむ力は男性のほうが女性よりも断然強い。平均的な男子の握力は、平均的な女子の約二倍である。これは顕著に現れる性差のひとつで、原始時代の狩猟人にとって、強靱《きょうじん》な手がいかに大切だったかを反映している。

標準的な男子の握力は約四〇キロだが、特殊な訓練を積めば、これを五四キロ、またはそれ以上に増やせる。万力のように締めあげる力は、武器やそのほかの道具をつくったり、力にまかせて物を投げたり、また、叩く、捻《ひね》る、ちぎる、しがみつく、運ぶといった動作をする活動にはとりわけ役立つものだった。今日でも、力強い大きな手に有利な仕事は、いまだに男性が優位を占めている。女性の大工はほとんどいない。

けれども、強力な握りは手の成功物語の半分にすぎない。もう半分の、同じくらい重要な要素は、正確な握りである。握力は、親指がほかの指全部と向かい合うことで生じる。正確さは、指先だけを向かい合わせることで生じる。この動作では女性のほうが男性よりもすぐれている。

男性の大きな手は、親指が短いほかの動物の手に比べれば、はるかに精密な作業ができるものの、細心の注意が必要な作業となると、小回りの利く骨細の女性の手にはかなわない。その結果、女性は昔からずっと、裁縫、編み物、織物、細かい装飾作業など、こつこつつづける仕事に秀でていた。

ろくろが導入されるまでは、土器づくりという重要な古代芸術で優位を占めていたのも女性であり、花瓶の成形や装飾には、その器用な指先がとても重宝された。製陶は先史時代の主要な芸術形態だったので、人類史では長期にわたって、重要な創作芸術家は男性ではなく女性だったことになるが、その事実はたいてい、考古学者や芸術史学者に見過ごされてきた。

その状況は今もほとんど変わらないが、手先の仕事そのものは新しくなったかもしれない。たとえば、電気機器の細かな部品を複雑に組み立てる工場の内部を見ると、大勢の女性が機敏に手先を動かしている。針や糸はあまり見受けられなくなったかもしれないが、女性の手先の器用さが依然として大切な必需品であることに変わりはない。

手仕事の精密さにこうした違いが生じるのは、女性が軽やかな細い指をしているからだけではない。女性の指関節のほうが柔軟性に富むからであり、この特徴はホルモンの影響と考えられている。これは、原始時代の女性が、男性の狩猟とは対照的に、もっぱら食物採集をしていたことに対する特殊な適応とされている。根菜を掘り出し、種や木の実や草の実を摘み、果実を選別するといった食物の採集には、筋骨逞《たくま》しい男性の力強い手よりも、骨が細くて関節のしなやかな、女性の素早く器用に動く指先が必要だった。人間の進化の過程で起こった、この身体的な分業は、男女にわずかな違いを生じ、それぞれを良くしていった。

もちろん、特殊化の過程が極端に進みすぎることはなかった。女性の手はいまもなお適度に強いし、

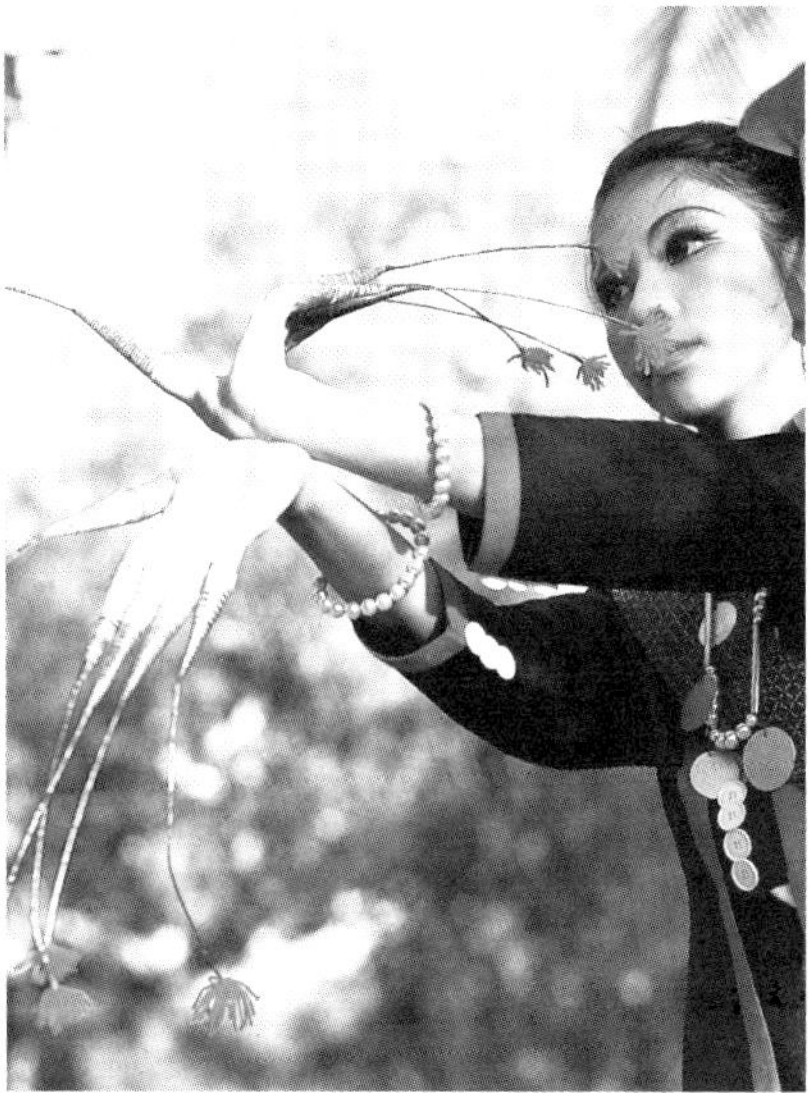

女性の手は男性の手よりもはるかにしなやかだ。これを見事に証明しているのが東洋のダンサーで、彼女たちは手のジェスチャーを誇張する長い指サックをつけて、このしなやかさを際立たせる。

男性の手も非常に細かな作業ができる。どんな集団でも、いちばん力もちの女性はいちばん非力な男性よりもうまく肉をさばけただろうし、(現代では)なかなか開かない瓶の蓋《ふた》も開けられる。航海中の船員は針仕事に達者な腕前を発揮する。驚くほどしなやかな指をした男性ハープ奏者も数人いる。しかし、旧石器時代の大昔から、男は力、女は正確さという意義深い特質が手には備わっている。

手のひらの解剖学的考察

人体の全部位の中で、手はおそらくもっとも活発な部位だが、「手が疲れた」と訴える人の話はめったに聞かない。手は、機械装置の複雑な部品として優秀である。人の一生のうちに、指は少なくとも二五〇〇万回屈伸すると推定される。新生児さえ、指には目を見はる力があり、手はかたときもじっとしていることがない。ベビーベッドに寝ている赤ん坊の小さな指は、曲げたり急に引いたりしながら、物を扱う楽しさを心待ちにしているかのようだ。

やがて、この手が、キーボードで一分間に一〇〇語をたたき出し、猛烈な速さでコンチェルトを弾き、複雑な機械を操作し、脳の外科手術を行い、名画を描き、指先で点字を読み、さらには耳の不自由な人のために手話で詩を朗読するようになる。

人間の手をロールスロイスにたとえるとすれば、ほかの動物は自転車すら持っていないのだ。

人間の両手には五四個もの骨がある。それぞれの手に、指節骨が一四個、中手骨が五個、手首に手根骨が八個ある。手の感覚は、熱、痛み、接触に敏感に対応し、実際、一平方センチあたり数千もの神経終末がある。手と指の筋力は、手の筋肉組織からだけでなく、離れた前腕の筋肉からも生じる。

手のひらには、運動ひだ、皮膚小溝、乳頭隆起の三種類のしわがある。最初の運動ひだは、「皮膚の蝶番《ちょうつがい》」とも言われ、手の動きを反映するしわである。人によって少しずつ異なるため、これは幾世紀にもわたって、手相見に安定した収入をもたらしてきた。信用詐欺や骨相学、占星術と同様、手相占いも二〇世紀になると急に人気が衰え、今ではとうとう屋外市のお楽しみにすぎなくなった。

手相見が現代に残した役に立つ遺産は、さまざまなしわの線に覚えやすい名前をつけてくれたことだ。主要な四つの線は、手のひらを横断する「頭脳線」と「感情線」、親指の付け根の周囲に走る「生命線」と「運命線」である。

サルの場合、頭脳線と感情線は一体で一本線だが、人間は人差し指の独立性が高いので、その線は二本に分かれている。けれども、中には、大昔の状態そのままの、「サルの掌線」と呼ばれる一本線が手のひらを横断している人もいる。およそ二五人に一人の割合で見られる。

皮膚小溝は、年齢と共に増える小じわで、皮膚が弾力を失うにつれて消えなくなる。
小さな乳頭隆起は、指紋の基となる「グリップ」線である。汗でこの小さな隆起が膨張し、さらに隆起すると、手で物をしっかりつかむ助けになる。

手の発汗作用は特異である。人は寝ているとき、どんなに暑くても、手のひらの汗腺は活動を休止する。事実、ほかの身体部位の汗腺とは異なり、熱の上昇にはいっさい反応しない。反応するのはストレスが増えたときだけだ。手のひらがすっかり乾いていれば、リラックスしていることになる。不安や心配が増えると、手のひらはだんだん湿ってきて、予期される身体動作の準備をする。

あいにく、人間の身体がこの反応を進化させたのは、ストレスの大半が物理的要因によるものだった時代で、今日では心理的な原因で生じる緊張が多いため、手のひらは汗ばんでねばついているのに、つかむものは何もないという結果になる。手のひらの発汗は、現代のほとんどの都会人には無用の、大昔の狩猟時代の名残なのだ。

一九六〇年代の有名なキューバのミサイル危機で、核戦争を恐れた西側諸国がかたずをのんでいたとき、手のひらの発汗作用を研究していた実験はすべて一時中止に追い込まれた。総体的なストレスの増加で、被験者の発汗率が高まり、テスト中のどの被験者からも「リラックス」を示す値が得られなかったからだ。人間の手の感度とはそういうものである。

指紋には三つの基本パターンがある。もっとも多いのは蹄状紋《ていじょうもん》で、渦状紋《かじょうもん》もふつうに見られるが、弓状紋はまれである。人間の指で、指紋が細部までまったく同一である例はいまだに発見されていない。異議を唱える説もあるが、一卵性双生児でさえ指紋は異なる。

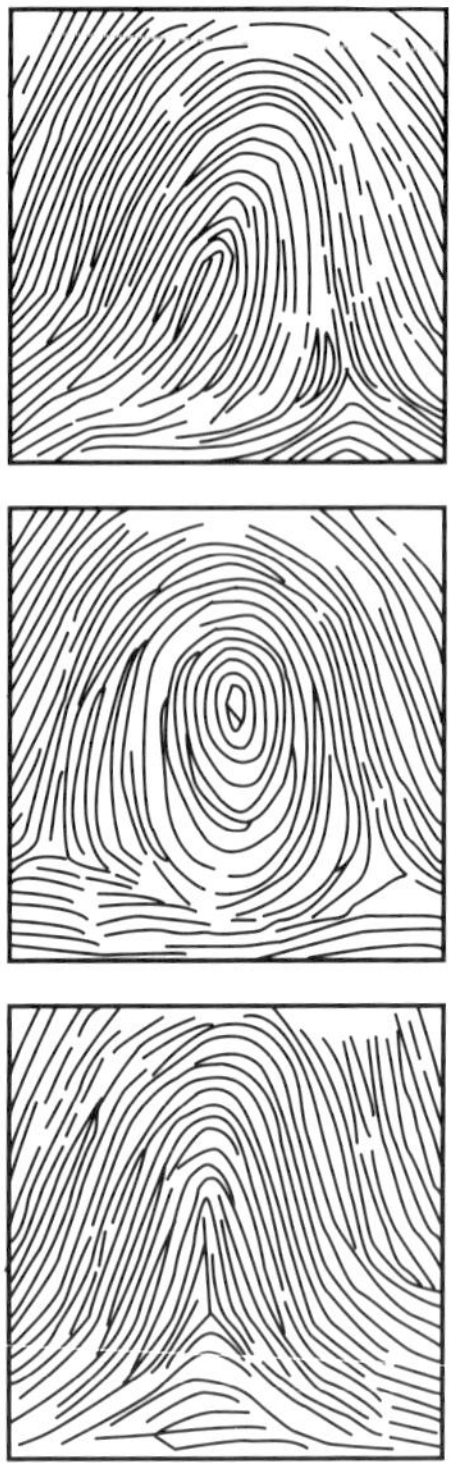

上から蹄状紋、渦状紋、弓状紋。

個人の識別に指紋を使うことは幾世紀も前から行われてきた。中国人は、二二〇〇年以上前から自分の指紋を実印にしていた。サインは容易に偽造できるので、西洋人が古代中国の慣習に倣わないのは不思議である。

現代の犯罪捜査における指紋の使用はきわめて精緻《せいち》なものになり、「隆線の計測」技術を用い、「湖」「島」「スパン・クロスオーバー」「分岐」という名前のついた小さな線の細部に注意を払う。犯人が自分の指紋を変えようとしても、この種の鑑識を免れる術《すべ》はない。たとえ痛い思いをして指紋を消したとしても、指紋はすぐに復元するし、年をとっても指紋の形は変わらないのだ。

指紋には人種差があり、たとえば白色人種《コーカソイド》は東洋人より渦状紋が少なく、蹄状紋のほうが多いが、この差はごくわずかである。

手の色をめぐる不思議

人間の手には、興味を呼び起こす色の特質が三つある。白い肌の人が日焼けをすると、手の甲は日焼けするのに手のひらは日焼けしない。人の手のひらのこの特徴は、手のジェスチャーを際立たせる必要性から進化したといわれている。肌の色が濃い人種も手のひらは白い。

二つめが手の色の変化である。雪合戦をしたことのある人なら誰でも、しばらく時間がたつと、手のひらが真っ赤になっているのに気づいただろう。この特殊な反応は、敏感な手のひらの皮膚が凍えるのを防ぐメカニズムと思われる。長時間にわたる冷えに反応して、血流が急激に増進され、手を温めるのだ。

これは注目に値する複雑な反応である。冷たい雪に手が触れたとき、最初の反応は血管収縮で、皮膚表面への血流は低下する。これは身体全体が示す通常の反応である。温かい血が皮膚表面から大切な体温を放散させるのを防ぐのだ。どんなに長時間寒さにさらされようと、この反応は身体のほかの部位ではそのまま変わらないが、手だけは独自に特殊な反応をする。

五分もすると、強い血管収縮が、正反対の強い血管拡張に切り替わる。手のひらと指の血管は急速に広がって、手は真っ赤になる。そしてさらに五分たつと、その逆の過程が起こる。もし一時間も手袋をしないで雪合戦を平然とやりつづけたとしたら、両手は五分ごとに青から赤へ、また赤から青へと変わるだろう。

これは緊急予防システムであり、おそらく氷河時代に、手が凍傷になるとたちまち災いを招いた時代に進化したものだろう。たった五分間でも繰り返し手の表面を温めれば、実害を引き起こす長時間の凍えを防ぐ。また、五分間隔で手のひらを繰り返し冷やすことで、貴重な体熱を保存するのだ。

三つめは人の手の色に関するもっとも異例な話である。それは、「聖痕《せいこん》」に苦しんでいると主張する聖職者たちがいることだ。これは、キリストが十字架にかけられたときに負ったとされる傷と似たような傷が、ひとりでに手のひらに生じるものとされている。出血するほどの聖痕があると記録される三三〇人のうち、大多数はローマ・カトリック教徒で、その多くは修道女だ。

興味をそそることに、聖痕のできた女性と男性の人数は七対一の割合で女性が多い。この現象は、一三世紀から現在にいたるまで、七〇〇年にわたって知られている。

教会当局はずっと、そのような話に神経をとがらせてきた。疑念を持たれているのは、傷そのものではなく、傷が奇跡的に生じたものかどうかである。

典型的な例では、手のひらの傷は突然出血し始め、それから治って、また出血する。ある聖痕は、非常にきっちりとしたスケジュールで出血した。毎週金曜日の午後一時から二時にかけて出血し、そのあとまた四時から五時にかけて出血するのだ。

故意の自傷行為がなかったとすれば、聖痕の原因の説明としてもっとも有力なのは、局部的なウイルス感染の症例という説だ。公共のプールを使用する子どもたちにはよく、いぼができるが、それはウイルス性の小さないぼで、外科的に取り除かねばならない。

似たようないぼが、まれではあるが、手のひらにもできることがある。ところが、これができるとつい掻《か》いてしまうので出血する。掻いた本人はいぼに触ったことすら覚えていない。しばらくするといぼは治るが、ふつうの切り傷に比べると治りははるかに遅い。

ウイルス性のため完治せず、遅かれ早かれまた出血して、やがていぼは大きくなっていく。完治させるには手術が必要だ。こうしたちょっとした病が信心深い修道女の想像力に火をつけ、キリスト受難の奇跡的な再現になったと見るのが妥当だろう。

あいにく、この聖痕説には致命的な欠陥があり、聖痕は手のひらの真ん中に現れるが、本当の磔刑《たっけい》では釘《くぎ》は手首に打ち込まれたのである。この誤りが生じたのは宗教芸術家たちのせいで、九世紀から今日まで、宗教画や彫刻ではキリストの手のひらの真ん中に釘が描かれてきた。

芸術的には許容されるこの誤りが、奇跡の受難者を気取った人たちに、痛ましくも妄信的に模倣されたのだろう。ごく最近になって、意味ありげに手首から血を流す人が少数現れたが、これは磔刑の釘が実はどこに打たれたのか、知られるようになってからのことである。

結婚指輪はなぜ左手の薬指か

話を指に戻すと、指にはそれぞれ独自の特質がある。

第一指、親指が、五本の指の中でもっとも重要であるのは間違いない。この指のおかげで手は握ることができる。その重大な役割は中世から認められていた。当時、親指を失った場合の補償金は、小指を失った場合の四倍以上だったのだ。

今日では、親指を失っても、現代の外科医学では、人差し指をほかの指と向かい合わせて動くようにすることが可能で、手の握る動作をある程度は取り戻せる。

親指はラテン語では「ポレックス」といわれていた。古代、ビーナスに捧《ささ》げられる指だったのは、おそらく男根崇拝の意味があったからだろう。イスラムではムハンマドに捧げられる指だった。親指には重要なジェスチャーの意味が三つある。「方向を示す」「男根を象徴して侮辱する」「万事良しと知らせる」の三つだ。

第二指、人差し指は、あとの四指の中ではもっとも独立性が高く、重要である。親指と向かい合わせて繊細で精密な作業にいちばん使われるのがこの指だ。銃の引き金を引く指、方向を示す指、電話のダイヤルを回す指、手招きする指、注意を促す指、相手の脇腹を小突く指、ボタンを押す指である。

この指には多くの名称がある。方向を指すため、「人差し指」「示す指」「指示指」「指すもの」と呼ばれる。銃を撃つので、「射指」または「引き金指」という名称もある。また、さまざまな時代で、「ナポレオンの指」「野心の指」「触れるもの」「世界の指」とも呼ばれてきた。

もっとも奇妙な名称は、「毒の指」だ。大昔、この指には毒があると信じられていたので、いかなる薬物治療にも使ってはならなかった。これはおそらく、この指が攻撃的に人を指差したり脇腹を小突いたりするのに使われるためだろう。それが人差し指に、短剣や刀剣、または蛇の鋭い毒牙《どくが》のように相手を傷つける危険なもの、という象徴的な役割をもたらしたのである。人差し指は、キリスト教では聖霊を、イスラム教ではムハンマドの娘ファーティマ夫人を示す。

人差し指はその重要性にもかかわらず、長さはふつう、四本の指の中では三番目で、たいていは中指や薬指よりも短い。しかし、女性の四五%は人差し指が二番目に長く、薬指は三番目である。驚くことに、これは男性ではわずか二二%である。どうしてこの点にいちじるしい性差があるのか謎である。

第三指、中指は、指の中でもっとも長く、古代ではじつにさまざまな名前がつけられ、「中指」「有名なもの」「恥知らずのもの」「汚名を着せるもの」「猥褻《わいせつ》なもの」と、いろいろな呼び名で知られている。これらの名称がついた理由は、この指がローマのかの有名な不作法なジェスチャーに用いられたからだ。

このジェスチャーは、ほかの指をしっかりと曲げ、中指だけを真っ直ぐ伸ばして勢いよく上に突き立てる。両側の曲げた二本の指は睾丸《こうがん》を象徴し、中指はいきり立った男根を表すのだ。

このジェスチャーは、古代ローマの街で生まれて以来、優に二〇〇〇年も生き残り、現代のアメリカではたんに「指《フィンガー》」としても知られている。近年は、少なくとも西欧諸国では、女性もよく使うようになった。男女平等が尊重されるようになって、ジェスチャーも男女平等になってきたのだ。昔は、卑猥な指のジェスチャーはもっぱら男性がやるものだったが、現代の主張する女性たちは、こういう自己表現ももはや恥ずかしがりはしない。

より高尚な宗教の場では、中指はまったく異なるものを連想させる。キリスト教ではキリストと救いを示す指であり、イスラム教ではファーティマの夫、アリを示す指である。

第四指、薬指は、二〇〇〇年以上にわたって治療の儀式に用いられてきた。エーゲ文明の古代儀式では、磁気を帯びた鉄の指サックにこの指を入れて、「魔法の医術」に用いた。のちに、このアイデアはローマ人に採り入れられ、彼らはこの指を「薬指」と呼んだ。ローマ人は、薬指から心臓へ直接つながる神経があると信じていた。薬を調合するときにいつもこの指を使ったのは、何か毒性のものをさわればかならず心臓にその警告が伝わると考えたからだ。

心臓につながる神経が静脈になることもあれば動脈になることもあったが、この迷信は何世紀ものあいだつづいた。中世では、薬剤師たちはなおも信心深くこの指を使って薬を掻き混ぜ、軟膏《なんこう》はすべてこの指で塗ると主張した。人差し指はどんなことがあろうと使わなかった。ある人たちは、薬指で傷の上を撫《な》でるだけで治したので、ついには治癒の指、ヒル治療の指として知られるようになった。ヨーロッパでは、今日もまだ、肌を掻くのに薬指しか使わない地域がある。

この迷信に実用的な価値があるとすれば、それはすべての指の中でいちばん使わないのは薬指だから、いちばん清潔だからだろう。

この指があまり活動的でない理由は、その筋肉組織が指の中でもっとも独立性が低いからだ。手をげんこつにしたあと、指を一本ずつ伸ばしたり曲げたりしてみると、薬指だけは完全に伸びきらないし、かなり伸ばしにくい。隣のどちらかの指を同時に伸ばせば難なく伸ばせるが、薬指一本だと力が入らず動かしにくい。

このため、薬指が有害なものに触れる恐れはいちばん少なくなり、その結果、医療に使うにはいちばん安全な指となったのだ。また、この指で薬をうまく掻き混ぜるには、ほかの指を親指で押さえておかないといけないことにも意味があるに違いない。

この指が指輪をはめる指として知られるようになったのも、独立性がないからである。左手の第四指に結婚指輪をはめる古代の慣習は、この指が象徴するように、妻が自立しないことを誓うという考えに基づいていた。左手にはめるのは、左手のほうが弱く従順な手なので、妻の従属的な役割にふさわしいと考えたからだ。

今日もなお、この指を結婚の儀式に使うのは、こうした事実がおおかた忘れ去られているからにすぎない。薬指の象徴性に性差別を助長する意味があるという真実が広く知れわたれば、多くの現代の花嫁に興味をそそる紛争をもたらすだろう。

この指は、指輪をはめる指という役割があるために、ローマ人には「環指」としても知られていた。イスラム教では「ハッサンに捧げられる指」であり、キリスト教では、祈りのジェスチャーで、親指（父）、人差し指（息子）、中指（聖霊）のあとに薬指でアーメンと唱えることから、「アーメンの指」とされた。

第五指、小指は、ラテン語で「最小のもの」または「耳のもの」として知られていた。いちばん小さい指だから「最小のもの」で、耳に関わる指だから「耳のもの」である。「耳指」と名づけられたのは、この指が小さくて耳掃除に役に立つからだとされているが、これはおそらく現代の合理的解釈である。

大昔は、小指で両耳をふさぐと、心霊体験や予言者的洞察力など、超自然的事象にあずかる機会を増やせると考えられていた。降霊会に出席した人ならおそらく、輪になって手をつなぐときに、現代に生き残ったこの迷信を体験しただろう。そういう席では、霊媒はたいてい、「隣の人とつながる指は小指の先です。これが心霊的結びつきをつくりだす大昔からのやり方ですから」と言う。

アメリカでは、この指は通称「ピンキー」と呼ばれる。その言葉を最初に使ったのはニューヨークの子どもたちだが、その後、大人たちにも、ほかの都市にも広まった。そもそもはスコットランドで、子どもたちが小さいものを何でもピンキーと言ったのが始まりとされ、それがスコットランドからの移住者によってアメリカ大陸にもたらされたのだろう。

しかし、ニューヨークのもとの名前はニューアムステルダムだったのだから、オランダ語で小指がピンキーというのも重要な意味があるかもしれない。子どもたちがこの言葉を使うのは大まじめな約束をするときで、特別な節をつけて唱えることが多い。唱えながら小指をからませて約束を交わすのだ。これもまた、大昔に小指が心霊的結びつきの役割をしていたころの名残である。

　ヨーロッパのいくつかの国では、二人の人が偶然、まったく同じ言葉を同時に言ったとき、「スナップ！」と叫んで小指をからませる。この間、二人とも無言で願い事を唱えてもよいとされ、指をほどくまでひと言も発しなければ願いは叶《かな》う。これもやはり、小指に心霊的な力があり、超自然的な力を伝える能力があるという大昔の信仰を反映している。

「スナップ」という言葉も指に関係がある。指を鳴らす《スナップ》動作の代わりに言う言葉で、この動作にも迷信的な起源があるからだ。親指と中指を合わせてぱちっ《スナップ》と鳴らす大きな音は、悪霊を脅して退散させると考えられ（このため、人の注意を引くのに指を鳴らすのは不作法とされる）、これが二人の人が同時に同じ言葉を発したときには必要とされたのである。

　魔術とはまったく関係のないところで、飲み物をカップやグラスで飲むときに小指を立てるのは、長いあいだ、上品ぶった気取りの極みだと思われてきた。起源をたどれば、これほど真実からかけ離れたものはない。

　昔の宗教画ではしばしば、モデルの女性が飲み物を口にしていないのに、小指をほかの指から離して立てている姿が描かれている。これは宗教画に描かれた実在のモデルがきわめて性的に自由な娘だったしるしだといわれている。

「独立した」小指が性の自由を象徴するというこの考えは、一九世紀末に女性運動家たちが始めた新しい流行の基《もとい》となった。彼女たちは飲み物を口にするときにわざと小指を立て、セックスについては男女平等の権利があるという考えに支持を表明した。

この仕草が流行して徐々に広まっていくうちに、本来の意味はしだいに薄れて、ついには性的な意味合いもなくなり、単に人前で「するべき仕草」になってしまった。そうこうするうちに、しとやかな上品さのしるしとなって、本来の意味とほぼ正反対の意味を表すようになったのである。

手の指を五本とも使えば、さまざまなジェスチャーやサインが可能となり、わざと象徴的に使う場合もあれば、無意識に表現する場合もある。世界的に見れば、今日でも、女性は男性ほど象徴的なジェスチャーを用いることはなさそうだが、会話をしながら言葉を強調する「バトン・ジェスチャー」をよく使うのは、女性のほうが男性よりも多いそうだ。

また、女性の手は、そのときの感情に応じて、つかみかかる鉤爪《かぎづめ》、切り刻む刃、ぐさりと刺すひと突き、固く握りしめた拳、広げた扇などに形を変える。会話が終わると、本人は指がどうなっていたのか正確には覚えていないが、それでも、手の動きが発するメッセージは相手の潜在意識に十分に働きかけている。

女性は、首飾りよりも指輪が好き

女性の指を飾ることは、少なくとも六〇〇〇年かそれ以上前から人気を集めてきた。紀元前二五〇〇年にはもう、中東の金細工師は指輪づくりにかけてはかなり高度な技能に達していたし、その当時から今日まで、指輪はずっと愛されつづけている。

そもそも指輪が着用されたのには、ただの飾りではない大きな目的があった。指輪には重要な守護の力が備わると信じられていて、はめた人に幸運をもたらし、悪霊から身を守り、豊かな富ばかりか不死までもたらす（指輪には始まりも終わりもないから）とされていたのだ。

太古の指輪には、今日では思いもつかない、特別な利点があった。ちゃんとした鏡ができる以前、指輪は、つけている本人にはっきり見えるというだけの理由で、髪飾りや首飾りよりも喜ばれた。

その後、指輪のもうひとつの特別な恩恵を授かった女性たちもいた。指輪に凝った装飾を施して小さな秘密の毒薬入れを仕込めるようにすれば、いやな男を始末することもできたのだ。

女性の手の肌が装飾的な注目を浴びることはほとんどないが、魅力的な例外に、ヘンナで肌に模様を描く化粧がある。これは北アフリカ、中東、アジア各地で数世紀にわたって広く行われ、結婚式の重要な儀式になっている。

ヘンナは、小さな灌木《かんぼく》の、粉状にした葉からつくる、赤みがかったオレンジ色の染料だ。花嫁になる女性の手に苦労して描かれる複雑な模様は、おめでたい席にはかならずやってきてぶち壊しにしようとする邪悪な目や悪霊から、花嫁を守ると考えられている。ヘンナには、あらゆる世俗の汚れから花嫁を清め、悪魔一味の襲撃に対する免疫をつける「徳」があると信じられている。

結婚式の前夜、花嫁は、仲のいい女友だちに囲まれて、ヘンナリアと呼ばれる特別な女性画家の処置に従わねばならない。この画家は何時間もかけて伝統的な模様を描き、その後、花嫁の両手を包帯で巻いて、片手ずつ刺繍《ししゅう》を施したふたつの袋に入れ、描いた模様がきれいに乾くようにする。この行事は「ヘンナの夜」と呼ばれ、女性だけの会合を「ヘン・パーティー」というのも、それが語源と思

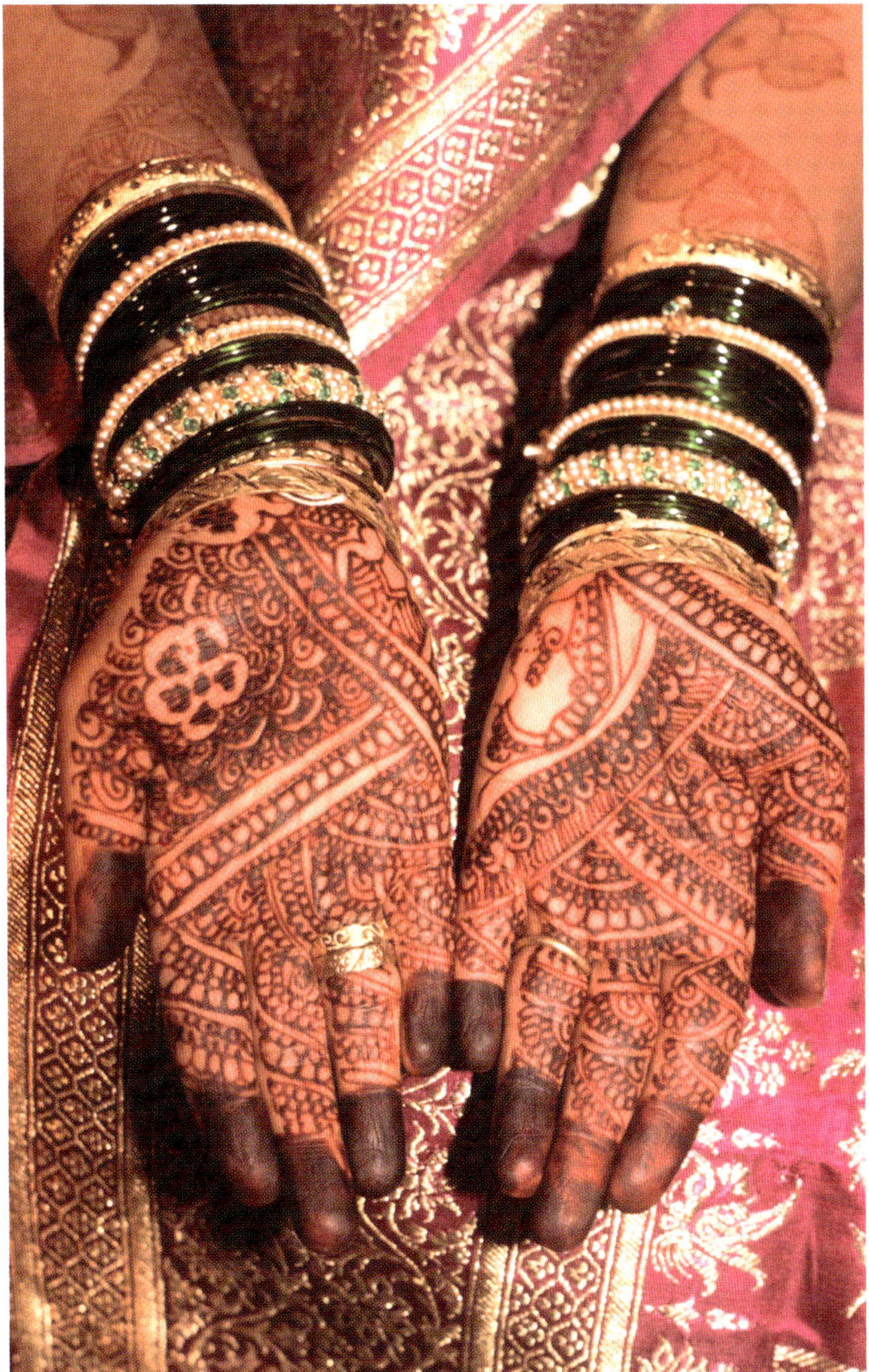

彼女たちはとても忙しいので手を飾ることはめったにないが、ヘンナ模様の化粧は例外である。北アフリカ、中東、アジアの多くの地域で、花嫁は結婚式前夜、特別な「ヘンナ・パーティー」（「ヘン・パーティー」の語源）でこのような装飾をする。複雑な模様は、悪魔の目から花嫁を守ると考えられ、模様は数週間保たれる。

われる。

結婚式では、装飾された手の包帯が解かれ、美しい模様が披露される。模様はふつう四週間ほど保ち、それ以降は消えてもいいし、新たに描き直してもいい。今日、ヘンナの手が、まったくの装飾として、ヨーロッパやアメリカでマイナー・ファッションになっているが、デザインの不自由さから、女性用装飾の主流にはなっていない。

女性の手の甲の肌は、化粧をしない状態だと、年配の女性には深刻な問題がはっきりと現れる。たとえ肌を引き締めるクリームを塗って顔を若返らせ、さらには美容整形術で二〇歳も若返って見えるようになったとしても、やせてしわだらけの手には実年齢が現れていることに愕然《がくぜん》とするかもしれない。昔ならば、おしゃれな手袋をはめていればよかったが、しわ隠しに役立つその小物はもう流行遅れだ。手を若返らせるには大変な施術が必要とされ、今日では、あきれるほど多くの高価な処置が受けられる。マイクロピーリング、酸ピーリング、超音波、ビタミン注入、酸素補給、ホットワックス、多種多様の注射、レーザー治療などがあり、中には怪しげな美容術まである。

もっとも過激な処置は、顔の美容整形と同じ、手の美容整形である。これは腿《もも》の脂肪をとって手の甲に注入する手術だ。これで手はふっくらして驚くほど若返るが、処置を数回繰り返す必要があるし、そうやってもわずか一年かそこらしか維持できない。

長い爪は高貴な女性のしるし

最後に指の爪《つめ》の話をしよう。爪は、生きている爪根《そうこん》から伸びる死んだ組織で、手の爪が伸びる速さは一〇日に一ミリ、足の爪の約四倍だ。この割合で伸びると、手の爪を切らなければ一〇〇日で一センチ伸びることになる。

原始時代は、爪が自然にすり切れたので、これぐらいがちょうどよかったのだろう。現在では、爪を適度な長さに保つには、定期的に爪を切ったりヤスリをかけたりする必要がある。

いろいろな時代やさまざまな文化で、多くの女性たちは、手を使う労働を何もしなくていいしるしとして、便宜を無視して爪を伸ばしてきた。こうした身分の高さの誇示は、爪に色鮮やかなニスを塗ることでさらに強調され、この手は骨折って働かなくてもいい手だという注意を引く。古代中国では、高貴な女性はこうした理由から爪を長く伸ばして金色に塗っていた。

のちに、これではあまりにも日常の手の動きに差し支えるため、誇示は小指だけにして、ほかの爪は短く切った。もうひとつの解決法に、日常生活では爪は短くしておいて、特別な場合になると大げさに飾り立てた偽の爪をつける方法もあった。このやり方は両方とも、現在、ヨーロッパで行われている。多くの女性は社交の場では偽の爪をつけ、仕事のときははずす。

変人の中には、爪を驚くほど長く伸ばして、毎日ふつうに行う手の動きをひどく困難にしている人もいる。たとえば、電話をかけるにも指関節を使わなければならない。

ダラスのある爪マニアは、両手の爪の長さが合計で三八〇センチ、いちばん長い爪はなんと七一センチもあった。彼女の驚異の爪にネイルを塗るには八時間から一〇時間もかかった。彼女は二四時間その爪を手入れしたあと、とうとう切ることにした。爪をすっかり短くした彼女が最初にやりたくてたまらなかったのは、爪で自分を掻くこと、次に、誰かを抱き締めることだった。

女性の爪は、非常に長くなると、真っ直ぐ伸びずに曲がりだし、これが問題を引き起こすこともある。ジョージア州オーガスタに住む女性は、軽犯罪に問われたため、型通りに指紋を採られることになった。

警察が指紋を採ろうとしたところ、彼女の一五センチもの曲がった爪では採取できないとわかり、爪を切るよう彼女に命じた。彼女は、その仰々しい手を救うため、これを拒否し、拘置所に四晩も留め置かれたが、警察はそのあいだに、彼女の指紋を採る特別な方法を用意した。

女性の長い爪は容易に男性をやっつける武器になる。恋人にふられたコネティカット州の女性は、相手の男性がほかの女性とベッドにいるのを見つけて激怒したあまり、マニキュアを塗った両手を駆使して復讐《ふくしゅう》を果たした。傷を負った男性は陰嚢《いんのう》を二十四針も縫うはめになった。

最近では、マニキュアをした長い爪の流行は、「ネイルアート」の導入によってさらに広がり、意匠を凝らした模様が爪に施されている。驚くことに、現在、「ネイルアート」に関するインターネットのサイトは、六万一四〇〇件もあり、真剣にこの情報を得たい人のための『ネイルアート百科事典』まである。

項目には、ネイルアート、フリーハンド・ネイルアート、つけ爪のネイルアートなどがあり、貼り付け式のラインストーン、アクリル・ネイル彫刻、ホログラム・チップ、ネイルピアス用のドロップタイプのジュエリーまである。リストは際限なくつづいている。

多くの女性は、こうした手のこんだネイルアートがあまりに風変わりで大げさだと感じ、代わりに、フレンチマニキュアという新しいスタイルに目を向けている。見た目はごく自然だが、爪先を白く強調するマニキュアである。ほかにも、爪を短く切って黒っぽいマニキュアを塗る方法もあり、ファッション界はあの手この手で存続する。

こうした女性の爪の文化的誇張や凝った装飾を一笑に付すのは簡単だが、六〇〇〇年以上もいろんな形でつづいてきた慣習が一夜にして消えることはまずない。爪を装飾しても、女性の手の動きやすさや柔軟性を妨げることはないので、女性の手に害はない。

また、女性の手の動作を妨げたとしても、その社交的インパクトは本人にはそれだけの価値があるので、手が不器用になるぐらいの埋め合わせはできるのだ。長い爪がパーキング・メーターの料金投入口にはまって動けなくなり、警察と地元の消防団を呼んで助け出してもらった、マサチューセッツ州の女性のような目に遭わないほどの長さなら……。

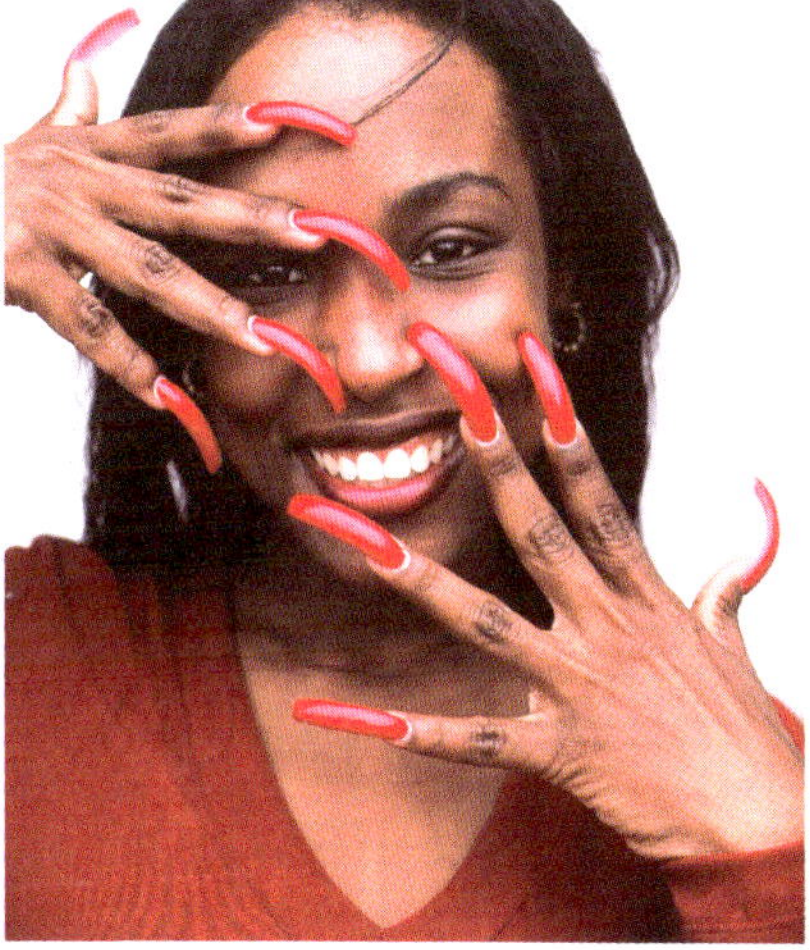

現代女性の中には、爪を異常に長く伸ばして、野獣の鉤爪のような手にしたがる人もいる。また、長い爪を見れば一目瞭然で、この女性にはどんな手作業も無理だから、上流階級を楽しんでいるに違いないとわかる。

乳房

母としての乳房

女性の乳房は、身体のどの部分よりも男性のエロティックな視線を浴びてきた。このような注目をあからさまに性器に向けるのはあまりに露骨すぎるし、かといって身体のほかの部分ではものたりない。乳房はまさしくその中間で、タブーではあるが、それほどショッキングでもない。

その結果、乳房には驚くほど幅広い婉曲《えんきょく》表現が使われてきた。幾世紀にもわたって実に七四もの色彩豊かな名前がつけられている。

たとえば、「ビッグ・ブラウン・アイ」「乳房と乳頭《ブレース・アンド・ビッツ》」「猫と子猫《キャット・アンド・キティ》」「チャーリー・ホイーラー（オーストラリアの裸体画家）」「キューピッドの太鼓《ケトルドラム》」「ゴールデン・アップルズ」「メイ・ウエスト（米国のグラマー女優）」「ムーン・オブ・パラダイス」「双子の地球《ツイン・グローブ》」といった風変わりな名前。

また、あまり華やかでない言葉もある。たとえば、「乳房《ブザム》（一〇世紀）」「果肉《パップ》（一四世紀）」「子ガモ《ダッキー》（一六世紀）」「おっぱい《バビー》」「乳の首《ティット》（一七世紀）」「バスト」「乳《ディディ》（一八世紀）」「乳房《ダグ》」「乳首《ティティ》（一九世紀)」「ブーブ」「ブリストル」「ガザンガ」「フーター」「ジャグ」「ノッカー」「ママリー」「メロン(二〇世紀)」。

女性の乳房には生物学的機能がふたつある。ひとつは親としての機能で、もうひとつは性的な機能だ。親としては、巨大な汗腺として働き、乳汁と呼ばれる、形を変えた汗を生成する。乳汁をつくる腺組織は妊娠中に大きくなるため、乳房は通常よりもやや大きくなる。この組織に流れる血管は、乳房の表面にはっきりと目立って現れる。

つくられた乳汁は、乳管を通って乳管洞と呼ばれる特別の貯蔵スペースへと向かう。これは、乳房の中心部の、乳頭を取り巻く褐色の乳輪の下にある。この乳管洞から、一五から二〇の乳管が乳頭へつながっている。

赤ん坊が乳を吸うときは、乳輪と乳頭をすっぽり口にふくみ、歯茎で褐色の皮膚をしごいて、乳頭から乳をほとばしらせる。もし赤ん坊が乳頭しか口に入れないとしたら、乳頭だけしぼっても、ほしいだけの乳が出てこないから問題だ。これが欲求不満になって乳頭を嚙《か》むのかもしれないし、そうなれば母親にも子にもよくない。経験の浅い母親もすぐに赤ん坊の口に乳房をもっと押しこんでやれば、子の空腹感が原因で起きる痛みを避けられることがわかる。

乳頭を取り巻く乳輪は、人間の解剖学的細部の中でも興味をそそるものだ。処女と、母親になったことのない女性は、乳輪がピンク色だが、妊娠すると色が変わる。妊娠二か月ぐらいから乳輪は大きくなり始め、色もかなり濃くなってくる。授乳が始まるころにはたいてい暗褐色になり、その後、赤ん坊が離乳しても、処女のころのピンク色に戻ることはない。

この乳輪は、機能としては保護の役目を果たすと考えられている。乳輪には脂肪物質を分泌する特殊な腺がたくさんある。肉眼ではその腺が、着色した皮膚上の「鳥肌」のように見える。授乳期はその乳輪腺がとても大きくなり、モンゴメリー腺と呼ばれる。そこから出る分泌物は、乳頭の皮膚とその周囲の皮膚を保護する。生物学的な「肌の手入れ」の一種で、愛情深く酷使される乳房の表面には大いに必要なものだ。

女性の乳房からつくられる乳汁には、タンパク質、炭水化物、脂肪、コレステロール、カルシウム、リン、カリウム、ナトリウム、マグネシウム、鉄分、ビタミンが含まれている。また、乳児に病気の抵抗力をつける、さまざまな抗体も含まれている。

牛乳は母乳の十分な代用品になるが、リンの度合いが高いので、人間の乳児の場合は、カルシウムとマグネシウムの摂取の妨げになるといわれる。また、赤ん坊の中には、ウシ属のタンパク質にアレルギー反応を示す子もいる。賢明にも、近年は母乳で育てる母親が増え、そこには、母と子の愛情の絆《きずな》がさらに強まるというボーナスも加わってくる。

乳房は性信号か否か

母乳は赤ん坊の成長に理想的だが、乳房の形は授乳にとって決して完璧ではない。哺乳瓶《ほにゅうびん》の乳首のほうが実際の母親の乳首よりも、乳児の口に乳を入れるには、はるかに適した形をしている。これが進化上の欠陥に思われるならば、女性の乳房には、親としての役割と性的な役割と、二重の役割があることを思い起こさねばならない。ここで問題になるのは性的要因のほうである。こうなる理由を理解するには、私たちに近い親戚、サルと類人猿の乳房をちょっと見てみるといい。
ほかの霊長類の雌はすべて、授乳していないときは胸が平らである。授乳しているあいだは、乳頭のあたりが乳で少し膨らむが、そのときでも、人間の女性のように乳房が半球形に膨らむことはまずない。まれに、特別に乳がたっぷり出て、人間の形に近くなったとしても、その膨らみは授乳が終わると消えてしまう。サルと類人猿の「乳房」は純粋に親としてのものだ。

人間の女性の乳房は違う。乳房は、乳でいっぱいのときは多少大きくなるが、突き出した張りのある形は、子育て中だろうとなかろうと、若い成人期のあいだはそのままだ。尼僧も、生涯、乳を飲ませることはないのに、乳房は盛り上がっている。

乳房を解剖学的に考察すると、その膨らみの大部分は脂肪組織で、乳の生成に関わる腺組織はほんの一部しかないことがわかる。したがって、脂肪組織でつくられた乳房の丸い形には、乳汁をつくる役割以上の、別の説明が必要になってくる。

生物学者からすれば、これは明らかに性信号なのだが、この解釈に反論する女性たちもいる。彼女たちは、女性の身体つきが男性にアピールするために現在の形に進化したという考えが不快なのだ。肉体的セックス・アピールが受胎に関わってくるという事実を無視して、彼女たちは、女性の乳房は子育てのためだけにあると主張し、詭弁《きべん》を弄《ろう》して、乳房の膨らみの進化を性的なものではないと説明する。彼女たちは次の七つの説を提唱している。

❶「脂肪組織は乳腺を保護するものである」——この説は、授乳中については真実であるが、そのほか

の期間もずっと膨らみを持続している説明にはなっていない。ほかの霊長類にはこの保護が必要ではない理由の説明にもなっていない。

❷「脂肪組織は乳を温めるものである」――これもやはり授乳中しか必要ないことだ。

❸「乳房の膨らみは赤ん坊の授乳をより快適にする」――これはまったく真実ではない。哺乳瓶のデザインを考えればわかることだ。

❹「乳房の膨らみは視覚信号として働き、乳房の大きな女性は母乳で子育てする良い母親になることを男性に伝える」――これも真実ではない。乳房の小さな女性のほうが巨乳の女性よりも母乳を飲ませやすいのだ。

❺「脂肪組織は、食糧不足のときに貴重な脂肪の蓄えとして役目を果たす」――なるほどその通りだが、この蓄えが胸に集中するのはなぜか？　胸ばかりが大きく突き出すと、速く走れなくなるはずだ。女性の身体には、ほぼ全身に皮下脂肪がたっぷりあり、この広範囲の脂肪の蓄えが、一時的な飢餓の危機にはもっとも有効な保護手段となる。さらに言えば、乳房の脂肪は女性の体脂肪全体のわずか四パーセントで、体重が減ってもいちばん変化のない脂肪である。

❻「脂肪組織は、赤ん坊が乳を飲むときにしがみつく毛が母親にないことを補うものである」――これは真実ではない。母親なら誰でもわかることだが、人間の赤ん坊は乳房まで抱きかかえて乳を飲ませてやらねばならないし、いずれにせよ、すべすべした大きな半球形の乳房では、乳首に近づきやすくなる助けにはならない。

❼「乳房の半球形は、ある著者によれば、『反機能的と言えるほど非機能的』である」――親としての機能の説明には、ほかはすべて欠陥があるので、女性の乳房の形が性的なものだという説を受け入れない人たちには、これが最後の戦いである。

乳房の半球形が、親として発達したのではないことはまぎれもない結論である。親としてではなく、性信号に関係があるのだ。男性が女性の乳房に示す関心は、「乳児的」または「退行的」だという意見には根拠がない。男性が、処女や授乳していない女性の突き出した乳房に反応するのは、人間の原始的性信号に反応しているということだ。

女性の性信号としての、一対の半球形の起源を見つけるのは難しいことではない。ほかの霊長類の雌はすべて、四足歩行をしながら、臀部から後方に性信号を誇示する。その性的な膨らみは、雄を興奮させる重要な刺激である。

人間の女性の尻信号は、類を見ないほどみごとな半球形をした一対の臀部にある。これは後ろから見ると、強烈にエロティックな信号として働くが、ほかの種のように四足で歩き回るわけではないので、正面からだと隠れて見えない。たいていの状況で、人は直立して正面から相対する。女性が男性と向かい合って立つとき、女性の尻信号は隠れて見えないが、胸に一対の模擬臀部が進化したおかげで、相手に背を向けることなく原始的性信号を送りつづけることができる。

この性的要素は、乳房の発達においてきわめて重要だったから、実際、本来の親としての機能を妨げるようになった。乳房はお尻を真似ようと大きく半球形に膨らみ、赤ん坊が乳首をふくみにくい乳房になってしまったのだ。ほかの種は雌の乳頭が長いので、サルや類人猿の赤ん坊は、難なく長い乳頭を口に入れて乳を吸える。しかし、丸く膨らんだ母親の乳房を吸う人間の乳児は、小さな乳首を取り囲む大きな肉の丸みに窒息しそうである。人間の母親は、ほかの種ではまったく必要のない用心をしなければならない。スポック博士はこう助言する。「ときには乳房に指を一本あてがって、赤ん坊が鼻で息をできるようにしてやりましょう」

別の育児書にはこう書かれている。「赤ちゃんが乳首のまわりの褐色のところまで口にふくむので、びっくりするかもしれません。必要なのは、赤ちゃんが呼吸できるかどうか、確かめてやることだけです。乳をほしがるあまり、乳房や自分の上唇で鼻孔をふさいでいるかもしれません」。このような忠告からしても、人間の乳房に二重の役割があるのは間違いない。

乳房の小さな女性は、母乳が出るかどうかをよく心配する。皮肉なことに、彼女たちのほうが、胸の大きな友人よりもうまく授乳できるかもしれない。乳房をセクシーな半球形にする脂肪組織の量が少なくても、授乳とはほとんど関係ないからだ。

妊娠すると、腺組織はすべての妊婦と同じように増大するが、太った女性ほどには乳房が膨らまないので、赤ん坊は乳を吸いやすいし、窒息することも少ない。

男にとっての「最高の乳房」とは？

女性の乳房は、性的役割において、まず視覚刺激として働き、次に触覚刺激として働く。遠くからでも、乳房を見れば、成人女性と男性のシルエットはたいてい見分けがつく。もっと近づくと、この露骨な性別信号は鋭敏な年齢指標にもなる。乳房の形は、思春期から老齢期まで徐々に変化していく。乳房の形のゆるやかな変化は、次の「女性の乳房の七つの年齢」に要約される。

❶小児期の乳頭だけの乳房――この思春期前の段階では乳頭だけが隆起している。

❷思春期の未熟な乳房――月経が始まり性器に陰毛が生え始める、ごく初期の生殖期で、乳頭の周囲が膨らみ始める。

❸青年期のとがった乳房――十代を経過するにつれ、乳房はさらに少しずつ大きくなる。この段階では乳頭も乳輪も乳房の上に突き出し、とがった円錐形《えんすいけい》をなす。

❹成人期初期の固い乳房――人間の理想的な身体年齢は二五歳だ。これは、身体が最高の状態に達し、すべての成長過程が完了する段階である。女性の乳房は二〇代でもっとも丸い半球形の状態に膨らむ。

乳房はより大きくなるが、まだその重みで垂れ始めてはいない。

❺母親の張った乳房――母親となり、拡大した腺組織の大きさが急に加わると、乳の張った乳房は膨らみきって、胸部で垂れ始める。乳房の下側の縁が胸の皮膚と重なって、隠れたしわができる。

❻中年期の垂れた乳房――成人の生殖期が終わりに近づくと、乳房はもう授乳段階の大きさはないのに、さらに胸の上に垂れてくる。

❼老年期のしなだれた乳房――老齢が進むと、身体が全体的に縮んで乳房も平らになり、胸に垂れ下がったままだが、ますます皮膚にしわが寄る。

この典型的な乳房の老化段階にも、多くのさまざまな格差がある。やせ型の女性は、ある程度ゆるやかに老化が進む傾向にあるが、肥満型の女性は急速に老化が進む。

美容整形外科で、乳房を持ち上げ、人工的に成人期初期段階の張りをもたせることも可能だ。乳房が直接見えないならば、コルセットやブラジャーなど下着の力を借りて同じ印象を与えることもできる。女性たちが長年にわたり、さまざまな手段を駆使して、つんと突き出した半球形の乳房の印象を保とうとしてきたのは、人間の女性がもつ原始的な胸信号の伝達期間を引き延ばすためである。

社会の風潮によって、女性の胸の性的特質を抑えるよう要求された時代もあった。清教徒は、若い女性に窮屈な胴着を無理やり着けさせ、この目的を達した。硬い胴着で乳房を平らに押しつぶして、成熟した大人なのに無邪気な子どものような体形にしたのだ。一七世紀のスペインでは、若い婦人たちがさらにひどい侮辱を受けた。乳房が盛り上がっていく自然な発育を妨げようと、胸に鉛板を固定され、膨らむ乳房を平らにされたのである。

こうした残酷で不当な要求は、半球形の乳房の強烈な性的意味を強調したにすぎない。否定するためならばどんな手段も辞さない社会にとって、乳房はまさに強力な存在であるに違いない。

幸いにも、ほとんどの社会では、乳房を押しつぶすのではなく、覆い隠せば、十分に慎み深いとされてきた。そのような場合は、この覆いを取るだけで大いにエロティックな刺激として働く。これは、画家や写真家にいろんな手法で利用されてきた。

画家にとって、完璧な乳房を描くのは容易であり、ある程度ならどんな乳房も自分の好きなようにつくり出せる。もし画家があまりにも不自然な乳房を描けば、その原始的信号はゆがみ始め、インパクトも失われる。だが、基本となる半球形が、ふつうよりもやや大きく膨らむ程度なら、おそらく実物よりはるかに刺激的な最高の乳房をつくり出せるだろう。

写真家となると、その仕事は難しくなる。被写体が実際の乳房にかぎられるので、頼みの綱は、特殊な照明をあてたり、モデルに半球形の信号を強調するポーズをとらせたりして、乳房の形をよく見せるしかない。もちろん写真家は乳房の発達の絶頂期にあるモデルを選ぶことができる。最高の乳房を撮るには、乳房の発達が最高潮に達し、その増えた重みで垂れ始める寸前の、青年期の乳房をしたモデルが必要とされる。

乳房の大きさが増して見事な半球形になれば、必然的に重みも加わって乳房が垂れ始めるので、ここには力の対立がある。女性の一生で、乳房がもっとも突き出し、しかももっとも垂れていない時期はほんの一時期で、そのときこそが、もっともエロティックな映像をつくり出すシャッターチャンスに違いない。興味深いのは、グラビア雑誌のエロティックな写真を撮る腕利きの写真家たちにとって、彼らの求める最高の乳房をした少女像がたった一種類しかないことだ。

少女の年齢は、予想よりも少し若い十代後半で、乳房は平均よりもわずかに早く大人のサイズまで育ちきっている。要求される完璧な丸みを帯びながら、まだ思春期の固さをとどめている乳房だ。この特別な組み合わせが、ヌード写真を載せた男性誌を大儲けさせる映像をつくり出している。

女性の乳房の視覚信号が、ほかの身体的魅力や精神的魅力と相まって男性を引きつけ、性的な接触が始まると、今度は乳房の触感的な特性が効果を発揮する番である。前戯では、男性の口と手が乳房を盛んに愛撫する。これは女性よりも男性を興奮させ、ここで特別な付加刺激が働くこともある。

前述したように、乳頭のまわりにある褐色の乳輪には、授乳中に脂肪物質を分泌する腺がある。これは乳首周辺の酷使される皮膚の潤滑剤といわれていて、それは疑う余地もない事実である。しかし、乳輪腺がもともとアポクリン腺であるという事実は、性行為中に女性の乳房の乳頭部が、実は男性の鼻に匂い信号を送ることを暗示している。

アポクリン腺は、腋窩《えきか》や陰部の特別な性的芳香の原因となるもので、男性がこの腺から生じるエロティックな匂いを意識しないとしても、その分泌物には無意識のうちに性的興奮を助ける大きな効果がある。乳輪腺はこの原始的な匂いの信号を送るシステムの一部であり、男性が相手の身体を探りながら乳房に盛んに鼻をすり寄せる理由も、これで説明がつく。

性的興奮が高まるにつれて、女性の胸にはいくつかのいちじるしい変化が現れる。乳頭が勃起して、一センチもの長さになる。乳房そのものも充血して、全体の大きさが二五％も増大する。この膨張は乳房全体の表面をより敏感にして、相手と身体を合わせることに応じやすくする効果がある。

オーガズムが近づくと、さらにふたつの変化が起こる。乳輪が膨張して、乳頭を覆うほど膨らんでくるので、激しく興奮した女性には、乳頭の勃起がなくなったという誤った印象を与える。

また、乳房の表面や胸部のほかのところに奇妙なハシカ状の発疹《はっしん》が現れる。この「性的紅潮」は、綿密な性調査を受けた女性の七五％に起こることが観察されている。男性ではるかに少ないが、同じ調査に参加した男性の二五％に紅潮が見られた。性的紅潮は、男女ともにオーガズムの直前に起こりやすい。

ただし、女性はときどきオーガズムに達するかなり前から紅潮が現れることもあるが、男性は最後の瞬間まで現れない。強い性的興奮を経験せずにこの発疹が出ることはありえないが、その逆は成り立たない。男女ともに、オーガズムを伴う活発な性生活をしているにもかかわらず、性的紅潮を示さない人たちが大勢いるのだ。

どうしてこのような違いが出るのかは不明である。発疹が出る重要な要因のひとつは、暑い空気だ。寒い環境だと、性的紅潮を示す人にも発疹は出ない。一方、非常に暑い場合は、発疹が広がって、胸部はもとより額から大腿部《だいたいぶ》まで覆いつくしてしまう。

伝説の中の乳房

人間の女性は乳房がふたつしかないものと思われているが、かならずしもそうとはかぎらない。女性の約二〇〇人に一人は三つ以上の乳房がある。これは「多乳房」と呼ばれている。不吉なものではなく、余分な乳房はたいてい機能しない。余分に乳頭があるだけの場合もあれば、乳頭のないごく小さな乳房の場合もある。

非常にまれだが、機能する、乳の出る乳房が三つ以上ある女性も見つかっている。もっとも珍しい例は、一八八六年に学識ある教授によってフランス医学会に発表された、フランス女性の例である。彼女は乳がたっぷり出る乳房を五組ももっていた。その二、三か月後、もっとも奇妙な医学的競争となったのだが、ライバルの学者が、機能する乳房がやはり一〇個あるポーランド女性の例を発表した。

これらの特別な乳房は大昔の祖先の名残であり、私たちの遠い祖先には、ほかの大半の哺乳類と同じように、同腹の子全員に授乳できるだけの数対の乳房があった。一度に産む子どもの数が一人もしくは二人に減少してきたとき、同時に乳頭の数も減ったのである。

有名な女性の中にも、乳房が三つ以上ある人たちはいる。ローマ皇帝アレクサンデル・セウェルスの母ユリアにはたくさんの乳房があり、そのため「乳房のユリア《ユリア・ママエア》」という名がつけられた。さらに驚いたことに、ルーヴル美術館所蔵の著名な像「ミロのビーナス」にも乳房が三つあることが、綿密な調査で明らかになった。

これがたいてい見過ごされるのは、第三の乳房に乳頭がなく、ごく小さな乳房にすぎないからだ。

その乳房は、右乳房の上の、腋窩に近いところにある。ヘンリー八世の不運な妻、アン・ブリンにも第三の乳房があったといわれ、医学的に異常な症例を正確に記録した本に記載されている。けれども、この場合、第三の乳房といわれているものは、魔女呼ばわりするための中傷だったのかもしれない。昔、魔女には、その仲間に乳を飲ませる特別な乳首があると信じられていて、魔女の疑いをかけられた女性たちは、悪魔の証《あかし》になるものがないかと調べられることがあった。敬虔《けいけん》なカトリック教徒の魔女狩りたちは、隠された乳首を探して、魔女と疑われた女性の秘所の割れ目まで入念に調べあげたのだ。いぼだろうと大きなほくろだろうと、ときにはちょっと大きめの陰核だろうと、不幸にもそれがあった人を、火あぶりの刑に処すには十分だった。

アン・ブリンに第三の乳房があったという噂は、彼女は魔女だから死罪に値するという暗示をもたらすために、彼女の死後、故意に流されたものかもしれない。

歴史上もっとも有名な多数の乳房を持つ人物像は、ローマ神話の女神ディアナ、ギリシア神話ではアルテミスである。彼女のふくよかな彫像の胸には、ぎっしりと数列の乳房が並んでいる。彫像の中には二〇以上の乳房をもつものもある。いや、本当にそうだろうか。よく見ると、これらの乳房には乳頭も乳輪もない。どれも「出口のない乳房」である。

最近、この古代アナトリアの地母神崇拝がより慎重に研究された結果、まったく新しい解釈が出てきた。控えめに言っても、ディアナの胸は、長いあいだ思われていたほど親しみのある場所ではない。女神の祭司長は宦官《かんがん》でなければならなかったらしい。女神に仕えるため、祭司長は去勢され、睾丸を祭壇のそばに埋めねばならなかった。

発見された碑文によると、後年は、去勢の儀式で祭司たちの代わりに牡牛が用いられた。牡牛の巨大な睾丸が抜き取られ、香油に浸けられたあと、儀式として聖像の胸に吊《つる》されたのだ。像はもともと木像だったが、その複製として、生《い》け贄《にえ》に捧げられた牡牛の睾丸が胸に鈴なりについた石像がつくられた。この不正確な複製の石像を研究したために、大母神には多数の乳房があるという長年にわたる誤りが生じたのである。

　女神の胸を睾丸で覆う理由は、睾丸に含まれる無数の精子が女神を受胎させると考えられたからだ。こうして女神は処女のままでも母親になれたというわけで、このテーマはキリスト誕生と関連して再現されることになる。

　まったく種類の異なる乳房神話に、アマゾンとして知られる女戦士の古代部族にまつわる話がある。彼女たちが実在したかどうか疑わしいが、伝説によると、彼女たちは女ばかりの恐ろしい集団で、たえず弓矢で隣国の民を襲撃した。矢をより効率よく射るために、年ごろになると娘はみんな、右の乳房を焼き切ったともいわれている。じゃまになる乳房を切り落としたという伝説もある。

　これらの話には都合の悪いことに、この猛女たちが登場する古代の美術作品にはどれも、健全なふたつの乳房をもつ女たちが描かれている。もしアマゾンが実在したとすれば、戦闘中は、右の胸を平らにする片側だけの革製チュニックを着用していたのかもしれない。アマゾンという名前は、字義通り、「乳房のない」(a-mazos)という意味である。

　奇妙なことに、近年、欧米では、エロティックな装飾目的で、乳房を損傷する動きがある。まれな事例ではあるが、それは社会学者を警戒させるほど広く浸透し、「乳首や臍《へそ》や陰唇にエロティックなボディ・ピアスをして鎖や宝石などを差し込む」新しい流行は、アフリカ女性の陰核切除という風習を禁ずる賢明な法律の、矛先を制するものだ、と言う人もいる。

現代の乳首ピアスは、本質的には、風変わりな性行為の世界から生じた隷属症候群の一部である。部族社会では、乳房の損傷は明らかに授乳の妨げになるので、めったに行われない。哺乳瓶で育てるという代替手段がない地域では重大な障害となるからだ。

あまり害のないエロティックな乳首の装飾は大昔からあった。三〇〇〇年前の古代エジプトでは、地位の高い女性たちは乳首に金をふんだんに塗りたくって楽しんだ。二〇〇〇年前の古代ローマでは、乳首に紅を塗って、エロティックな出会いを刺激的にするのが好まれた。忍耐強い皇帝クラウディウスのニンフォマニアックな妻、メッサリーナ妃は、赤く塗った乳首で悪名高く、風刺詩人ユウェナリスは次のように揶揄《やゆ》した。

夜ごと頭巾《ずきん》をかぶり、メイドをお供に夫をおいて、破廉恥な仮面舞踏会へと……。塗りたくった乳首も露わに、高貴なブリタンニクス（メッサリーナの息子）を産んだその太腿《ふともも》は開きっぱなし。

乳房を露出する女性たち

乳房の性的信号を伝える故意の行動には、両手で乳房を隠す、胸を突き出す、ダンスの動きで乳房を揺らしたり形を強調したりするなど、さまざまな形態がある。これらはみな、女性のセクシーな半球形に注意を引きつける。

もっとも極端なのは、昔ながらのバーレスク・ショーで踊る有名なタッセルダンスで、踊り子が乳房を同じ方向に回したあと反対方向に回すと、房飾り《タッセル》もそれに合わせて回る。

乳房をセクシーに見せるもっともシンプルな形は、もちろん、覆われていたはずのものがいきなり露出することだ。これは全世界の都市社会で見られる。「トップレスになる」のは、男性の注意をいつも大いに引きつける、きわどい行為である。

ときには、一九六〇年代、南フランスのビーチで起こった事件のように、当の男性が私服警官だったということもある。当時、若い女性たちは、もっとくまなく日焼けするために、大胆にも、モノビキニまたはモノキニと呼ばれるトップレスの水着姿になろうとしていた。しばらくは、警官たちが戸惑いながら裸同然の女性たちを捕まえようとする、みっともない格闘があったが、まもなく当局はその戦いに負け、トップレスの海水浴はしだいに普及してきた。

最初の女性用トップレス水着は、一九六四年、何かと物議をかもすオーストリア人デザイナー、ルディ・ゲルンライヒによって紹介された。アメリカでは、あるナイトクラブのダンサーがこの水着をショーで着用して、最初のトップレス・ショーとなる。ほかのクラブでもすぐに真似したが、翌年には宗教団体の反対が高まり、警察によるクラブの手入れが行われ、トップレスダンサーたちは「猥褻《わいせつ》行為」で逮捕されたが、彼女たちは無罪放免になり、すぐに職場に復帰した。

一九六六年、ニューヨークのレストランでトップレスのウエイトレスを採り入れた店も数軒あったが、二、三日もすると、ニューヨーク市長がそれを法的に禁止。一九六九年、ロナルド・レーガンもカリフォルニアで同様の措置をとった。一九七〇年代になってようやくトップレス・ショーへの抵抗は衰え始めた。そのころもまだ、制限はあり、いつ、どこで、どのようにトップレスになるのか、規則が定められていた。

奇妙にも、授乳のように性的ではない自然な行為も、公共の場で行うと、都市環境においては世間の物議をかもすことがある。一九七五年、三人のアメリカ人女性が、マイアミ・パークで赤ん坊に授乳したかどで逮捕されたのだ。彼女たちの罪は「公然猥褻罪」だった。以後、こうした逮捕に反対する声が高まり、今日では、人前での授乳は、北アメリカの大半で法的に許されている。

一九八〇年代には、人前でトップレスになる女性たちに新しい提案があった。完全な性の平等を要求する若い女性たちの団体が、公共の場で故意に乳房を露出して、自分たちも若い男性と同じ扱いを受けるべきだと主張した。男性ならシャツを脱いでも非難されないからだ（同様の趣旨で、若い男性たちは、高級レストランでカラーとネクタイの着用を拒否した。女性はこれを着けなくてもいいからだ）。この極端な男女平等の形は、社会改革家たちが性差別の悪習を撲滅しようと胸に抱いてきたものとは少々異なる。

二〇世紀が終わりに近づくと、新聞、雑誌、映画やテレビにまで、裸の乳房がどんどん露出するようになった。テーブルの上でヌードダンサーが踊るラップダンシングのクラブでは、ダンサーが男性客のすぐ目の前で乳房を揺らす。あからさまな視覚的インパクトはたしかにあるが、欲望をそそる神秘性は失われてきた。

強調したいのは、この胸を露わにする行為に寛大なのは、主に欧米諸国にかぎられているということだ。二一世紀でも、外国の行楽地を訪れる欧米人たちがこの事実を見落として厄介なことになっている。最近も、二〇〇三年に英国のティーンエイジャーが、ギリシア・ロードス島のナイトクラブで「ユーロヴィジョン・ひもビキニ・コンテスト」の最中に乳房を露出したとして、禁固八か月、罰金二八〇〇ユーロの刑に処された。彼女は「地域の価値と道徳を侮辱した」罪で訴えられた。タブーは依然としてあるのだ。

女性の乳房露出の話題を終える前に、ぜひとも言及しておきたい異例の事実がある。それは、裸の乳房を人前で見せなくてはならないと定めた唯一の法律に関する話で、こうした場合にとられるほかの法的措置とは正反対である。

この法律は一五世紀にヴェネツィアで制定されたもので、客寄せをしようと窓辺に座る娼婦たちに適用された。当時は同性愛が大流行していたため、娼婦の中には、男性の相手を求める若い男性を誘うために男装をする女性たちもいた。これが、男色行為（死刑に処された）を根絶しようとしていた当局を激怒させ、当局は、娼婦は商売のときにはかならず、裸の胸を剝き出しにして性別を証明しなければならないという法律を採り入れたのだ。

彼女たちが家を出ると橋があり、彼女たちはそこに立って上半身裸になって乳房を見せた。その橋はこれでたいへん有名になり、「ポンテ・デレ・テッテ」、つまり乳房の橋と名づけられた。

乳房を両手できつく抱いた古代の像についても、誤解を解くために少し説明する必要がある。これはいつも「地母神」のイメージとされ、乳房をエロティックに包みこんで乳房を強調していると思われてきた。現在では、これは事実ではないとわかっている。

これらの像は、たいてい古代の墳墓で発見されたもので、死を嘆く人の像だった。大昔、女性は乳房を叩き、きつく抱きしめることで哀悼の意を表すしきたりだった。そのときに授乳中であれば、この反動で、乳首から勢いよく乳がほとばしることもあった。この行為がやがて儀式に組みこまれた可能性がある。

人類学者たちが、ある人里離れた部族社会で見つけて驚いたことに、授乳中の女性たちが突然のショックに同じような反応を示したのである。彼女たちは狼狽《ろうばい》して乳房をつかみ、彼らの目の前で乳を一メートル以上もほとばしらせたのだった。

誰がブラジャーを発明したのか?

最後に、当然の疑問だが、乳房がより若くてセクシーな信号を送るには、女性はどのように乳房を改良できるだろうか。

数世紀にわたって、乳房を寄せて上げるためには窮屈なコルセットが使われてきたが、この下着は女性の乳房の形を良くするとはいえ、動きまでも制限するものだった。若い女性が社会でもっと身体的に活発な役割を求め始めると、活動的になれる衣類の必要に迫られた。

その第一歩として、二〇世紀の初めに、窒息しそうなコルセットは上下ふたつに分かれ、ブラジャーとガードルになった。二〇世紀の終わりになると、ガードルはなくなってきたが、ブラジャーは今でもある。ブラジャーは一九三五年、たんに「ブラ」として知られるようになり、今は「ブラとパンティー」のセットで着用するのが女性の好む下着の形態である。

ブラジャーを発明した人物については、ファッションの歴史家の中でも多くの主張がある。ニューヨーク社交界の名士、メアリー・フェルプス・ジェイコブ（職業上はカレッセ・クロスビーとして知られる）が言うには、ブラジャーを発明したのは彼女で、一九一四年には特許も取ったそうだ。アイデアが浮かんだのは、その前年、フォーマルな行事へ行くために着替えながら、鯨骨《げいこつ》と針金で固められたコルセットが、胸元の大きく開いた薄手の夜会服と合わないと気づいたときだった。彼女は、ハンカチーフ二枚とピンクのリボンを数本使って、創造力豊かに最初のブラジャーを編み出したと言う。

実際は、彼女はブラジャーを再発明したにすぎない。なぜなら、一九世紀末にはすでにフランスに「乳あて」があり、一九〇七年にはもう「ブラジャー」という名前もあったからだ。フランスのファッションデザイナー、ポール・ポワレは、ブラジャーを採り入れたのは実は自分だと主張し、「自由という名のもとに、コルセットの追放とブラジャーの採択を宣言し……私はバストを解放した」と言った。

彼だけではなかった。イギリスのファッションデザイナー、ルシール（レディ・ダフ＝ゴードン）は、ファッション界に「シック」という言葉を採り入れた人物だが、彼女もまた、一九一一年に「おぞましいコルセットに反対してブラジャーを採り入れた」のは自分だと訴えた。

単純な事実は、二〇世紀の始まりに、彼らがみな、一般の傾向を先取りして、女性の身体が過去の束縛からだんだん解放されると見ていたことである。そして彼らは、思いも寄らない筋から奨励されることになった。第一次世界大戦中、アメリカ戦時産業調整委員会が、コルセットの芯《しん》に無駄遣いされている金属の量に警戒し始めたのだ。

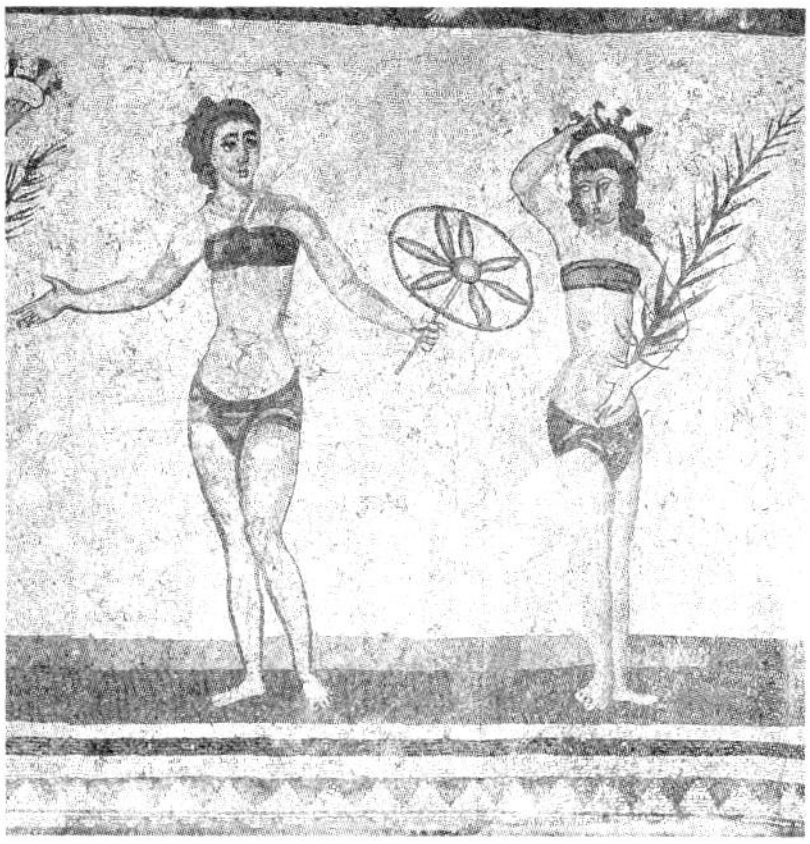

3世紀に描かれた、この若い女性たちの絵にもあるように、ビキニは新しい発明ではなかった。

コルセットの着用を女性にやめさせる運動が始まり、こうしてブラジャーへの切り替えが急がれることになった。その後の委員会の発表によれば、この措置によって「戦艦を二隻造ることのできる」二八〇〇トンの金属を備蓄できたと言う。

最新流行のブラジャーにはまったく異なるふたつの機能がある。大きな乳房が素早い身体の動きにぎこちなく跳ねないようにして保護する機能と、乳房に張りとふくらみをもたせて、よりセクシーに見せる機能だ。一九六〇年代の終わりに、初期のフェミニスト数人が自分たちのブラジャーを焼却した事件が起きたが、このとき彼女たちが反対したのは、このふたつめの機能に対してだった。

フェミニスト歴史家の中には、ブラジャー焼却事件は、反フェミニズム主義者による世間をあっと言わせる行為にすぎず、フェミニズム運動を見下し、嘲笑するものだと言う人もいる。これは驚きである。というのも、実際のブラジャー焼却事件が新聞に大げさに書きたてられたとはいえ、六〇年代末から七〇年代の初めは、厚化粧や派手な口紅や細身の靴といったあからさまな女性誇示に対する抵抗運動と連携して、実に強力なブラジャー反対運動が繰り広げられた時代だったからだ。

女性の社会的平等を確立するために、フェミニストたちが精力的に活動していた当時の考えは、男性は女性の身体をあるがままの飾らない姿で受け入れるべきであり、乳房を持ち上げるブラジャーは装飾の一部なので不要であるというものだった。けれども、この世論は長つづきしなかった。ノーブラ状態の不快感は女性の大半に受け入れられず、ブラジャー焼却事件もすぐに忘れ去られた。

エロティックな役割をするブラジャーはほとんどが半球形にデザインされているが、一九五〇年代には、デザイナーがブラジャーを利用して丸みのないとがった乳房をつくり出した奇妙な時代があった。この目的を達したのが、「自然や重力をまったく無視して、先端を固くとがらせた魚雷型ブラジャー」である。ファルシーというパッドが加わると、これは大きなものになった。攻撃的と言ってい

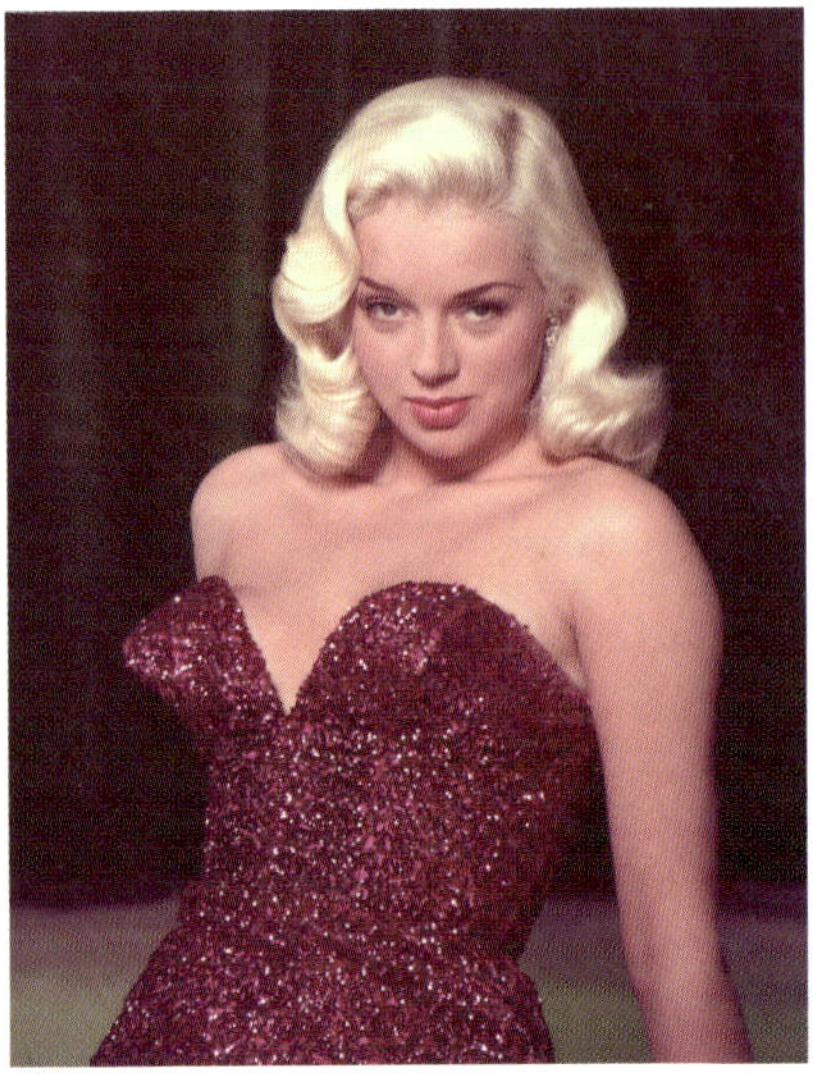

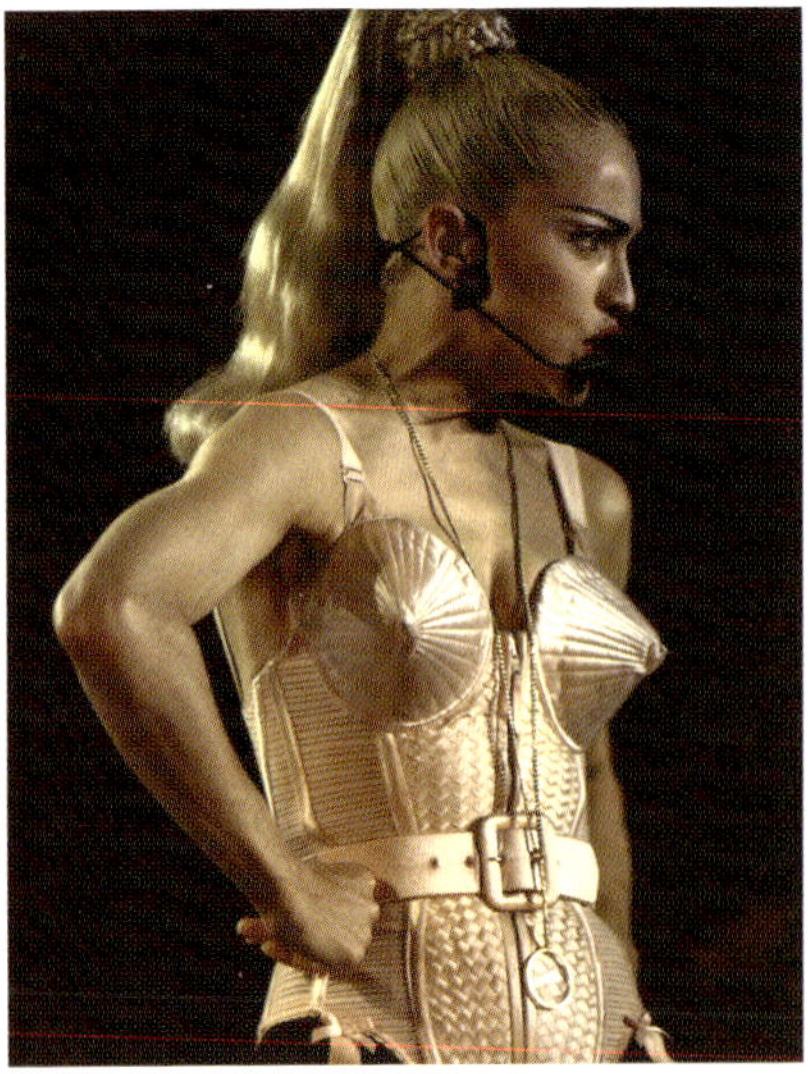

いほど突き出した胸になり、すぐに一九六〇年代の優しく丸みを帯びた乳房に取って代わられたが、それが日常着になることはもう二度とないだろう。

　さらに一度だけそのブラを目にしたのは、一九九四年のコンサートでマドンナが身につけた小さな円錐形の衣装で、とがった乳房は、一対のロケットの弾頭という、まさに慎み深い女らしさで再浮上した。

　ハリウッドの語り草によれば、もっとも洗練されたデザインのブラジャーは、億万長者ハワード・ヒューズが、ハリウッド女優ジェーン・ラッセルのためにつくらせたものだという。ヒューズは彼女に、ある映画の役で、トップレスにならずに最高にエロティックな乳房を披露させたいと思った。この目的を達するために、ヒューズは、橋の設計専門の構造技術者を雇った。

　この男性は、乳房を持ち上げると同時に分離する、特殊な片持ち梁《はり》式のブラジャーを開発できる図

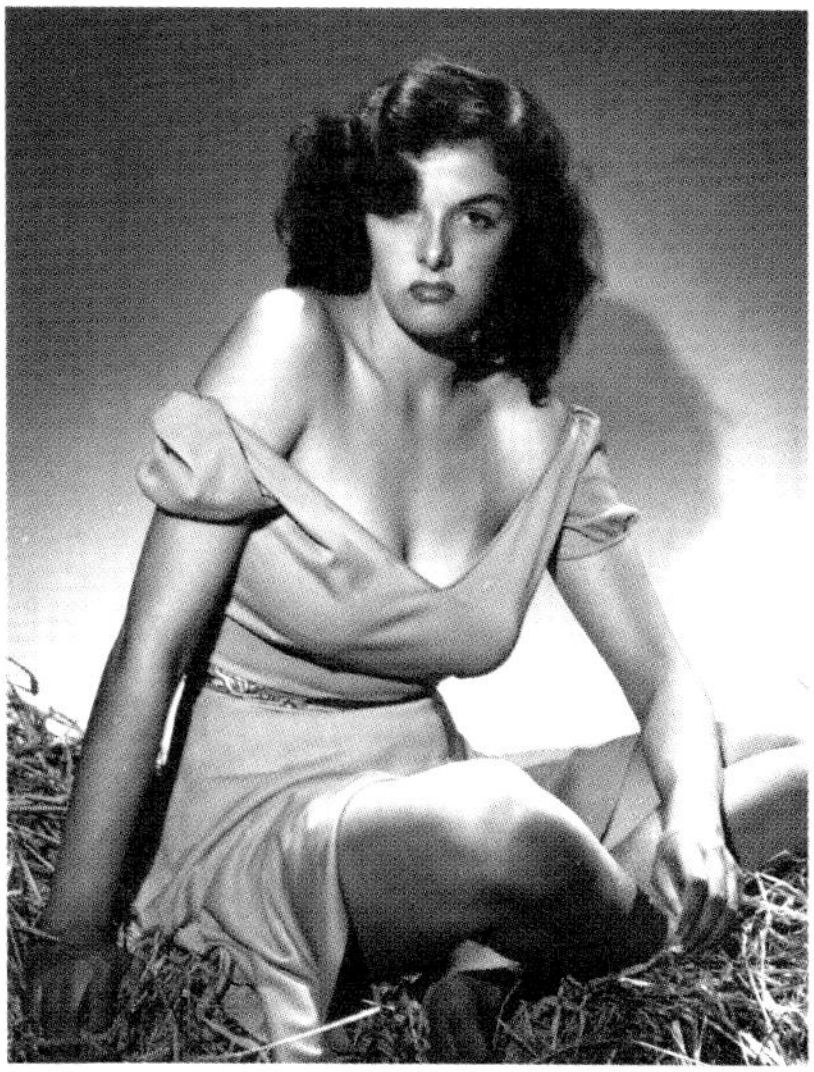

1950代、女優たちは円錐形のブラジャーを着けて、弾頭のような形をした挑むようにとがった乳房を印象づけた（右上）。この奇妙なファッションは、1994年、マドンナのビデオ（右下）で、束の間、再び姿を現した。
構造エンジニアの協力を得て、ジェーン・ラッセルのために特別な片持ち梁式のブラジャーが開発された。

面を作った。その結果、あまりにも印象が強烈すぎて、猥褻映画として禁止しようとする深刻な動きになった（これは幾度となく繰り返された話だが、最近になって、年をとったジェーン・ラッセルが言うには、実はその有名なブラジャーを一度も着けたことがないそうだ）。

窮屈なコルセットも現代のブラジャーも、乳房を強調するには役立つが、脱いでしまえば万事休すなので、もっと強力なものが必要になってくる。そこで美容外科の話をしよう。真っ裸の乳房にも張りのある丸みを持たせるインプラントの導入は、一九六〇年代に実用化され始めた。シリコンジェルのインプラントを最初に挿入したのは、一九六三年、テキサス州の美容外科医だった。

その手術は、一九七〇年代から一九八〇年代にかけて着々と普及し、一九九〇年代にはこの処置がブームとなり、年に一〇万人もの女性が、より突き出したバストラインを得るために手術を受けた。計算では、二〇〇二年までに、一〇〇万人以上のアメリカ人女性が外科医による豊胸手術を受けたことになる。これは美容外科医にとって驚異的な数字であり、多くの女性がこの原始的女性信号を誇示せねばならない、根強い必要性を示している。

あいにく、この外科的につくられた乳房は、完全に本物に見える（感じる）わけではない。どことなく完璧すぎるし、本来なら身体を動かすたびに乳房もあちこちに動くものなのに、それほど自由にやさしくは揺れないのだ。

その結果、二一世紀にはこの傾向に逆転が見られるようになった。二〇〇一年、四〇〇〇人ものアメリカ人女性が、シリコンのインプラントを除去してもらうために、もう一度手術を受けたのだ。これは、最高の乳房をつくって大金持ちになった美容外科医たちを警戒させているが、今後は、たとえ乳房が平均より小さくても、おおかたは自然な乳房に戻っていくと思われる。

フェミニスト運動後、男性たちは乳房の形よりも人柄で相手を選び始めている、という希望的観測もあるが、悲しいことに実はそうともかぎらない。

女性の中には、乳房のインプラントを除去したのは、単にその役目が終わったからだと率直に認める人もいる。最初は、この女性たちが地位の高い相手を得るのに役立ったが、花嫁になって結婚生活が安定すると、そういった強力な性信号は必要なくなるので除去するというわけだ。

当然のことながら、夫になる人を喜ばせるためにこの種の手術を受けなければならなかったことに憤慨する女性たちもいる。ある女性弁護士は、自分の外科的「逆戻り」をこのように簡潔に要約した。離婚したあと、「最初に追い出したのが、彼の臭い犬と、おぞましいおっぱいだったわ……。ＩＱが二〇ポイントも跳ね上がった気分よ」。

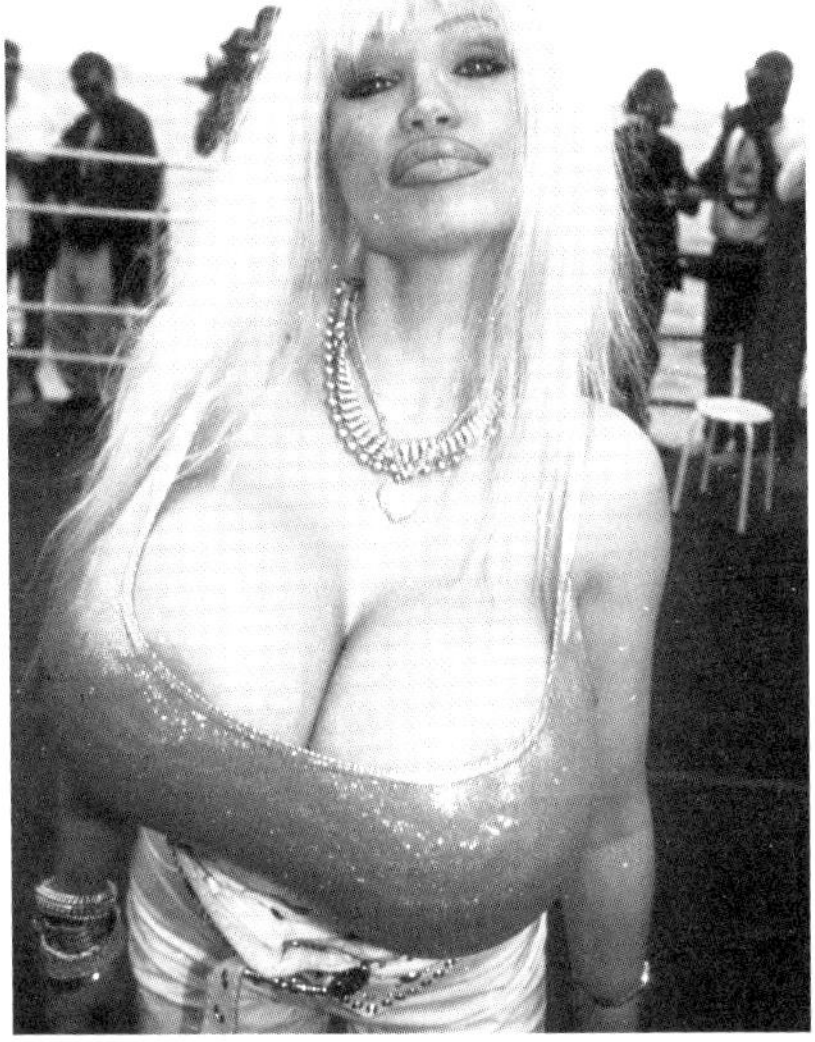

近年、100万人以上の女性が乳房をインプラントで人工的に大きくしている。

ウエスト

「ウエストのくびれ」は男性の永遠の憧れ

大人の女性を識別する重要な性別信号のひとつに、胴のくびれた形がある。このシルエットは、細いウエストという女性の身体的特徴があってこそ明確になるものだ。ウエストが細く見えるのは、その上と下の部位が大きいせいでもある。つまり、ウエストの上には突き出した乳房があり、下には出産に耐える幅の広い腰があるからだ。

しかし、この対比がなくとも、女性のウエストは成人男性に比べて細い。

通常、身体の「ウエストのくびれ」を表すには、単純にウエストとヒップの比率で示す。成人女性として魅力的な比率と考えられる数字は七対一〇、男性は九対一〇だ。このふたつの数字の違いは、文化の変容にいちじるしく抵抗するものである。

太っているほうが魅力的とされる社会があろうと、異常なほど細い体形が好まれる国があろうと、ウエストとヒップの比率における男女差に影響はない。まるまると太っていようが、ひょろりとしていようが、男性と女性の「ウエストのくびれ」には大きな違いがあるのだ。この人体の特徴には、大昔からの非常に根源的な意味があるようだ。

現代の女性はあまりウエストを締めつけることがなく、平均的なウエストサイズは約七一センチだ。モデルや美人コンテスト出場者、雑誌のピンナップガールなど、とくに細身の美しさを選んだ若い女性たちは、ウエストサイズが平均で約六一センチ。美しさよりも男性顔負けの筋力を選んだ現代の女子スポーツ選手たちは、平均で七四センチという太めのウエストである。

もちろん、こういった数字の「体形的価値」を評価するには、ウエストと、その上下にあるバストとヒップのサイズとを関連づけなければならない。典型的な女性のシルエットにきわめて重要な「ウエストのくびれ」要因は、このスリーサイズの関係である。

慎重に選ばれた美人コンテストの候補者は、バストとヒップがまったく同サイズの、完璧に均整のとれた曲線美をしている。美人コンテストの女王のサイズは一般に、九一―六一―九一センチである。現代のファッションデザイナーが好む、やせぎすのファッションモデルになると、おそらく七六―六一―八四センチほどだ。

こういったモデルは、顔立ちも端整でエレガントな服を着せるにはいいかもしれないが、男性の原始的視線を惹《ひ》きつける、くびれた曲線美には欠ける。

典型的な英国女性は少し異なっていて、平均的な統計値は九四―七一―九九センチである。ヒップがバストよりも五センチ（二インチ）大きいことから「二インチ落とし」と呼ばれる。

腰回りの大きな体形ならば、ヨーロッパにはもっと大きな国がある。ドイツとスイスでは六センチ、スウェーデンとフランスでは八センチも大きい。

この腰回りの大きな体形は、ピンナップのモデルになると逆転する。典型的なピンナップ・モデルのサイズは九四—六一—八九センチ。バストとヒップの差である五センチ（二インチ）が、二インチ落としではなく、二インチ上がりになるのだ。

バストは典型的なヨーロッパ女性と同じサイズなのに、明らかに胸が大きく見えるのは、ウエストとヒップが小さいせいである。当然、「巨乳」と評されるが、これは細いウエストとヒップが作り出した錯覚に過ぎない。

このような女性の「バスト、ウエスト、ヒップのサイズ」は、時代遅れの的はずれだという議論もある。おおかたの美人コンテストでは、ポストフェミニズムの社会で、あえてそれを口にする主催者はもういない。しかし、それが今も人間関係できわめて重要な役割を担いつづけている事実は変わらない。

最近の実験では、さまざまな体形をした女性の等身大に切り抜いたシルエットをショッピング・モールにずらりと並べ、通りかかった成人男性に、どのシルエットがいちばん好きかと尋ねてみた。大多数の男性が選んだのは、ウエストのくびれた、均整のとれたプロポーションのシルエットだった。

この無作為に選ばれた男性たちの判断は明らかに、「ウエストのくびれ」要因が今も重要であるという見解を支持している。それは男性心理にあまりにも深く浸透していて、現代の文化的な態度によって消せるものではないのだ。

女性の身体ではほかの部位にも見られたが、ウエストサイズの性差は人工的な誇張につながった。

細いウエストが女らしいならば、極細のウエストはもっと女らしくなるにちがいないと、かつて多くの若い女性たちは、このウエストになるためには病も辞さない覚悟だった。並はずれて細いウエストという特別なアピールは、メッセージが二倍になる。膨らんだ乳房や大きな腰と比較した細さに加え、実際の絶対的な細さがあるからだ。

絶対的な細さにそれほどの魅力がある理由は単純で、生物学的なものである。若い女性は最初の出産をしたあと、ある程度はかならずウエストが太くなる。厳しいダイエットをして、身体のほかの部分はなんとか妊娠前の細さまで戻せたとしても、ウエストは決して以前と同じ細さには戻らない。これは、母親になると、腹部に逆戻りできない変化が生じるからだ。子どもを数人産んだ女性の平均的なウエストは、窮屈な下着などで締めつけておかないと、サイズが一五～二〇センチも増加する。このため、女性のか細いウエストは、幾世紀にもわたって、年ごろの娘の処女性を象徴するものとされた。セックスする用意はできているが、まだ経験のない女性である。

この状態は、生殖期の男性にはたまらなく大きな原始的魅力となるので、多くの女性は、とうに処女ではない女性たちでさえ、象徴的な意味ならばと、細いウエストの再現に躍起になってきた。

コルセット賛否両論

これを達成するため、ウエストは数百年ものあいだ、強力なベルトやきつい帯やコルセットで締めつけられ、こうした縛りつける衣類の着用については大いに白熱した議論が交わされた。議論は決して単純なものではない。おおかたの女性のファッションに言えることだが、禁欲主義と快楽主義の問題ではない。双方それぞれの主張をここに挙げる。

コルセットで締めつけた極細ウエスト崇拝に猛反対する人たちには、敬虔な信者も自由主義者もいる。かつて一七世紀に、その攻撃の陣頭に立ったのは敬虔な信者たちだった。彼らは、ありのままの女性の身体に手を加える試みはすべて神への冒瀆《ぼうとく》である、という見解を精力的に展開した。

一六五四年、ジョン・ブルワーは著書で、「危険なファッションと、ウエストに及ぼす深刻な影響」に対して激怒した。彼は、窮屈なコルセットを「想像を絶する有害なファッション」と述べ、「細枝のごとき細いウエストを手に入れようと、コルセットの紐《ひも》をきつく締めあげ、両手でウエストをつかめようになるまで満足しない」若い女性たちに、恐ろしい警告を発した。女性たちが自分の言うことを聞かなければ、「まもなく息が臭くなり……肺病にかかり腐敗を招く可能性がある」と一喝したのだ。

この意見はその後もしばしば繰り返された。アメリカ人、オーソン・ファウラーが一八四六年に出版した、窮屈な締めつけの危険性に関する本のサブタイトルには、「悪魔が動物の内臓を圧迫して身も心も蝕《むしば》み、生活機能を阻害し衰弱させる」とある。コルセットをつけた女性に対して、ブルワーは腐敗と言ったが、ファウラーは狂気じみた堕落と決めつけた。

そこまで過激ではないほかの批評家たちも、コルセットで締めあげる強い圧迫が原因で引き起こされる合併症については不安を表明した。疾患として挙げられたのは、頭痛、失神、ヘルニア、肝臓障害、流産、呼吸困難と血液の循環不良。骨格の変形、癌、腎臓《じんぞう》病、先天性欠損症、癲癇《てんかん》、不妊症まで合併症に挙げる人もいた。ヴィクトリア朝時代のある作家は、九七もの症例をあげて、窮屈なコルセットの着用が原因であると主張した。

こうした健康のための警告があまり必要とされなかったのは、コルセットをつける若い女性たちに、極度の締めつけや長時間の着用をしないだけの分別があったからだ。たしかに、常軌を逸するきつい締めつけをすれば、呼吸も血行も阻害されて、頭痛や失神や息切れを引き起こすことがある。長期にわたるきつい締めつけは背筋をも弱らせ、その結果、ようやくコルセットをはずしたときには腰痛になる。

だが、かぎられた時間に適度な締めつけで着用するのであれば、身体にはたいして影響もなく、特別な場合に魅力的な細いウエストを手に入れることができた。若い女性の大半は、怖い話にもかかわらず、コルセットをこのように着用していたのだ。

現代の解放された女性からは、まったく異なる攻撃があった。彼女たちにとって、縛りつける衣類の着用はどんなものも、女性解放に対する侮辱だった。身体的な拘束は、単に運動できないだけでな

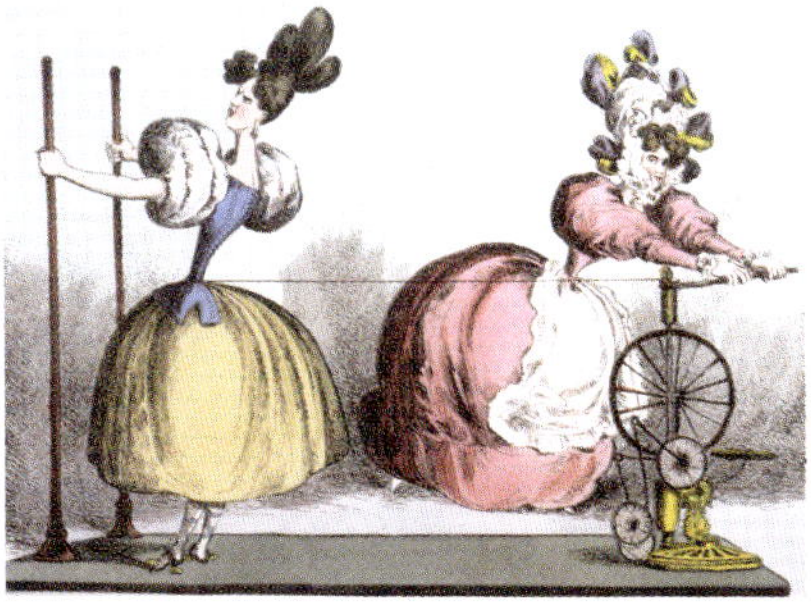

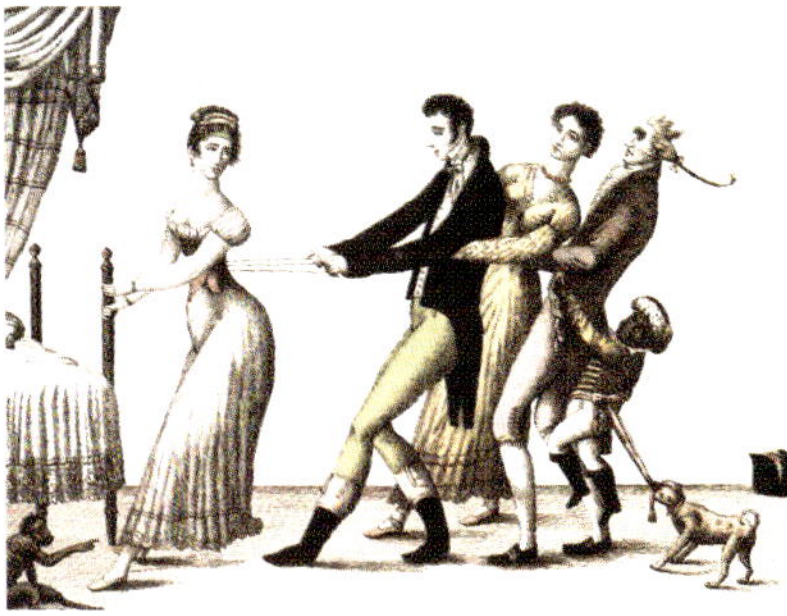

女性のウエスト対ヒップの比率は7対10で、男性の9対10と比較すると、大きく異なる。この差を誇張するため、昔は、きわめて女らしい体形が最先端ファッションの目標になり、コルセットの紐を力いっぱい締めあげてウエストを細くするという苛酷な手段がとられた。

く、男性による精神的監禁の象徴でもある。窮屈なコルセットは、男性圧制の一環として、服従する女性たちに強要された拷問の道具だったのだ。

もし、現代の快楽を求める女性が、ダンスフロアで挑発的に体をうねらせたいと思えば、硬い衣類はどんなものだろうと我慢できない。その女性が前戯の最中に男性と同じように動きたければ、相手の男性と同じくらい柔軟で自由な肉体でいなくてはならない。

細いウエストを手に入れたければ、窮屈なコルセットで締めつけるという受動的な解決ではなく、ジムのトレーニングやジョギングなどで精力的に身体を鍛えなければならない。男性の賞賛を求めて、消極的に衣類で抑えつける代わりに、積極的に運動して身体を鍛えるのだ。

聡明《そうめい》なフェミニストもやはり身体の自由を求めたが、彼女には別の理由があった。彼女の目的は、彼女のセクシーな肉体から男性の注意をそらし、彼女の頭脳に集中させることだった。彼女が相手の男性を強く印象づけようとすれば、それは自分の知的能力であり、潜在的な生殖能力ではなかった。だから、女性らしいシルエットを誇張しようとする試みはすべてタブーだったのだ。

その後、こうした反コルセット派は、自然に生じる女性の曲線美を改良する試みにはことごとく反対の声をあげている。敵にまわったコルセット派の人たちにもやはり明確な意見がいくつかある。

第一に、コルセットの紐を締めあげること（タイト・レース）は、自己修練を誇示し、賞賛に値する自制心を象徴的に表すものだ、という意見がある。何しろ、そこから「几帳面《きちょうめん》で禁欲的」を意味する、英語の「厳格な（ストレート・レース）」という言葉が生じた。

第二に、ウエストをきつく締めあげると、その人を近づきがたい雰囲気にするので、社会的地位や

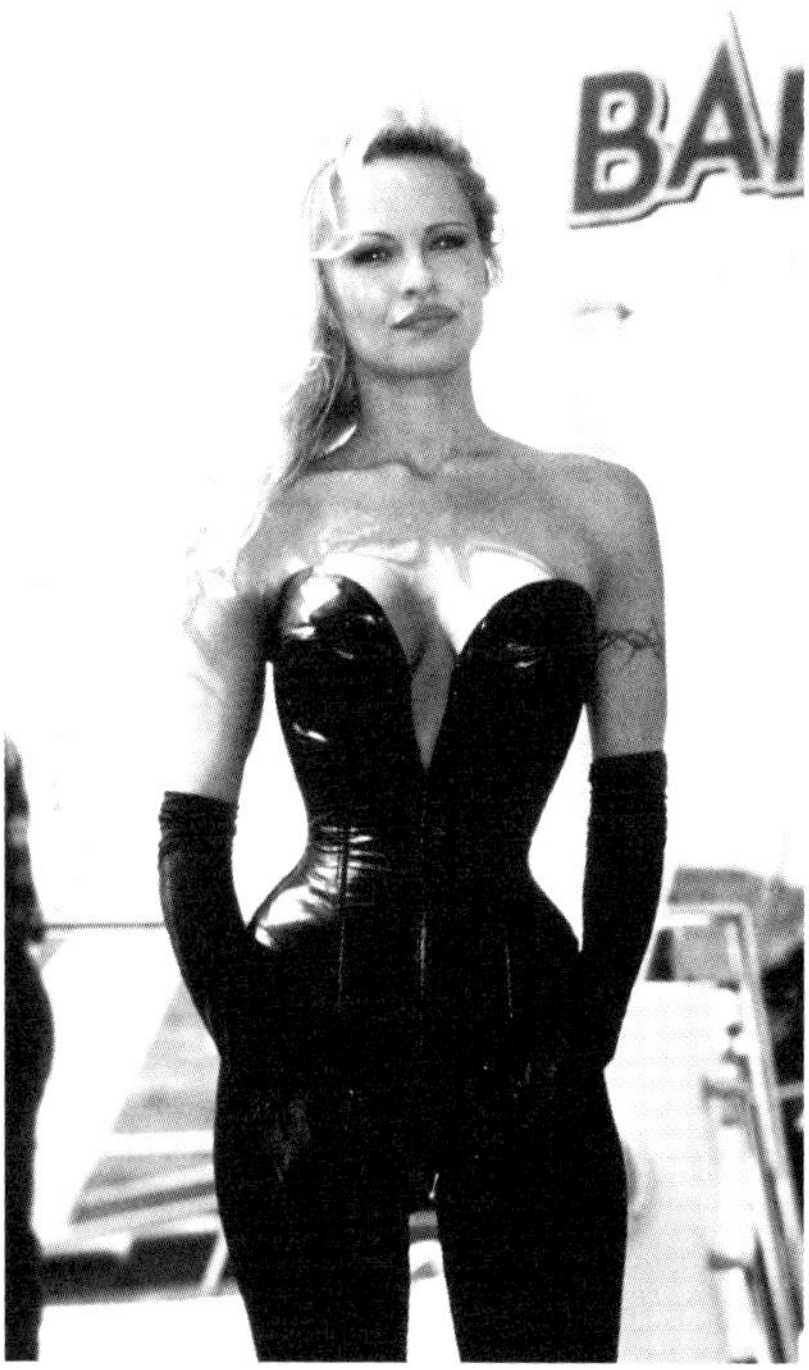

現代でも、窮屈なコルセットはいまだにエロティックな目新しいものとしてときどき登場する。

品格の高さの証となるという意見がある。コルセットをつけた女性は、男性の注意に対して武装しているのも同然だ。細いウエストは男性の目を興奮させるかもしれないが、複雑に紐で締めあげる窮屈なコルセットは、裸体をとてもよそよそしいものにする。

その昔、コルセットは貴族の行儀作法を助ける道具としても重要だった。窮屈に締めつけられた若い女性たちは、堅苦しい直立の姿勢を余儀なくされたが、その姿勢は、優雅で超然とした雰囲気を漂わせた。前かがみになることも、手足を伸ばしてくつろぐこともないからだ。

上体を垂直に保つために用いられた特別な仕掛けは、張り骨と呼ばれる長い平らな骨で、コルセットの正面に押しこまれていた。この仕掛けはまた、性的衝動を抑えきれなくなってコルセットを引き裂こうとする男性求愛者から、女性の身を守るのに有効な武器であるとも言われていた。反対に、官能的に自由奔放な動きができる、コルセットをつけない女性は、「ふしだらな女」と言われた。

また、窮屈なコルセットをつけた若い女性には、罠にかかった動物のような、ちょっとか弱い印象（隠された乳房にもかかわらず）もある。拘束された身体は迅速に逃げ出す能力を制限されるからだ。当然、これは男性求愛者の気をそそり、男は、彼女を捕まえるのはいとも簡単だという空想を無意識のうちに楽しみ、彼女を追いかけようとする。

男性の中には、この拘束された状態もフェティシズム的魅力となって、窮屈なコルセットを女性緊縛の強い暗示と考える人たちもいる。こういう場合、コルセットというセックス・アピールには、それがつくり出す女らしいシルエットだけでなく、憧《あこが》れの女性が恋人に拷問を受けているという無言の認識もある。

そう考えると、窮屈なコルセットをつける過激な行為が、いかにしてサド・マゾ的な場面に欠かせないものになったかがよくわかる。

要するに、禁欲者も放蕩《ほうとう》者も、コルセット反対派とコルセット賛成派の両グループにいるということだ。窮屈なコルセットの存在は、女性をよそよそしいほど厳格にもすれば、欲望をそそるほどセクシーにもする。コルセットがなければ、ありのままの解放的な女性にもなるし、だらしない女性にもなる。

ウエスト三八センチという妄信

女性のウエストの細さに対する関心はとても高く、現代において、一般に流布している神話がふたつある。

ひとつは、昔、窮屈なコルセットをしていたせいで、最小のウエストサイズと言われるものがあちこちにいくつもあることだ。一九世紀末のヴィクトリア朝時代後期、魅力的な娘とは、ウエストサイズが年齢と同じインチ数だったという有名な話がある。

スペインの格言では、若い娘は狩猟犬《グレーハウンド》と同じくらいウエストが細くなくてはならないという。理想的な女性のウエストは「太陽が影を落とせないほど細い」という古い諺《ことわざ》もある。

広く信じられていた話に、ウエストのサイズが三八～四一センチぐらいの細さはありきたりで、子どものころからウエストをきつく縛って、思春期から成人期初期にかけて無情に締めつづけていれば、この細さにはなるという説があった。一八世紀、一九世紀の漫画には、ウエストがなくなりそうになるまで情け容赦なく紐で締めあげられている女性の姿がある。

ところが、近年、この考えに異議を唱える慎重な学説が出てきた。最初の一撃が加えられたのは、一九四九年、昔の衣服の厳密な調査が行われたときで、膨大な衣装コレクションから見つかった最小のウエストサイズは六一センチだった。二〇〇一年には、骨身を惜しまぬ新しい研究の成果によって、これが立証された。一八世紀の衣類の中から見つかった最小のウエストサイズは六一センチだったのだ。

一九世紀には、金属の鳩目《はとめ》が発明されたおかげで、コルセットの紐をさらにきつく締められるようになり、行き過ぎに拍車がかかったのは事実だが、その当時でも最小のウエストサイズは四六センチだった。きつく締めあげるのが流行の最先端だったヴィクトリア朝時代のウエストは、四六～七六センチと、サイズに広い幅があった。

これは、極細のウエストなど存在しないという意味ではなく、もしそんな人がいたら、一般的な目標達成者というよりは、孤立した変人だったに違いないということだ。

現代でも極端な例の記録があり、ギネスブックによれば、二〇世紀の英国女性は、一九二九年、二四歳のときに、もともと五六センチだった細いウエストサイズを徐々に減らし始め、一九三九年には三三センチという驚くべき細さになったという。彼女はこのあとも四三年間生存したので、少なくとも彼女に関しては、容赦ない内臓の圧迫が直接的な害を及ぼさなかったことは明白である。

しかし、彼女の例は、大きな社会的風潮の一例としてではなく、一般原則に対する酔狂な例外として見ることが重要である。女性たちがウエストを細くしたいのは、それが原始的性信号を送るからだが、結局は、その目的を遂げるためにやり過ぎてしまう。さらには、取《と》り憑《つ》かれたようになって、生命のバランスを崩すところまでいくこともある。

昔、ウエストをコルセットで締めあげた少数の人たちが極端に走る様子は、ちょうど現代の「ダイエットに熱狂する」少数の人たちがしている行為に相当する。だが、大多数の女性はこうした奇異で極端な行為に走らなかったし、逆の暗示が、ファッション史の大きな神話のひとつになっている。

独り歩きする「肋骨除去」の噂

第二の神話は、ヴィクトリア朝時代の女性たちは、完璧なウエストを求めるあまり、どんな恐ろしいことも厭《いと》わず、危険な肋骨《ろっこつ》除去手術までしたというものだ。ファッション史に関する専門書には、一九世紀末、数人の若い女性が肋骨のいちばん下の骨を切除する外科手術を受けて、ウエストのくびれた完璧なスタイルを手に入れた、と明確に記載されている。

それ以上の詳細はないが、こうして手に入れた、驚くほど細いウエストの例証となる写真が掲載されている本もあった。のちに多くの作家（『裸のサル』の著者である私や、『去勢された女性』の著者、ジャーメーン・グリーアなど）はこれを真に受け、女性がどこまでありのままの姿に手を加えるかという一例にそれを使って、主張を繰りひろげた。

今にしてみると、私たちはミスリードされていたように思う。ニューヨーク・ファッション協会のヴァレリー・スティールによる詳細な調査で、「この患者が存在した証拠は何ひとつなく……」というにべもない結論が出たのだ。

彼女が指摘するには、美容整形外科の歴史において肋骨除去に関する言及は皆無であり、一九世紀の末では、それはきわめて危険な手術だったはずだ。当時の医療処置は、そんな危険を冒そうと考えるほどにも進歩していなかったのである。

肋骨を切除した女性とされる写真をもう一度よく見ると、細いウエストをさらに細く見せるために写真に修整が施されているように思われる。

にもかかわらず、美容目的の肋骨除去を信じたいという衝動はとても強く、それにまつわる、まったく新しい「都会の伝説」が湧《わ》き起こってきた。世界的に有名なハリウッド・スターたちが最近、その手術を受けているという、嘘の噂が流布しているのだ。

今日では外科の技術が進歩して何でもできるので、こういった有名な女性たちのスタイルをよくするのは可能だし、事実、行われているともいわれている。美しいスタイルになるために、下部の肋骨を犠牲にしたと噂される女性の中には、大物スターの名前が少なくとも七人は挙がっている。

現実には、この難しい手術が行われたことを示唆する証拠はまったくないし、噂になったほとんどのスターは、ばかばかしいと無視している。けれども、歌手で女優のシェールは、その噂があまりにもしつこいので、医学的検査を受けて噂を全面否定する声明を出し、その噂を繰り返し書き立てる有名なフランスの雑誌を告訴するはめになった。

今では確かに、ヴィクトリア朝時代の女性も現代の有名人も、ごくふつうにウエストを極細サイズにするようなことはなかったと思われるが、美容目的で下部の肋骨を切除する手術が行われたのかどうかという疑問は残る。明らかにするのは難しいが、ごくまれに行われていることを示唆する証拠はある。

より女らしい外見になりたい性転換願望の男性に提案される外科処置の説明文に、「より際立ったウエストラインをつくるため、ときには肋骨除去が行われる」と記載されているのだ。しかし、つづけて「これは一般には勧められない処置と考えられている」という警告文がある。この手術を行う用意があるアメリカ人美容外科医の名前が数名載っていて、手術費用は見積もりで四五〇〇ドル。

ハンブルクでは、ある若い女性が、窮屈なベルトやコルセットの着用と肋骨除去手術によって、ウエストサイズを五一センチから三六センチにまで減らしたと主張している。彼女は手術後三日間入院し、ドイツ、オーストラリア、アメリカのテレビに出演してその驚くべきスタイルを披露できるほど、手術は成功したと語る。

彼女の言い分は本当かもしれないが、事実であろうと、それが孤立した極端な例であるのは確かである。「一九五〇年代は肋骨除去手術がよく行われていた」という所説や同様の意見には、相変わらず根拠がない。肋骨除去がふつうに行われていたというのは、無限に繰り返される噂話から生じた神話にすぎないと思われる。

その噂が根強くあるのは、外科的に真実だからではなく、男性の空想の執着が強いからだ。女性の細いウエストというイメージは、どうやら男性の脳に永久に刻みこまれているらしい。

腰

「巨大な腰」の虜になった女

女性の出産に耐える幅の広い腰は、女らしいシルエットに欠かせない重要な信号のひとつである。腰の上にあるウエストが細かろうと太かろうと、大きな腰は、「この女性には子を産む能力がある」という原始的メッセージを明確に打ち出している。

大きな腰の魅力が見捨てられて、少年のようなほっそりした体形が好まれるのは、人間社会が、多産能力や生殖能力よりも若々しい遊戯を好む世相のときだけである。

女性の骨盤帯は男性よりも広いため、幅の広い腰は主要な性信号のひとつになっている。正確には、平均的な女性の腰幅が三九センチであるのに対して、男性の腰幅は三六センチしかない。この基本的な生物学的性差は、実にさまざまな誇張や修正へとつながった。

今日、多くの女性は、ありのままの拡大しない腰の信号に頼る覚悟ができているが、昔の女性はしばしば巨大な腰の虜《とりこ》となって、巨大な腰をつくる技術の犠牲になった。極端に走った熱狂的な女性たちの行為は信じがたいものである。

一六世紀、ヨーロッパの婦人服店は、形も大きさも車のタイヤに似た、巨大でぶかっこうな「腰クッション」を売るのに大忙しだった。広大なスカートの下にこれを結びつけて、骨盤の幅を実際の倍に見せるのだ。それをつけると、活発な動きや運動はいっさいできなくなり、衣装が重くなりすぎて疲れるため、当時の婦人たちは精力的な活動がいっさいできなかった。

一八世紀には、「腰改良着」なる釣り鐘形のパニエ（腰枠）が発明された。この鋼構造の下着は、着用者が出産に耐える腰をしていると印象づけるようにデザインされたもので、スカートがあまりにも広がりすぎたため、女性たちはドアを通るにも横向きにならねばならなかった。

視点を、形から動きや姿勢へ移すと、驚くにはあたらないが、ほとんどの腰の動作に女性的傾向が強く表れているのがわかる。これ見よがしに腰を振ったりくねらせたりする歩き方はいかにも女性的なので、コミカルでエロティックな芝居では風刺要素にされる。

主だったセックスシンボルの女優たちはみんな、ときどきセクシーに腰を振ってみせる。だが、女性に扮した男性や、やけになよなよとしなをつくる男性の同性愛者だけは、男っぽく腰をくねらせる。

腰を横に突き出す姿勢もやはり、女性的または女々しい仕草である。これは、腰を振って歩くのに相当する姿勢だ。わざとらしいポーズだが、くつろいだポーズでもあり、ちょっと矛盾したポーズである。

伝達するメッセージは、「見て、いい腰しているでしょう」だが、バランスを崩した非対称の姿勢は、明確な気分を伝えそこなう。

ダンスの型には、腰を横に突き出す、素早く振る、回転させる、といった活発な腰の動きを組み込んだものが多く、これもやはり、ふつうは男性よりも女性の領域である。有名なハワイのフラダンスでは、若い女性たちが腰蓑《こしみの》をつけて腰部を強調し、音楽に合わせて腰を振ったり突き出したり回転させたりと、多種多様なリズミカルな腰の動きを披露する。

特別なダンス動作に「アミ」と「島巡り」のふたつがある。「アミ」は腰の回転だ。片手を上げ、もう一方の手は腰に当てる。それから腰を、最初は右回りに、次に左回りに、一回転させる。「島巡り」と呼ばれる動きも似ているが、腰を一回転させるたびに身体を四分の一回転させる。腰を四回転させれば身体が一回転して「島をひと巡り」というわけだ。

拒絶する腰

腰のジェスチャーすべての中でもっとも重要なのはおそらく、両手を腰に当てる、「アキンボ（akimbo）」と呼ばれる姿勢だろう。たいていは、権威や抵抗、断固たる意思を示すとされるが、実はもっと複雑な意味がある。本質的には反社会的なジェスチャーなのだ。両腕を広げて抱擁を誘うジェスチャーとは正反対のものである。

実際、かたくなに両手を腰に当てる姿勢を取りつづける人を抱擁するのはきわめて難しい。張り出した腰に両手をしっかり当てると、両肘が脇に突き出して、矢尻が胴から外に向かっているように見える。まるで、「離れなさい。下がって。さもないと突きますよ」と言っているかのようだ。

まさにそういう気分のときは、本人も気づかないまま、無意識のうちに反射的にその姿勢をとって

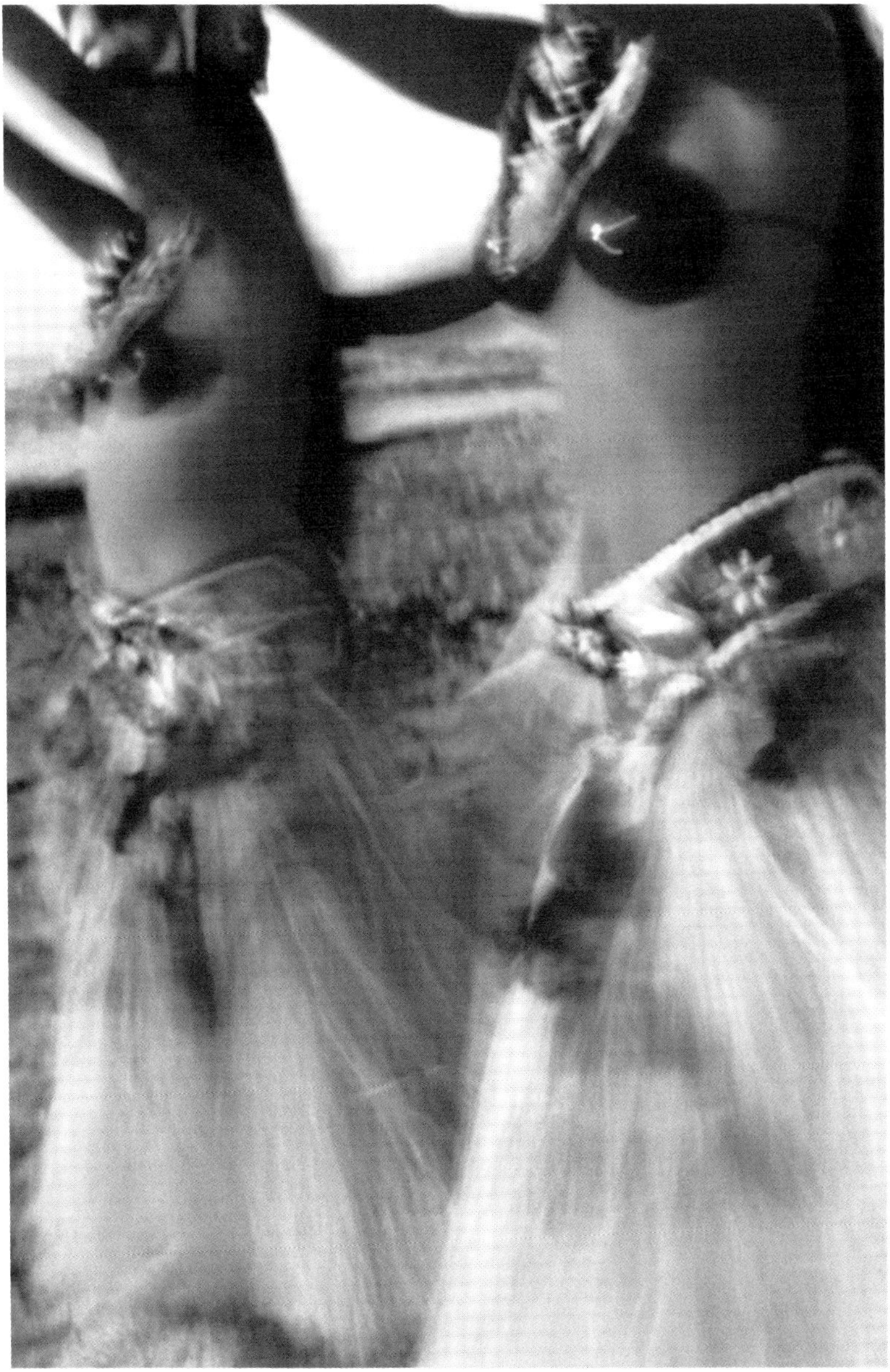

女性のハワイアン・ダンサーの身体を揺らす動作は大きな腰の形を強調し、安産型の骨盤部のしなやかさに観客の注意を集める。

腰

いる。そして、このジェスチャーは全世界で見受けられる。

腰に手を当てる動作は、拒否したい気分のときにしているジェスチャーだ。このため、抵抗の特性を示している。両腕を腰に当てて玄関口に立っている女性は、無言のうちに「あっちへ行きなさい、誰も入ってはいけません」と言っている。

そこには権威の気分も生じている。権威のある人が権力を誇示したければ、居場所も姿勢もほかの人とは共有せず、超然と見えなければならない。集団の中で、もっとも有力な人が両手を腰に当てるジェスチャーは、ほかの人に「つけあがるな」と告げている。

腰に手を当てるジェスチャーは、敗北を喫したばかりの個人にも用いられる。彼らに優越感はないが、明らかに、仲間の慰めを求めてもいない。

試合に負けたばかりの女子スポーツ選手はすぐに片手を腰に当てる姿勢を取り、たいていは意気消沈を反映して頭を少し下げる。彼女の腰に手を当てた姿勢のメッセージは、「あっちへ行って。とても怒っているから誰も私に近づかないで」である。

女性が人との関係を絶ちたいとき、たとえば自分の左側の人たちと離れたければ、左手だけを腰に当てる。右側に好感を持つ人たちがいれば、そちら側の手は下ろしたままだ。片手を腰に当てるこの姿勢は、パーティーや社交的な集まりでしばしば見られ、ある個人と同席する人たちとの関係がひと目でよくわかる。

腰に手を当てる「アキンボ」という姿勢は、不思議なことに、全世界で用いられる姿勢にもかかわらず、英語以外の言語にはそういう呼び名がないらしい。「腰に拳」とか「両手のついた壺」といった描写的な言い方はあるが、「アキンボ」に相当する一語の同義語はない。

それほどごく自然に受け入れられている姿勢ということだ。毎日目にする、ありふれた人間の行動パターンのひとつであり、受けとる身体信号を分析しなくても、潜在意識で反応するジェスチャーだ。会釈や手を振る、といった意識的なジェスチャーならば、あらゆる言語にそれを表す言葉があるだろう。

女にとっての「腰を抱く」行為

最後に、腰の抱擁という個人同士の接触の話をしよう。

若い恋人たちはしばしば、脇腹を触れ合い、腕を相手の身体に回して、寄り添いながら長い距離を歩きつづける。互いを抱く手は相手の腰のあたりに落ち着くことになる。たっぷりと抱擁に耽《ふけ》りなが

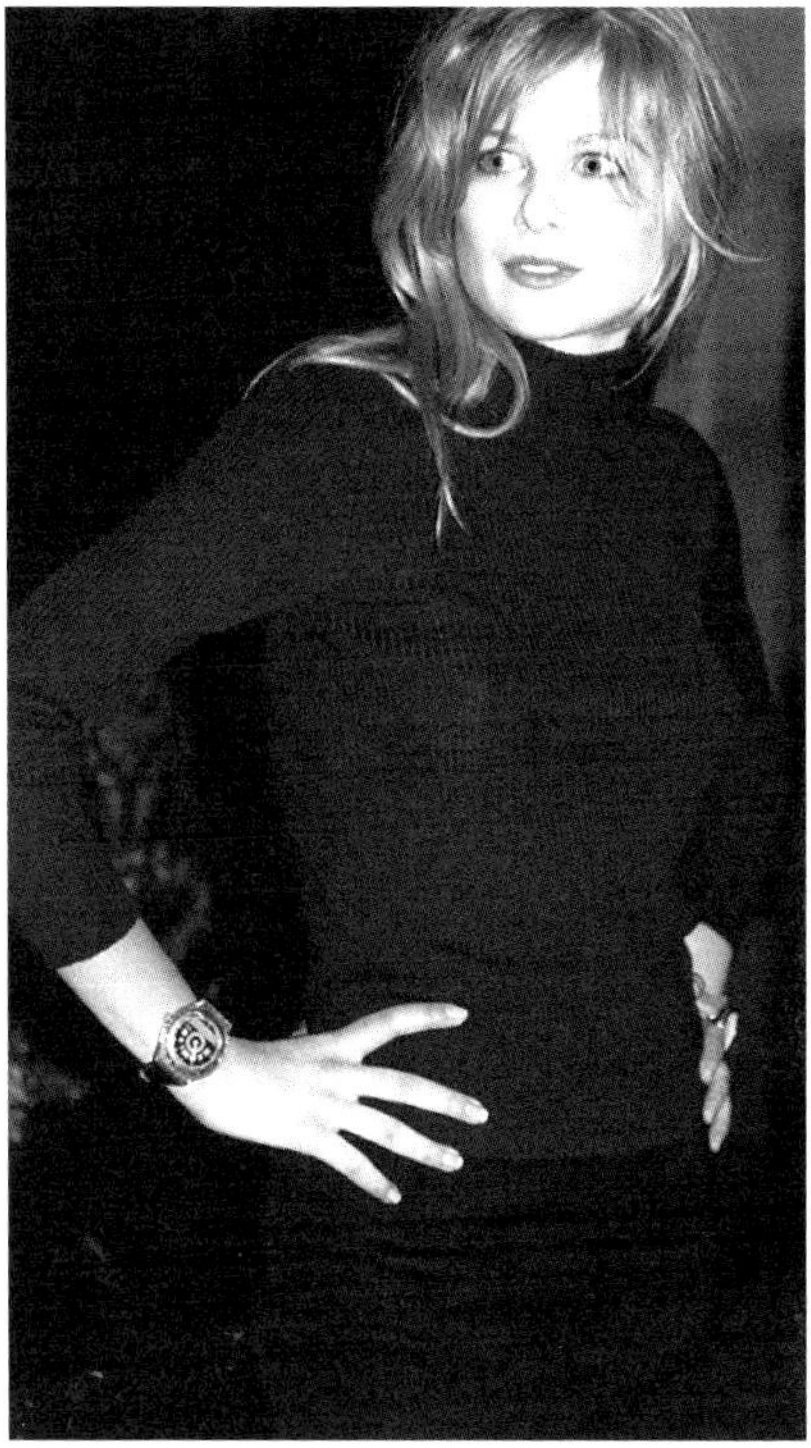

両手を腰に当てる姿勢は、本来、敵意に満ちた姿勢で、「あっちへ行って」とばかりに肘を突き出している。抱擁と正反対の姿勢で、人がもっと広い空間を要求するときに見られる。

ら、同時に歩きつづけようとするために、妥協案として腰を抱いているかのようだ。

ふたつの行為を同時に行うのは容易ではなく、前進を妨げるが、この場合、カップルが歩きやすいかどうかは、親密さの誇示に比べればたいして重要な問題ではない。親密さの誇示は、自分たちと周囲の人たちとの両方に行われている。一緒にいる人にも見ている人にも、「立ち入らないで」という強力な信号を送るのだ。

この種の抱擁は、結合サインとして、同様のふつうに肩を抱く動作よりも強いメッセージがある。男が二人で肩を抱き合いながら立っていたり歩いたりすることはある。友好的だが、性的関係をほのめかす親密さはない。けれども、相手の腰を抱くとなると、その手は相手の性器のそばまで近づけることになるので、その行為には性的な意味が生じる。

このため、男性がこの抱擁をするのは女性に限定され、それ以外は、男性が同性愛を人前で誇示したい場合だけである。

腰の抱擁の事例で、男女の違いを分析すると、たいていの場合、つねに積極的な抱擁をするのはどちらか一方だけであることがわかった。

もう一方は、抱擁を許しているが、自分から返しはしない。事例の七七%が男性から女性への抱擁で、一四%は女性から男性、残りの九%は女性から別の女性への抱擁だった（幼児を抱く親はこの事例から除外）。

予想通り、男性を抱く男性はいなかったが、同性同士の腰の抱擁は、男性同士に比べて女性同士ではそれほどタブーではないらしい。とはいえ、これは、挨拶のキスなど、ほかの多くの公然とした親密さとは異なるものだ。

男性から女性への抱擁と、女性から男性への抱擁の割合に見られる大きな違いは、身体の腰部に対する男女の態度をみごとに要約している。男性は明らかに女性の腰を抱くことに関心が高く、逆に女性はあまり関心がない。

社会的観点では、腰が本質的に女性の属性であることが今ははっきりしている。出産に適した広い骨盤があるため、腰は女性の体形の強烈な特徴となり、乳房に匹敵する女性らしさを担っている。男性は、切羽詰まって骨盤を突き出すときだけ、腰に男らしさが出てくるのだ。

腹部

「臍出し」の深層心理

女性の腹部はつねにタブー視されてきた。腹そのものがきわめてエロティックだからではなく、その真下にある、もっとも性的な部分と非常に関連が深いからだ。

ここを露わにする衣服は目を性器のほうへ引きつける。そのために、西欧社会では昔から日常着は腹を隠してきたが、近年では（正確には一九九八年後半から）、異常に小さいトップスと股上の浅いジーンズを組み合わせて、腹を見せるのが流行している。これは女性の腹部を表舞台に引き出し、男性の注目を新たに集めるようになった。この流行は日本では「臍《へそ》出し」とも命名されている。

この新たに露出された「セクシー・ゾーン」を選んだのは、興味深いし、女性の日常着の大きな変化と関係があるからだ。

すでに述べたように、西欧社会では最近、若い女性の間ではスカートよりパンツをはくほうへ大きく移行している。今日では、八〇パーセント以上の女性がジーンズなどのパンツをはいて街を歩いているのが見られる。その結果、女性の脚は肌が露出される部分という役割をほとんど失ってしまって、それに代わる新たなゾーンが必要となった。

昔は肩や、胸の谷間を見せる襟ぐりの深いトップスを着用したが、その解決策はもはや陳腐になってしまった。何か目新しいものが求められていて、どこかで、誰かがパンツに届かないほどの短いトップスを身につけるという妙案を思いついた。

突然、新しいセクシー・ゾーンが誕生して、このファッションは急速に広まった。脚は残念なことにすっかり覆われてしまったが、その埋め合わせに、今では女性の臍が男の観察の対象になった（少なくとも、しばらくの間、流行のサイクルがまた変わるまでは）。

こうした流行の変化の理論は一九二〇年代に、ドイツの服飾評論家たちによって初めて紹介された。彼らは現代女性の流行には、「移動セクシー・ゾーン」の法則が存在すると説明した。この法則によれば、若い女性はつねに身体の特定の部分を見せたがるが、この行為は身体のあちらこちらと移動をつづける。ある部分が少し覆われると、別の部分が露出される。

これにはふたつの理由がある。第一に「目新しさ」――新たな露出はこのところ見られていなかったので、刺激的でまだばかにされるほど見なれてはいない。第二に「ほどほど」であること。一度に一か所以上も露出されれば、下品になる。

そこで、露出を新鮮にしておくために、やりすぎてはいけないが、セクシー・ゾーンは流行につれて身体のある個所から別の個所へ移動しつづける。二一世紀が始まったばかりの現在、腹部が強調されている。

とくに、この強みは臍ピアスの最近の流行がもはや秘すべきものではないということである。頭部より下のボディ・ピアスでつねに問題になることのひとつは、とりわけ親密な相手しか知らないことだった。しかし、今やついに、鋲《びょう》やリングの臍飾りが表に出てこられるようになった。その結果、ますます人気が出て、特殊な少数派が身につけていた不思議なものがファッションとなって、はるかに広い層まで広まっていった。

臍ピアスはたしかに飾りとしては魅力があるけれども、セックスに積極的な若い女性たちが、このように傷つきやすい場所に装身具をつけたがるのは驚くべきことだ。

ここで問題になりそうなのは、激しい対面性交で互いに体を動かすとき、臍が裂ける危険性が高いということである。「臍破壊《ヴァンダリズム》」と言った作家たちもいるが、にもかかわらず、二一世紀初頭には、臍ピアスは耳ピアスに次ぐ人気となったと報告された。

女性の身体のこの部分に、昔はどのように接していたのか?

ヴィクトリア朝時代は、腹という言葉を使うことすら不作法だったので、これに代わる言葉が必要となった。腹部は胃を含み、胃は腹の上部にあり、「口に出せない」性器からも十分に離れているので、ヴィクトリア朝時代の人々は腹痛は胃痛である、と定めた。

この解剖学上の誤りがすっかり定着してしまったので、ヴィクトリア朝時代の上品さは時代遅れになって久しいのに、現代にまだ残っている。ヴィクトリア朝の子ども部屋では、「胃」という言葉でも解剖学的すぎると考えられたので、「ぽんぽん《タミー》」と言い換えられた。胃痛は、一八六〇年代には「ぽんぽん痛」となって、執拗《しつよう》に生き残り、ヴィクトリア朝の遺産は、解放されたと思われている現代社

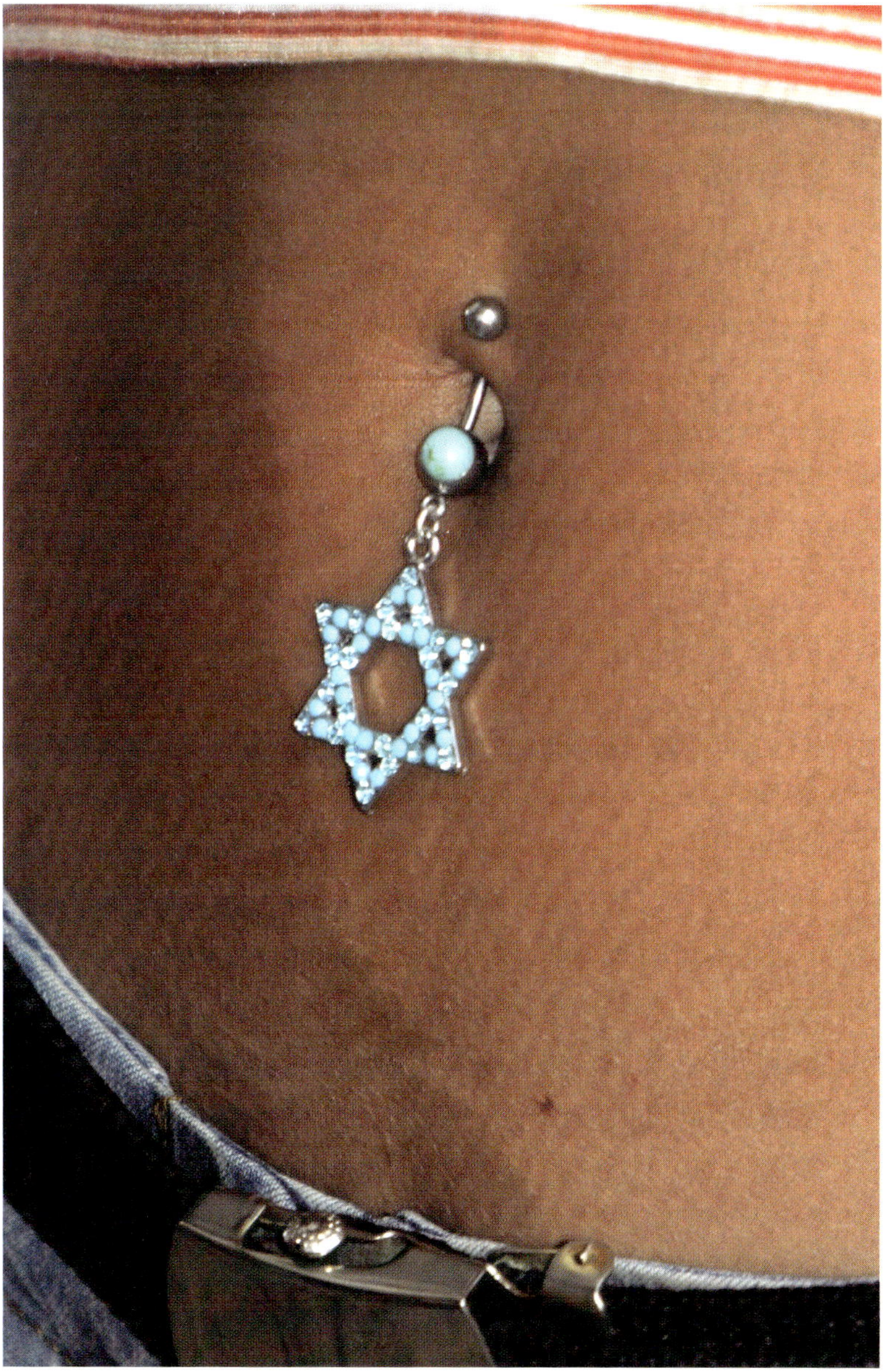

西欧の若い女性たちの腹部を見せる最近のファッションは、装飾臍ピアスの普及を助長している。昔はめったに見ることはなかったが、今ではよく目にするものになった。

会の背後に、今なお潜んでいることに気づかせられる。

ある階級は腹を上品に胃まで押し上げていたのに、別のグループは下品にも性器へと引き下げていた。正反対の、同じような誤りから、彼らは腹が恥毛から上ではなく、恥毛から下の部分を指すかのように腹のことを話したのだ。昔の俗語表現では、情婦は「腹の女」、男のペニスは「腹の悪漢」と呼ばれた。「腹の痒《かゆ》み」は性欲、「腹の仕事」は性交を意味した。

三番めの誤りは、腹という語を子宮と同じ意味で使うことだった。女囚でも犯した罪によって死刑に処されていた時代に、妊婦は極刑を免れるという裁定に基づいた「腹の嘆願」という有名な戦略があった。たいていの刑務所には「孕《はら》ませ屋」と呼ばれる男がいて、彼のあまり辛くない仕事は女囚に「腹を訴える」資格を与えることだった。

アングロ・サクソン語で「腹」の正確な意味は、胸より下で、性器より上の、胃や腸を含む、女性では子宮をも含む身体の前面下部を指す。医学用語ではアブダメン（腹部）。

身体のこの部位の外観には、指標となるものはほとんどない。臍は別として、リニア・アルバと呼ばれる正中線のくぼみがあるだけだ。これは平均的な成人では、臍から胸の下部まで垂直に走る。すらりとした運動選手の身体の側面に適当な光をあてて見ると、リニア・アルバが、狭いがはっきりした肌のくぼみとして現れ、身体の左側と右側の筋肉が接する場所となっている。

若い筋肉質の人では、この線は臍の上ばかりか、臍の下にも見られる。だが、太りすぎの人は（年齢にかかわらず）臍の上にも下にもこの線を見つけにくい。

女性の腹部は男性よりも下部が丸みをおびている。また、女性の腹部は男性より比較的長く、臍と性器の間がかなり離れている。平均的な体形の女性の臍のくぼみも男性より深い。これらの違いをまとめると、ヒトの雌は雄よりも大きくて曲線的な腹部をもつと言えるし、その特徴はしばしば画家たちによって誇張されている。

女性は年をとるにつれて太りやすく、腹も大きくなりやすい。「腹の慰め」や「腹の材料」——昔は食べ物をこう呼んだ——に耽《ふけ》っていると、たちまち、痛ましくも見事な太鼓腹になる。食料が欠乏していた昔は、大きな腹は誇らしげに誇示され、部族の娘たちは花婿のために太らされた。

永遠の若さを切望する新たな身体厳格主義がすべてを変えてしまった。今では年齢にかかわらず、平たい腹がもてはやされている。

エロティックな臍

腹の流行の変化は特異な副作用をもたらした。女性の臍の形を変えてしまったのだ。太った人の臍はほぼ円形であるが、すらりとした人の臍には縦長の切れ込みが多いらしい。

昔のより豊満な女性を描いた美術品を調べてみると、その大部分（九二パーセント）は丸い臍だ。現代の写真モデルたちに同様の調査をすると、その数字は五四パーセントに下がっているのがわかる。現代のすらりとした女性たちには、肉感的な先輩たちの六倍も、縦長の臍の持ち主がいるようだ。

しかし、このように臍の形が変わってきたのは単に体重が減少したからだけではない。ほっそりした身体は縦長の臍に見せやすいだけだ。臍がどう見えるかどうかは結局モデルの姿勢による。どんなにやせた女性でも、前屈みになれば丸い臍になる。このように、現代の姿勢は意識するしないにかかわらず、縦長の臍を強調しようとしているようだ。

その理由を見つけるのは簡単である。臍は身体の穴のように見えるので、いつも模擬性器として次位の役割を果たしてきた。腹の真ん中のくぼみは、その下にある真の穴を強烈に暗示する。

女性の性器口は縦長の割れ目の一部であるが、肛門口はもっと丸い形をしている。したがって、縦長臍を見せるほうへと転じたのは、とりわけ性器の象徴性を強めた。真の割れ目が隠されているセクシーな写真では、写真家もモデルも、本物に代わる閾値《いきち》下の擬似孔を提供しようと工夫することができる。

これが奇抜に思われるなら、二〇世紀のもっと禁欲的だった時期に、臍に起きたことを、振り返ってみればよい。昔の写真では、腹はなめらかでつるつるという笑止千万な印象を与えようと修整されていたので、臍は故意に塗りつぶされていた。臍があまりにも何かを連想させるからだという。何を連想させるかにはまったく触れていなかった。

往年の映画でも、踊り子が身体のこの部分を露出させることには衝撃と嫌悪が伴った。検閲官から映画『アラビアン・ナイト』の製作者に届いた公式書簡にはこう述べてあった。「踊り子たちが臍を出して踊るシーンを全部カットすれば、成人映画として合格」。三〇年代、四〇年代の映画検閲の第二波は臍の抑圧へと後戻りした。悪名高い「ハリウッド・コード」は臍出し禁止を主張した。衣服で隠せなければ、宝飾品やそのほかの異国風装飾品で覆わなければならなかった。

映画に厳しい人たちをとりわけ怒らせたらしいのは、踊り子たちが臍を動かせることであった。半裸の身体をくねらせながら、臍を開いたり伸ばしたりできたのだ。これは穴の象徴性が行き過ぎてい

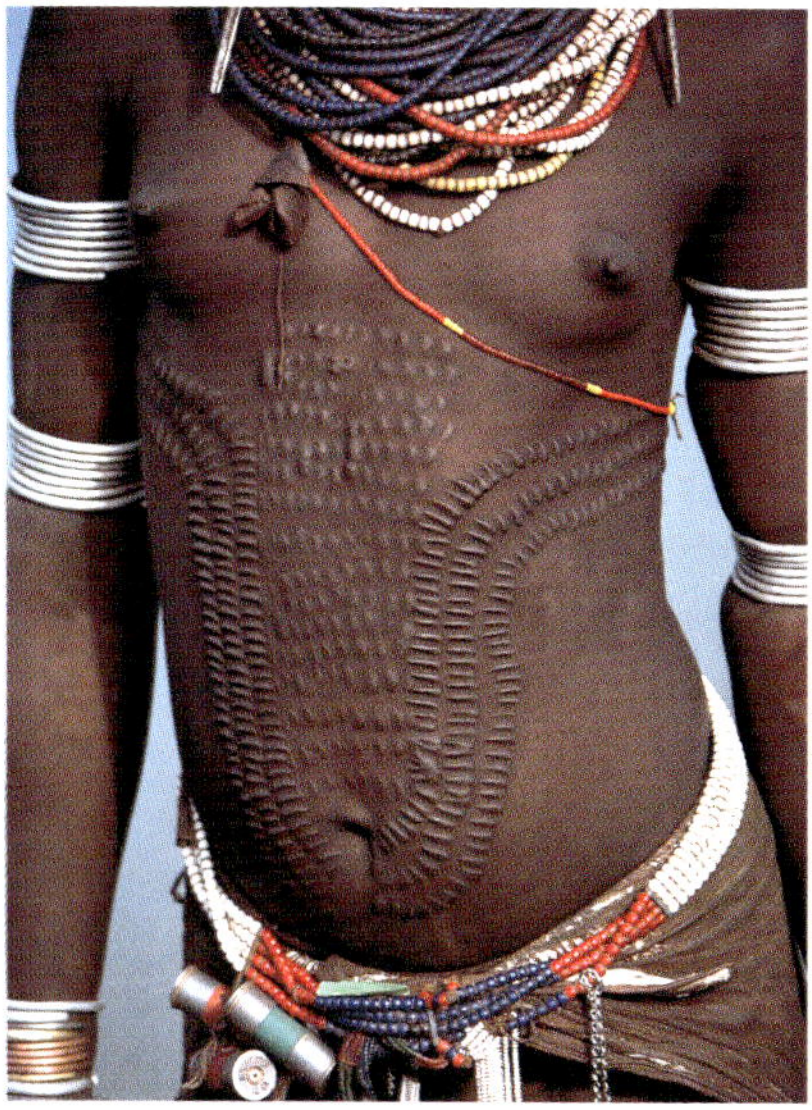

エチオピアのカロ族のような部族の間では、見せるために露出された腹部全体に、乱切り模様の大規模な装飾が見られる。

たので、観客の性的集団ヒステリーを防ぐためにも、情け容赦なく鎮圧しなければならなかった。

西欧社会が映画の臍検閲をゆるめるや、とたんに別の攻撃が始まった。今度は、ベリーダンスの母国、中東で起きた。そこでは、新しい文化的で宗教的な風潮がアラブ世界を襲っていて、ナイトクラブの出演者たちは、今や「伝統的民族舞踊」と呼ばれるようになったベリーダンスを踊るときは、腹を隠すように指導されたのだ。

こうした規制からも明らかなように、現代の私たちにとっては、人体の比較的刺激の少ない部分のように思われているとしても、臍にはエロティックな信号を送る力が備わっている。

セックスの教本は臍の魅力に注目し、お互いの身体を探り合う若い恋人たちに、その魅惑を力説してきた。そのような本の解説は、擬似性器としての臍の役割を強調する。

たとえば「臍には……開発できる性感が数多くある。指や亀頭や足の親指とも相性がよく、キスしたり、触れたりするときは、慎重に配慮する値打ちのある場所である」（『ジョイ・オブ・セックス』より）。図解セックス教本には、男性がパートナーの臍を舌で探っているポーズ（擬似ペニスを擬似ヴァギナに挿入）がよく載っている。

女性の臍のエロティックな可能性に興味をもつあまり、フェティシズム的になってしまった人たちもいる。「合衆国臍観測所」なる団体が女体のこの小さな部分の完全分類を思いついた。縦長とか丸形とか、そんな単純な分類ではない。「臍の構造」という題のレポートで、九つほどの臍の形が以下のように認定されている。

❶縦長——珍しい形。優雅で女らしくてエロティック。

❷ナベット（先細長卵形）——くっきりした縦長だが、中ほどが広くなっている。宝石のナベット・カットから命名。

❸三角形——一般的な形だが、美しいと見なされている。両側が張り出した逆三角形。頂点から内側へと深いくぼみがあることが多い。

❹アーモンド形——日本人には究極の美しい臍と見られている。

❺円形——今日では珍しい。完全な丸形。

❻卵形——もっとも一般的な形のひとつ。

❼猫目形——猫の目のように縦より横に長い。

❽コーヒー豆形——浅い卵形の「へこみ臍」で、内側に二個の肉の突起がある。「へこみ臍」と「出臍」の結合型。

❾ピアス型——現代の傷つけられた臍。

このレポートは女性の臍に関する軽い調査のつもりであるが、労を惜しまない正確な調査は、慎ましい臍が引き起こす性的興味の高さを明らかにしてくれる。たしかに、これは単なる臍の分類ではない。ドイツのある心理学者は独自に臍の形のリストを作り、「自分の臍を通して自分がわかる」と突拍子もないことを言った。彼が認定したのは、「横長臍」「縦長臍」「出臍」「へこみ臍」「ゆがみ臍」「丸臍」である。

性的領分以外では、臍は宗教界で物議をかもしたことがある。古代の宗教書の事実をそのまま信じている人たちには、最初の人間に臍があったかどうかという難問がある。人間が女性から生まれたのではなく、神に創造されたのなら、臍帯《さいたい》はなかったはずだから、臍はなかったことになる。

昔の画家たちは「エデンの園のアダムとイヴ」を描くとき、臍を描くかどうかを決めなければならないジレンマがあった。描くことに決めた大半の画家は、当然、最初の臍の存在について自分なりの理由をつくりあげたが、その決定がさらに大きな問題を生み出した。

神は自分の姿そっくりに人間を創造したのだから、神にも臍はあるはずだ。必然的にさらに興味深い疑問が生まれた。誰が神を産んだのか？　トルコ人は最初の臍の問題に、独自の変わった解決案を見つけだした。彼らの昔の伝説によれば、アラーの神が最初の人間をつくり終えたとき、魔王が激怒して、その新参者の身体に唾《つば》を吐きかけた。その唾が腹の真ん中に落ちたので、アラーの神はすぐさま、その汚れたところをつかみ出して汚染が広がるのを防いだ。その思いやりのある行為が唾の吐かれた場所に小さな穴を残し、その穴が臍になった。

まったく異なる象徴主義では臍を宇宙の中心と見なし、この高尚な役割ゆえに、仏教の苦行者は臍を熟視するのである。「己の臍を熟視する」はしばしば誤解されて、自己に集中して内面を見つめる瞑想《めいそう》の形としてとらえられてきたが、実際は正反対だ。宇宙の中心を通して全宇宙に焦点を合わせ、個人を消し去る試みである。

ベリーダンスは何を象徴するか？

臍から腹一般に話を戻すと、有名なベリーダンス（ダンス・ド・ヴァートル）はどのようにして始まったのか、という疑問が残っている。前述したように、今では、しかつめらしく「伝統的民族舞踊」と呼ばれているが、もう一度言うと、その伝統の起源は「時という霞《かすみ》のかなたへ消えてしまった」わけではない。現代の厳格な人々には、消えてしまったほうが好都合なのかもしれないが。

ベリーダンスには主な動きが三つある。腰の突き出し《バンプ》、腰の回転《グラインド》、筋肉の波動《リップル》。バンプは骨盤を前にぐいと突き出すこと。グラインドは骨盤を回すこと。リップルは熟練した筋肉コントロールを必要とする腹部の筋肉のうねり。最初のふたつは容易で平凡だ。三番めはもっとも熟練したダンサーにしかできない芸当だ。

三つとも積極的なセックスの動きである。その起源はハーレム。ハーレムの王様はたいていはなはだしい肥満体で思うように動けず、セックスにも退屈していた。王様を性的に刺激するには、若い女たちが横になった彼の身体にまたがってペニスを挿入させて、身体をなまめかしくくねらせながら、彼を絶頂へ導かなければならなかった。

この身体をくねらす動きが、王のペニスをマッサージする腹筋の収縮や骨盤の特殊な動きを伴う卓越した動作となった。性行為のひとつと見なされ、「実りあるマスタベーション」と呼ばれてきた。

時が経つにつれて、女たちの腰の動きは、実際の性交が行われる前に、ハーレムの王様に性的な快感を与えて興奮させるための見世物へと発展していった。王の鈍重な身体と接触することから解放されたハーレムの女たちは、もっとリズミカルで大胆な動きがとれるようになった。

このショー全体に音楽が加わり、まもなく様式化されて、いわゆる「筋肉ダンス」となり、今日のベリーダンスである。

そのほかの要素を示唆する資料もいくつかある。それによると、動作のあるものは性交ではなく、出産を表すと主張する。

多くの文化では、妊婦が医者にかからなかった時代には、横になって引力に逆らいながら苦労して出産するのではなく、引力をうまく利用してしゃがんだ姿勢で出産していたと指摘する。お産のときは、腹を回転させて懸命に力んで分娩《ぶんべん》を助けたのだ。何世紀もかけて、この分娩の要素がベリーダンスの中に組み込まれてきたといわれている。ベリーダンスは、活発な若い女が怠惰な太った男にまたがって行う、単なる性交を真似た踊りではなく、妊娠と出産の両方を象徴する演技となった。一つの演技で、生殖の全サイクルを見せてくれるのだ。

この修正されたベリーダンスの解釈が正しいのか、あるいは、性交の踊りそのものだったものを浄化して、ほかの「民族的な」活動と同等にしようとしたのか、どちらとも言えない。いずれにしろ、最近の浄化操作は行き過ぎだ。一九八〇年代に出版されたベリーダンスの指導手引書は次のようにダンスのテーマを紹介する。「健全な身体芸術表現形式としての新たな役割では、健康を維持することに重点がおかれている」。ハーレムの踊り子たちは体育の女教師になってしまった。

ベリーダンスが今では「緊張と憂鬱《ゆううつ》のすぐれた治療法」として奨励されているという事実にもかかわらず、そのさまざまな動作につけられた名称はもっとエロティックな起源をありありとうかがわせる。その名称とは「腰回し」「動きながらの腰回転」「腰くねらし」「腰突き出し」「後屈腰ふり」「ヒップ・スキップ」「ラクダ揺すり《キャメル・ロック》」。すべてが失われたわけではないのは明らかだ。

性的な象徴性のないところでも、臍と同様に腹にもいくつかの役割がある。もっとも知られているのは人間の現実的で動物的な側面と結びついている。腹は食欲と関連があるので、あらゆる動物的欲望と結びつく。次のようなギリシアの諺がある。「獣でいちばん汚いところは腹である」

また、古代ギリシアの別の説は大声でまくしたてられる。「神よ、憎しみをこめて腹と腹の食物をご覧ください。これらによって純潔が汚されるのです」。このあけすけな西欧の象徴主義は、腹を命の宿る場所と見る東洋の象徴主義とはまったく異なる。日本では腹は身体の中心と見なされている。

通常の日常的な腹のジェスチャーはきわめてまれで、腹は性器に近いので他人との接触もめったにない。誰かがほかの人の腹にさわるときは、たいてい、その二人の仲は家族か、恋人か、古い友人だ。親は子どもがお腹いっぱい食べると、その腹を軽く叩いてやるだろう。妻の妊娠が誇らしい夫はその喜びを表そうと、妻の突き出た腹を優しく叩くだろう。恋人同士は相手の腹に頭をもたせかけて、そっと横たわるだろう。

これらの動作と、めったにない敵からの腹へのパンチは別として、この種の重要な対人接触がもうひとつだけある。腹と腹が接する対面性交だ。おかしなことに、この体位は記録に残る人類最古のジョークのひとつとして取り上げられている。紀元前三世紀の古代シュメール語の文典に、作者は悲しいユーモアをこめて記す。「煉瓦《れんが》を積み重ねてこの家が建った。腹を重ね合わせて、家はばらばらに壊れてしまった」

背中

背中のえくぼのセックス・アピール

女性の背中はその持ち主にも見物人にも、しばしばないがしろにされてきた。身体のほかの部分は——とくに顔、胸、脚——はるかに注目され、多大な興味をも引きつけている。にもかかわらず、女性の背中は申し分なく美しい。静止していても、男性の背中よりも自然なアーチ形を描いているので、女性の背中のカーブが故意に誇張されると、突き出たお尻と相まって、女体はたちまちさらにセクシーなラインをつくる。

後ろから見ると、もちろん、身体の線は人間の男女ではいちじるしく異なる。女性は背中の下部のほうが広いが、男性は背中の上部のほうが広い。したがって、側面や後ろから見ると、際立った男女差がある。

ときに女性の背中はエロティックなイメージの世界で、おおいに重要な役割を演じてきた。「首」の項で述べたように、とりわけ日本人はセックス・アピールという点で、この部位を好む。

着物は着る人の身分に応じて、うなじから適切に離して着るようにできている。既婚女性なら、背骨の魅惑的な線をそれとなく示す程度であるが、芸者の場合は、襟をうなじから大胆に離して着る。芸者が相手の男性客の前にひざまずくと、客は着物の堅固さに焦《じ》らされながらも、彼女の背中全体をちらりと見ることができる。

西欧では、折にふれて、婦人服デザイナーが背中をエロティックに強調した。ドレスが胸元を隠すデザインなら、ポイントを背後に移し、背中上部を露出させるローカットにした。ハリウッドでは、女優のタルーラ・バンクヘッドがバックレスのドレスで登場した一九三二年に、このドレスが大人気となり、大胆に流行を追う女たちのあいだにまたたくまに流行した。

このデザインの、背中を全部見せる極端なものは、ファッション・デザイナーが有名な大イベントで衝撃を与えようとする勇敢な顧客に出会ったときに、たまに出現した。

その最初の例のひとつは、一九六七年のウンガロの有名なジャンプスーツで、背中全体を尻の割れ目の上端が見えるほど露出させた。そして、この割れ目は背中の下部を女性の胸元と結びつけ、「擬似胸の谷間」を生みだした。そして、それを着る人に、仙骨のえくぼと「ミカエリスの菱形《ひしがた》」を披露する可能性も与えた。

これらのえくぼは、過去に何度か男を夢中にさせるあまり、それにとりつかれてしまった男もいたほどの背中の部位である。ある作家が女体のこの部分に魅せられて描写した。「絹のようにしっとりした、涎《よだれ》の出そうなところ、まさにそこに小さな背中のえくぼが……」

えくぼは、今日大人気のほっそりした女性では目立たないが、もっと肉感的な体形がもてはやされた時代には、洒脱《しゃだつ》な遊び人たちの格好の話題になった。

尻の真上の背骨基部の両側に現れる、小さなへこみのふたつのえくぼは男女ともにあるが、この部分に脂肪のついている女性のほうによりはっきり現れる。男性ではえくぼの見分けがつきがたく、一八〜二五パーセントの男性にしか見られない。

古代ギリシア・ローマの人々は女性のこのえくぼに魅了され、古代の詩人たちはその讃歌をつくった。ギリシアの彫刻家たちもこのえくぼに愛着を持っていた。女性の頬にあるえくぼのセックス・アピールは、お尻のほっぺたのすぐ近くにある、このえくぼに負うところがあるのかもしれない。

腰のえくぼの間にある菱形の部分、「ミカエリスの菱形」、あるいは「偏菱形」もまた、昔はフェティッシュな興味を引きつけていた。その名称は、膨大な時間をその研究に費やしたドイツの婦人科医、ギュスタヴ・ミカエリスにちなんで名づけられた。

それは二個ではなく、四個のえくぼで囲まれた輪郭を示すこともある。通常のものが両側に一個ずつあるように、菱形の上下にも一個ずつえくぼがある。

けれども、女性の背中をすべて露出することがかならずしもうまくいくとはかぎらないとわかった。ある評論家は、背中を露出するバレエ衣装を身につけたバレリーナを槍玉《やりだま》にあげて言った。「彼女たちの背中は殻を失ったカタツムリのように、かじかんで、露出を怖がっているようだ」

確かに、現代のバレリーナのやせこけた筋肉質の身体は、背中を全部露出させるのに、あまりふさわしいとは言えない。皮下脂肪のついたなめらかな曲線をなさない背中は、針金のように細すぎて「筋張った」ものになる危険性がある。セクシーな背中を見せるのはもっと豊満な肉体の人たちにふさわ

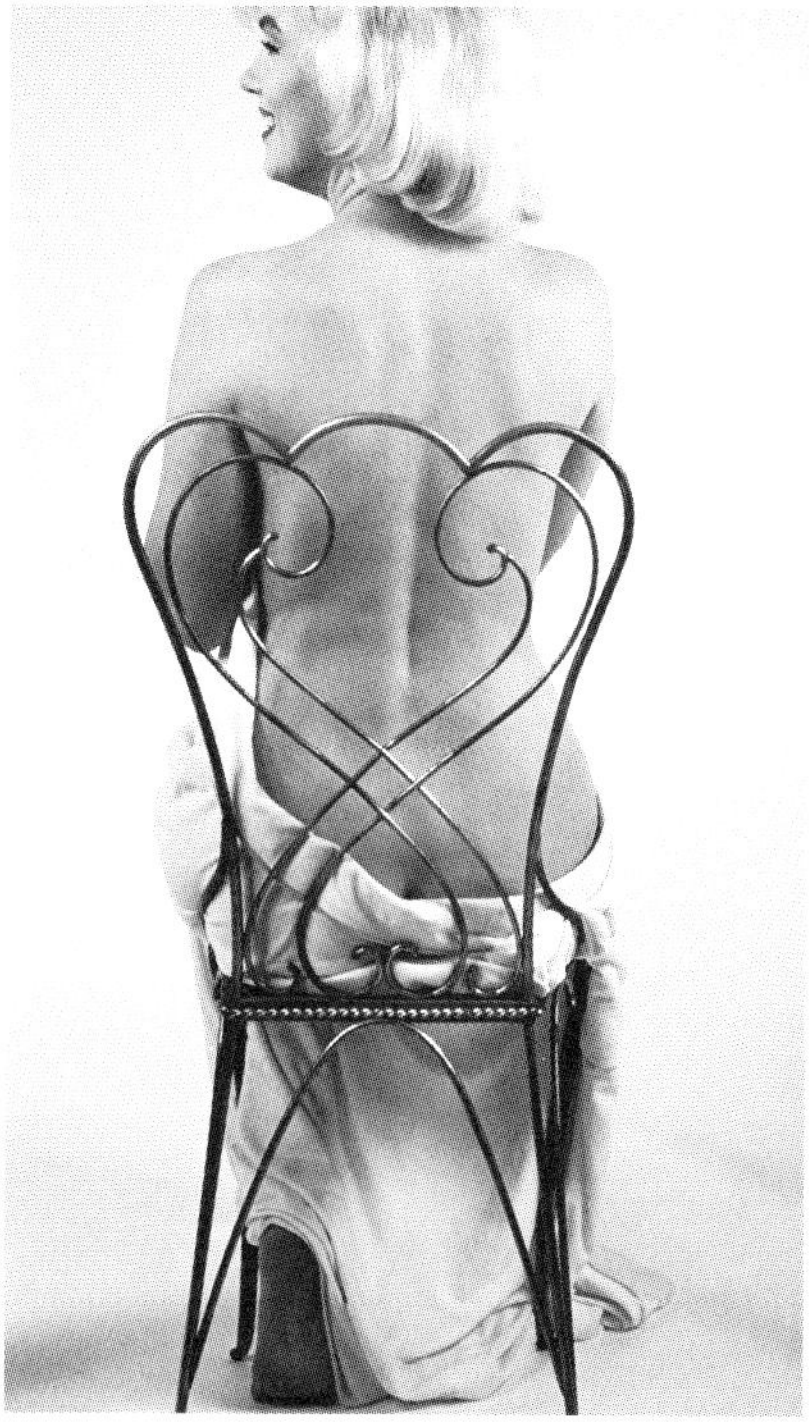

西欧では、女性の背中は1932年に、初めてファッションとして露出されて以来、時折、上品に大胆に裸の肌を露出させる広々とした場所として登場した。

しいようだ。

背中を支える骨と筋肉

セックス・アピールから生物学へ話題を移すと、女性の背中はもっとも酷使されているが、身体の中ではもっとも知られていない部位である。

私たちの遠い祖先が後脚で立ち上がって以来、背中の筋肉は超過勤務を強いられてきたため、ときにしつこい背中の痛みを感じないで生涯を終える人はめったにいない。おおかたの女性は痛みを感じて初めて、背中も人体の一部であることを痛感する。そのとき以外は「去る者は日々に疎《うと》し」で、自分の背中の存在を意識する人はほとんどいない。

長年耐えてきた背中を、時間をかけてじっくり観察してみると、身体を支えて脊髄《せきずい》を守るというふたつの機能をもつ、筋肉と骨の見事な組織が見つかるだろう。長さ約四六センチ、直径一センチあまりの脊髄は、たしかに保護が必要だ。もし何か重大なことが脊髄に起これば、そのときは車椅子を買うときだ。

脊髄は、まず三層の髄膜《ずいまく》で、次にショックを吸収する液で、三番めに背骨と呼ばれる、衝撃に耐える硬いケージングでしっかりと包まれている。実際には、もちろん、背骨というものは存在せず、三三個の骨が連なっているにすぎない。

これらの脊椎《せきつい》には五つの異なったタイプがある。

「頸部」、または「頸椎《けいつい》」は可動性がきわめて高く、世界を観察し、顔を保護するのに必要なさまざまな頭の動きを可能にする。「頸椎」は七個の骨からなる。

十二個の骨からなる胸椎は肋骨を固定するのが主な仕事なので、可動性はやや劣る。

五個の骨からなる「腰椎」、または「腰部の脊椎」はもっとも太くて丈夫で、体重の大部分を支える役目をする。激しい背中の痛みに襲われやすいのは主にここである。

「仙椎《せんつい》」、あるいは「聖なる椎骨」は腰部の下で融合して湾曲した仙骨になる。五個の椎骨からなるが、今では一個として機能する。脊椎の基部にある三角形の骨が神聖視されるのは奇妙だが、オカルトの世界では身体の中でもっとも重要な骨とされ、「聖骨」を使って占いなどをする儀式で特別な役割を演じる。

また、この骨には身体の不滅の魂が宿ると考えられていた。しかし、大多数の人にとっては、背中のいちばん下に「魂」が宿るという考えはどこか奇妙で変な感じがする。魔女のお祭りで、儀式的に

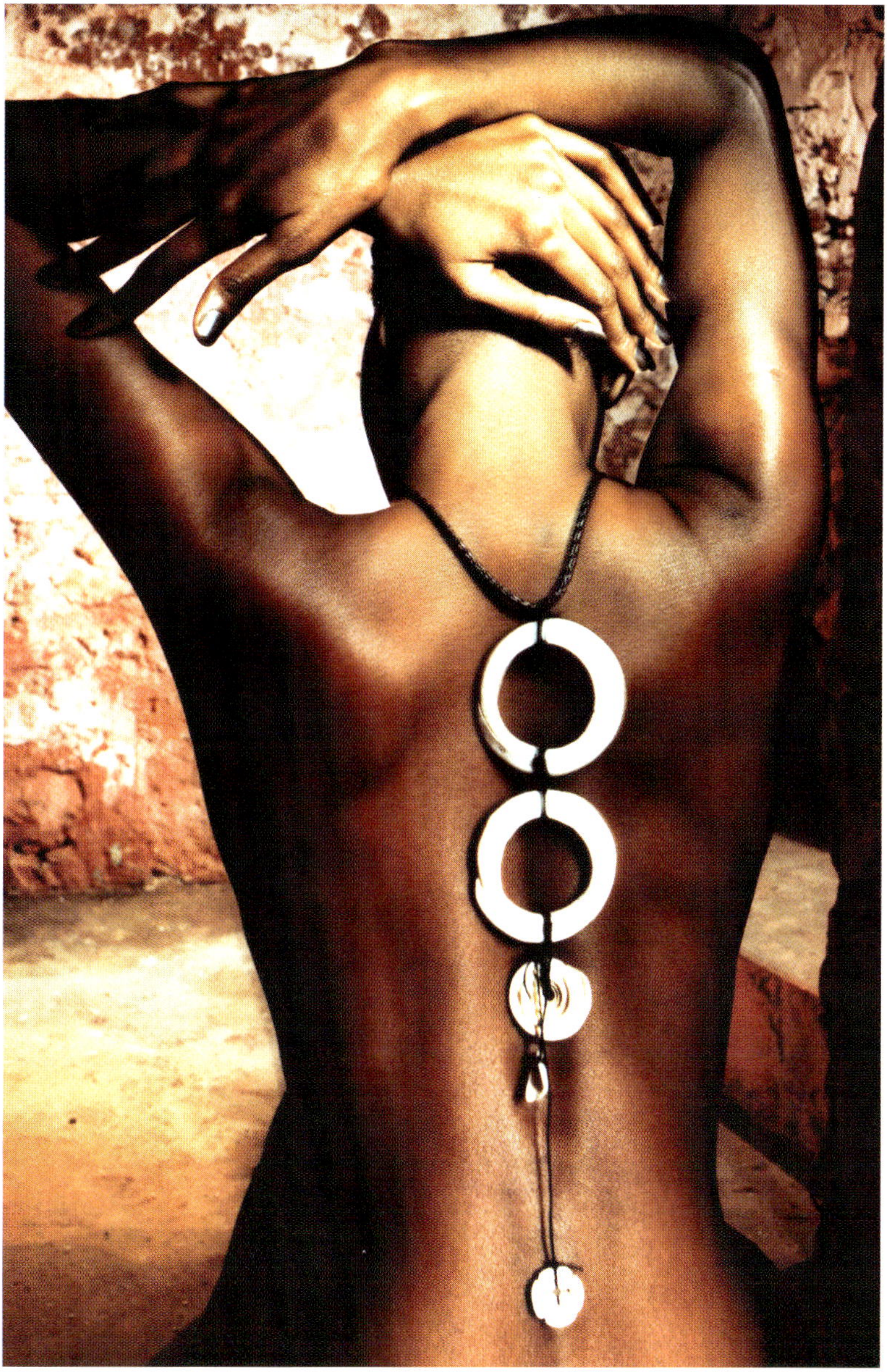

背中の装飾は、部族の女性が背中全体を見せるために露出している以外では比較的珍しい。

キスされるのはこの仙骨なので、そう考えるのが肝心だったのであろう。「尾椎《びつい》」は背中の最小の骨で最下部にある。これもまた、融合して、祖先の霊長類では尾があった場所に尾骨を形成する。この小さくて先のとがった骨の命名は仙骨の場合よりもっと不思議だ。尾骨の「coccyx」はカッコウの意味なのである。

ヒトの尻尾の名残とカッコウのあいだにいったい何の関連があるのかと不思議に思うだろう。この答えは骨の異常な形にある。昔の解剖学者は、その形がカッコウのくちばしを連想させると主張した。私たちの身体の部位には、愉快で風変わりな方法で名づけられたものがあるのだ。

背中の筋肉組織は複雑きわまりないが、主要な三つのユニットからなる。上背部の「僧帽筋《そうぼうきん》」、中背部の「広背筋《こうはいきん》」、下背部の「大臀筋《だいでんきん》」だ。背中の痛みの大半は、何らかの状態でこれらの筋肉を違《たが》えたときに起こる。

医学の専門的な問題は別として、女性の背中の痛みを引き起こす主な原因のひとつは、文明化した都市環境による運動不足だ。背筋が使われないで弱くなると、ちょっと使い方を誤れば、たちまちひどい目に遭うことになる。

誤用とは、悪い姿勢、慣れない激しい動きを急にすること、緊張である。

悪い姿勢は何時間も特定の姿勢をとりつづけなければならない作業形態から起こる。また、余暇がますます長くなりつつある時代に、西欧社会のどの家庭にも柔らかい家具が普及しているのも問題だ。何時間ものテレビ視聴、おしゃべり、読書をするとき、運動不足の都会人は母親の身体に安らぎを求める子どものように、安楽を求めて柔らかい椅子やベッドに身を沈める。

この包みこむような優しい家具は、精神的には安心感をもたらすが、肉体的には、脊椎を良い形に保とうと、文字通り雄々しく戦っている背筋に過重な要求を強いる。とくに太りすぎの人が柔らかいものの上に手足を伸ばしたり、丸くなったりして、だらしない格好でくつろぐとき、この要求は苛酷だ。

妊婦は重い子どもを運ぶという避けがたい危険性のため背中が痛くなりがちだが、腹に同程度の荷重がかかるいちじるしい肥満体の人も、同じ症状に悩み始めて驚くことが多い。

重いものを前かがみになって持ち上げ、背中をクレーンのように使うのも、背中に耐えがたい試練を与える昔からの誤った使い方だ。ジムで健康な汗を流す活発な女性には、こういう動作はあまり危険性がないけれども、ふだんあまり活動的に身体を動かさない女性には危険が伴う。

精神的緊張も人の背中を壊しかねない。精神的苦悩や不安によって引き起こされた身体的緊張は背中の筋肉を長時間緊張させる。結局、背中が痛み始め、これがさらに苦悩を増し、これがまたさらに……と悪循環がつづけば、医者の助けが必要となる。

こうなるまでに、最初はほとんど気がつかないし、その原因の情緒的問題がつねに脳裏を離れないので、副作用が無視されて手遅れになる。また、背中の痛みの原因になると言われてきた性的欲求不満は、性行為に励むことが治療になると折にふれて提唱されてきた。

象徴的な意味では、背中の演じる役割はほとんどなく、ただ脊椎が収まる場所というだけだ。一方、脊椎そのものは、脳という天に届く宇宙生命樹のレプリカと見られていた。

マケドニア人は死体が腐ると背骨は蛇になると信じた。そのほかの解釈では、人の脊椎を道や梯子《はしご》や棒と見ていた。中世には、脊椎の「エキス」はきわめて有益だと見なされ、人並み以上の背骨の持ち主は幸運に恵まれていると考えられていた。

こういう理由で、背中のこぶにさわると幸運がもたらされると思われていた。この信心は今でも地中海沿岸の一部の地域に残っていて、そこでは、笑顔のそうした人を描いた小さなプラスティックのお守りが買える。それは、何かいいことがありそうな気がする、という意味の「I have a hunch《こぶ》」という言葉にも残っている。

背中が語る「言葉」

背中は女性の身体の中でも、それほど表現豊かな部位ではない。「背中を上げる」という表現も人の姿勢に由来するのではなく、怒った猫が背中を曲げることからきている。

しかし、女性は気分に応じて背中を曲げ、伸ばし、反らし、前かがみにし、くねらすこともできる。ボディービルのチャンピオンは背中の筋肉を小刻みに動かすこともできる。

背中を前に曲げる動作は、かなりの年配の女性たちには、歩くときの長年にわたる不変的な姿勢になっていて、おじぎ、跪《ひざまず》き、叩頭《こうとう》、平伏の従属的動作の本質的な部分である。これらすべての動作の重要な要素は、その動作をする人間の低い身分に合わせるように、身体を低くすることだ。

昔は、上位の者に、背中全部が見えるほど身体を低くしなければならなかった。実際、失礼にならないで、背中が見えるようにするには、こうするしかなかった。まっすぐ立ったまま相手に背中を向けることは、あからさまな拒絶の動作になるので、許されざる不作法だと考えられた。そういうわけ

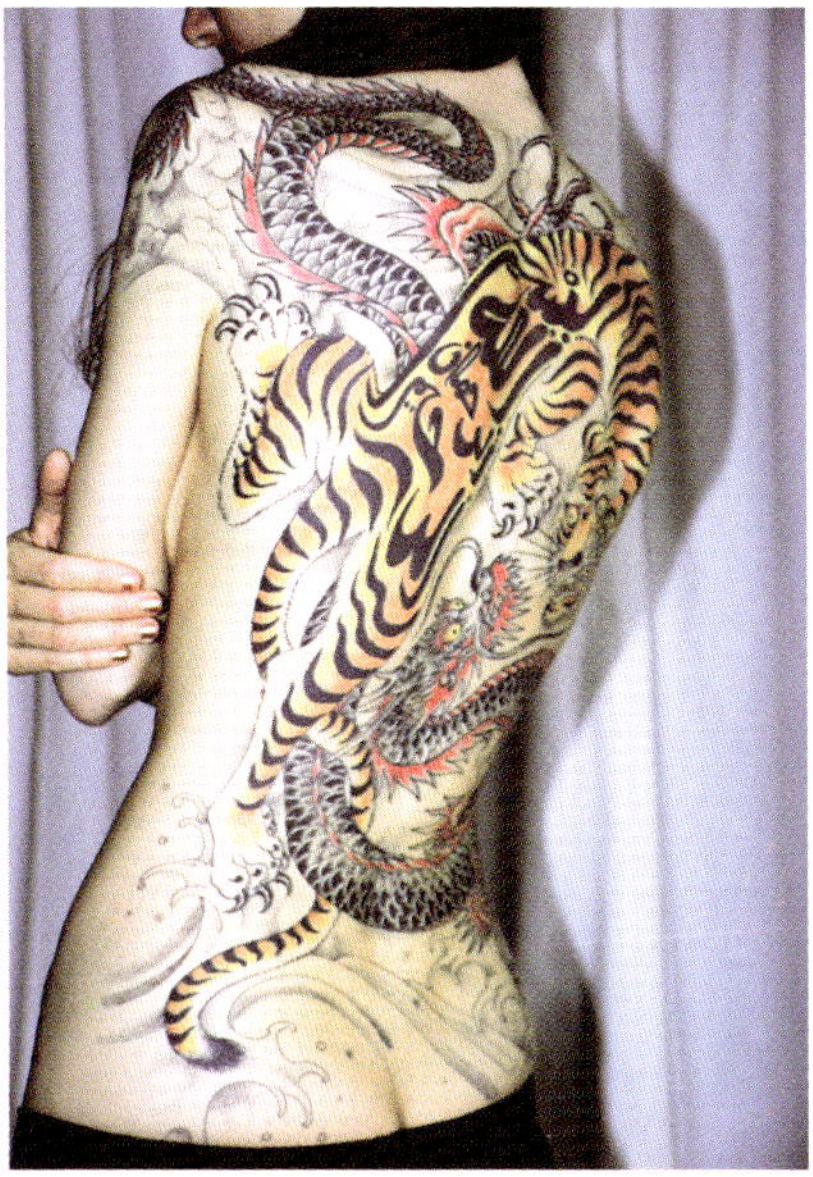

背中は刺青師が腕をふるう、最適の「ボディー・カンバス」となり、今日では、劇的な素晴らしい実例が女性の背中に見られる。

で、従属者が高貴の方の面前を退く場合は、後退《あとずさ》りして王の部屋を出なければならなかった。

今日でも、このしきたりは残っていて、混みあったパーティーで、背中合わせになった友人に頭をねじ向けて「背中で失礼」と言って、顔を見合わせる光景が見られる。そして、紹介されたばかりの人に、くるりと背中を向けることは、今でも大きな侮辱とされている。

背中を向けるのは故意に相手を無視することで無礼になるが、背筋をぴんと伸ばすことは暴力行為に及ぶ体勢をとっていると思われて、相手に脅威を与える。

こういう理由で、軍人はとくに背筋を伸ばすように訓練されるので、のんびりとくつろいでいるときでも、普通の人よりも攻撃的に見える。

また、背筋を伸ばすと身長が少し高くなるので、優位を示しやすくなる。背中を前に曲げる動作は意気消沈したときに起こり（そして偶然、その状態をそう呼ぶようになった）、身体をわずかに低くして、優位喪失の信号を送る。まるで、従属のおじぎの発端を見ているようだ。

女性の手が背中に触れるとき、いくつかの独特な動作がある。いちばん簡単なものは「後ろ手」にして立つ、または歩くことだ。

これは片方のこぶしをもう片方の手のひらで握りしめる、高位の人がよくする姿勢で、とくに王族や政治家のリーダーたちが公の場で、自分たちのための特別な催しを観覧するときにとる姿勢だ。

この姿勢は、自己防衛のために両腕を身体の前で交差させる臆病な「腕組み」とは正反対なので、極度の優位を示すもののひとつになる。後ろ手の姿勢は絶対的優位を示すので、前面の防御はまったく必要ないのだ。学校教師も校庭を歩くとき、この場所で自分の優位を示しながら、この姿勢をとる。

そのほかで背中に手が触れるのは、少女たちが嘘をついたとき、手を後ろにまわして指を重ね合わせるように、人目をはばかるときである。

他人の背中に触れてもよい方法はいくつかあるが、もっとも一般的なのは、よく知られている「背中を軽く叩く」ことだ。これは慰め、親しみ、祝福、あるいはただ上機嫌を表す、ほぼ万国共通の方法である。

この動作が広く普及し、つねに同じ意味をもつのは、それがあらゆる対人接触の基本である抱擁のミニチュア版であるからだ。幼いころ、少女は嬉々《きき》として母親の腕に抱かれて安らぎと愛情を感じ、また背中に押しつけられる優しい手の感触は思いやりと友情を示す主な身体信号のひとつとなった。

大人になってからも、状況に応じて激情にまかせた本格的な抱擁をするが、いまひとつ情熱的になれないときは、簡略版の「背中を軽く叩く」に切り替えるが、それでも十分に本格的な抱擁を思い出させてくれる。

短くて軽い背中叩きでも、その身体的接触の短さや軽さにもかかわらず、幼少のころの古い体験を呼び起こすので、悩める人たちには心強い慰めになる。

もうひとつ、よくある接触の仕方に背中の案内がある。たいていは前腕や肘《ひじ》だが、その代わりに背中に軽く触れて相手の舵《かじ》をとる方法だ。背中の案内は、前進するとき二人の身体が近づくので、やや親密な感じがする。これと同類の、実際の舵取りをしない背中の接触は、二人が同じ方向を向いて立っているとき、「私はここにいますよ」と軽く手を触れるものだ。

広くて平らな背中は、刺青のような精密な装飾をするのにもっとも好まれる場所のひとつだ。刺青職人の素晴らしい見本は、世界中の勇敢な女性の背中に痛々しくも刻まれて、見ることができる。

おふざけのモチーフとして人気の高い刺青もある。狩りの情景を背中いっぱいに刺青したもので、馬と猟犬が背中の下端まで狐《きつね》を追い詰め、まさにお尻の穴に隠れようとする狐の尻尾が見えている。

恥毛

少女がクモを嫌う理由

子どものころの少女は、もちろん頭の長い髪は別として、まったく体毛がないから簡単で楽である。やがて思春期がやってくると、事態は複雑になってくる。卵巣が大きくなりだしてホルモンの分泌が始まると、外性器の真上に恥毛が生え始めるなど、目に見える変化が現れる。たいてい、この変化は一一歳か一二歳で起きるが、まれに、早ければ八歳、遅くて一四歳になることもある。

一般的には、一二歳か一三歳で恥毛は黒く濃くなる。そして、一三歳か一四歳で恥毛の量が増して三角形をなし始める。一四歳までに恥毛はほぼ生えそろい、大人と変わらないほどになる。

この発育過程で、少し不愉快な気持ちになる少女もいる。性器に毛が生えるという考えは「動物的」、あるいは「男のような」こととして、少女たちは衝撃を受ける。子どものころは、きれいですべすべだった身体が、突然「汚い毛むくじゃら」になるのだから。

彼女たちは、上品ぶった両親や映画検閲に目隠しされていて、大人の恥毛をほとんど見たことがないから、ショックを受けるのかもしれない。男の身体は毛深いものだと知って、これがまた彼女たちを不安にさせるだろう。

このような説明は、「解放された」雰囲気がある家庭で育った人たちには、大げさに思われるかもしれないが、発育期の多くの少女たちにとっては事実なのだ。それが動物の好き嫌いの科学調査で、期せずして立証された。

それによると、イギリスの思春期に達した子どもたちの間では、少年はそうでもないが、少女にはクモ嫌いが非常に増えている、ということがわかった。恥毛の成長がもっともいちじるしい一四歳では、少女のクモ嫌いは劇的に増加して、少年の二倍にも達する。

一見、恥毛との因果関係はないようだが、少女たちは件《くだん》の質問で、なぜそんなにクモが嫌いなのかと訊《き》かれて、彼女たちはたいてい決まって「汚くて毛深い」からだと答える。一方、体毛は父親のように伸びるものだ、と思っている少年たちはほとんど関心を示さなかった。彼らは、なぜクモが嫌いなのかと訊かれれば、「中には毒グモもいるから」と答えるだろう。

クモの毛深さは、現実というよりむしろ象徴的である。クモがさっと床を横切ったとき、一四歳の少女が見ているのは、柔らかな胴体から四方に突き出た長い肢の動きだ。「毛むくじゃら」に見えるのはこの肢で、クモは無意識に「動く毛のふさ」のようなものと見られている。

少女が自分の脚の間に「毛のふさ」が育っているという事実を受け入れようとしている、まさにそのときに、クモへの恐怖が倍加するということはたしかに暗示的である。体毛が生えてきたのを自慢に思っているどの少女にも、それに当惑している面がある。

世界のさまざまな地域では、女性の恥毛にもいろいろなタイプがある。短いものや長いもの。薄いものや濃いもの。柔らかい直毛や縮れた剛毛。色や質も、恥毛はかならずしも髪の毛と合ってはいない。髪の黒い女性の恥毛は赤みを帯びた黒より薄い色が多い。

大半の女性は、髪は直毛でも恥毛は縮れている。これの主な例外は極東で見られる。そこでは、髪が黒い直毛の場合、恥毛は「黒い、短い、直毛、濃くはなくむしろ薄くて……狭い逆三角形のようだ」と描写されている。

思春期の少女たちが自分の恥毛に関して最初にしそうな質問のひとつは、「どうして恥毛が生えるの？」や「何のために生えるの？」だ。答えは三つある。

まず第一に、恥毛を見せるのは視覚信号である。

太古の裸の時代には、恥毛は少女が成長して性的に大人になったことを伝える信号になった。恥毛の生えそろう一五歳は排卵の開始と一致するし、生物学的には出産も可能だ。太古の男にとって、少女に恥毛が生えていないのは、彼女がまだ幼すぎて出産できない年齢であることを告げる、重要な信号でもあった。

目に見える恥毛は男の性的反応を助長するが、恥毛がないと、反対にそれは抑制される（奇妙にも、そして異様にも、小児性愛者に欠けているのは、この抑制だ）。

恥毛の二番めの機能は匂いの罠である。

恥部の皮膚の分泌腺から出る特殊なフェロモン――成人男性が性的に無意識に惹きつけられる天然

の匂い——その香気は剝き出しのなめらかな肌よりも濃い縮れ毛の中に長く残存する。

だが、この原始的な匂いの信号には不都合がある。先史時代、裸の皮膚が大気にさらされていたときは、天然の匂いは新鮮なまま保たれた。しかし、今日では、ぴったりした服に覆われた陰部は非衛生的になりやすいので、香腺分泌物の細菌が増えてしまう。その結果、魅力のない体臭となる。

こうした理由で、現代の、衣服を身につけた人間が太古の匂い信号をうまく操作しようとすれば、部族の裸の人間より頻繁に身体を洗わなければならない。

恥毛の三番目の機能は、男女の活発な性交中に、女性の恥丘が擦りむけないように、二人の皮膚の間の緩衝物になると考えられている。

この保護的役割はよく言われていることで、もっともらしいが、恥毛を除去した現代女性が男性の腰の動きに応じているときに、恥毛がないために、とくに苦痛を感じているようには見えない。

これらの三つの真面目な機能のほかに、奇想天外なものも過去にいくつか提示された。

その中には、恥毛は性器の「ほどよい覆い」という見方もある。逆に「想像力に火をつけ」、焦らせるエロティックなヴェールというのもある。また、性器を寒さや事故から守るとか、身体の前面から滴り落ちる汗を吸いとるとか、さらに、どういう意味であろうとも「性交中の向き合った男女のあいだで、電流の蓄積と相互交換を促進する」というのもある。

おそらくもっとも愉快で風変わりな恥毛の活用法の観察報告が、南太平洋のビスマルク諸島に住む部族を訪ねた、昔のドイツの人類学者によって記録されている。そこでは、「女たちは手が汚れたり、濡れたりすると、私たちがタオルを使い慣れているように、いつも恥毛で手を拭く」。

恥毛除去は禁欲的か、官能的か？

　女性の身体のほかのいろいろな部位のように、恥毛も自然の状態のみを楽しむのではない。昔も今も、恥毛の修正は大いに興味を持たれている。たとえば、「染める」「形づくる」「飾る」「除去する」。そして、この修正を認めるかどうか、いつものことながら、二つの正反対の意見がある。

　恥毛のみを自然の形のまま残すのに賛成の人たちには、厳格主義者も愛好家もいる。淑女ぶった女性たちは、どんな方法にしろ、この部分を変えることは人体への不健全な性的執着を示すと感じている。どういう形成や修正や染色でも、人目にさらすべきではない身体の部分を見せることに関心をもっていることになる。

　さらに、彼女たちは恥毛除去は性器の割れ目をぼかし隠すものを失うことだと考える。無毛の状態では、この割れ目が丸見えになり、女体の性的ディスプレイを強調することになるのだ。

　初期のフェミニストは、あらゆる化粧や美容術の進歩と同じように、恥毛の「手入れ」も男に媚《こ》びるものとして排除した。

　その正反対に、快楽に走る人たちは自然な恥毛をとてもエロティックなものと見なした。恥毛が男に、女が交尾可能であるという太古の視覚信号を送るからだ。性的匂いの罠という役を果たす恥毛は、女の皮膚の分泌腺から出るエロティックな香りをしっかり保つことを男に請け合ってくれる。

　恥毛の除去はふたつのまったく矛盾した反応を引き起こす。

　厳格主義者は恥毛は不潔で臭くなりがちなので、除去すれば衛生的で清潔だという考えから、除毛を支持する。しかも、まったくすべすべで、子どもの人形のように「股間に何もない」のは性的ではないので、エロティックではないと考える。

この考えは、恥毛や性器の気配すらない、すべすべした恥部の、過去の多くの婦人像となって表れた。画家のモデルも恥毛を剃った。表向きの理由は下腹部の曲線をすっきりさせるためだったが、実際は、好ましくない部分を削除して古典的な像らしく見せるためであった。

有名な例として、古典的な像の、人の手になるすべすべの害をいちじるしくこうむった、うぶできわめてロマンティックなヴィクトリア朝の学者がいる。

英国最初の美術学教授、ジョン・ラスキンは二八歳のとき、性知識がほとんどないまま、将来の妻を口説いた。その翌年に彼女と結婚したが、彼女は彼が性交できないことを知って驚愕《きょうがく》した。性生活のないまま数年が経ち、やっと彼は妻の恥毛が嫌だったと認めた。

古代ギリシア・ローマの大理石彫刻の熱心な研究者としては、女性の裸体を熟知し、芸術的に楽しんでいたが、女の恥毛を見たことはなかったし、その存在すら知らなかったのだ（古代の大理石像の男性には縮れた恥毛があっても、女性の像にはなかった）。愛する妻の股間に毛のふさを見つけたときの恐怖があまりにも大きかったので、彼は不能になり、事を終えることができなかったのだ。

妻は恥を忍んで医者の診察を受け、いまだに処女であることを証明してもらったにもかかわらず、結局、結婚を破棄せざるをえなかった。

一部の禁欲的な男が女性の衛生的な無毛の股間を好むなら、多くの好色な男もほぼ同じような関心を示すことを知って驚くだろう。ふさふさした毛の股間に、高潔な人、淫らな人を問わず興味をそそられるのと同じように、剝き出しの股間も両者の興味をそそる。

恥毛除去のセックス・アピールには三つの根拠がある。

第一に、恥毛を除くと性器の縦の割れ目が露出する。古代の像では、この細部は品よく省かれている。昔ながらの画家のモデルでは、この割れ目はモデルのとるポーズでごまかされていることが多いか、あるいは画家が最後に筆を入れて再度消してしまう。けれども、実生活では、この秘められた細部（「神の金の斧《おの》による割れ目」）は剝き出しにされて、それを見る男に、毛のふさよりもはるかに強力な視覚信号を送る。

第二に、無毛の状態は処女の純潔という信号を送る。少女が幼すぎて性交できない身体であることを示し、幼すぎて性交の経験がないという象徴である。

除毛された女性の恥部を見ることにやぶさかではない男性には、次のような本音を語る人もいる。「赤ん坊のようにすべすべ」「女子児童を思い浮かべる」「ロリータみたい」。それを、批評家たちは「児童ポルノへの一歩だ」と厳しく非難するが、無毛を見て刺激を受ける男たちが、自分のパートナーの身体はその部分以外は大人である、と了解しているのを見落としている。象徴的に「処女らしい」のが好きだからといって、彼らが本当の思春期前の少女に性的に応ずることにはならない。

ある女性が自分の除毛を自己弁護して語った。「刈り込んだ陰部を好む男を『隠れ小児性愛者だ』と暗に言う女性たちの恋人が濃いあご鬚《ひげ》を生やしていないのであれば、彼女たちも同じ論理で攻撃されるおそれがある」

恋人の男性にきれいに髭《ひげ》を剃った「少年」の顔を求めても誰も非難されないのなら、なぜ女性が恥毛をきれいに剃ったことで、その恋人の男性は小児愛傾向があると見られなければならないのか？

この純潔とは別の、恥毛除去について、いくつかの利点も言われてきた。

除毛された恥部は触覚の刺激により敏感に反応する。とくにオーラル・セックスの快感は男女ともに増大する。ある女性たちはただ歩くという動作でもエロティックな感じがすると言う。「ただ街を歩くだけでも、すべるようで楽しい」「さっそうと闊歩《かっぽ》できる」「二人しか知らない性の秘密を共有する」ことに魅力を感じる人たちもいる。

要約すると、女性の恥毛に対する正反対の見方は、ふたつに分かれる。

手を入れない状態を、ピューリタン的な厳格主義者が自然で慎み深いと見るか、あるいは放縦《ほうじゅう》に成熟した色っぽさ、香《かぐわ》しいほどセクシーと見るか、また、恥毛除去を、ピューリタン的に衛生的で清潔と見るか、あるいは放縦に性器が露出され性感が増すと見るか。女体にはじつにさまざまの側面があるから、きわめて相反するいろいろな見方がある。

古代エジプトまでさかのぼる恥毛除去史

女性の恥毛除去の歴史を見ると、現代の一時的な流行でないのは明らかだ。記録によると、その歴史は古代エジプトまでさかのぼる。エジプトの女性は体毛に関しては好みが難しく、あとかたもなく除毛していた。蜂蜜《はちみつ》と油でできたねばねばしたクリームを使う「ワキシング」という除毛法を用いた。

ソロモン王は女性の陰毛が嫌いだったとも言われている。紀元前一〇世紀にシバの女王が彼を訪問したとき、彼女に「天然のヴェール」を除いて股間を見せることを要求し、交わる前に除毛するように頼んだということである。

　後年の古代ギリシアでは、男は相手の女性が「秘所の毛を除く」のを好んだ、と記録されている。「そうしなければ、女性の濃い恥毛が秘所を隠してしまう……」からだ。その結果、古代ギリシアでは、女性の除毛は通例となった。

　それは三つの方法のうちのひとつでなされた。一番めは痛いが「引き抜く」、二番めは「ランプの炎で焼く」、三番めは「熱い灰で焼く」。

　女性の除毛は古代ローマでも普及していたが、彼女たちの方法は少し違っていた。ギリシア人のように、「ヴォルセラ」と呼ばれる特殊な毛抜きで引き抜いたが、ギリシア人の危険な焼き方の代わりに、危険性の低い脱毛クリームを塗って処理した。樹脂やタールを使うワキシング方式も行われた。おしゃれなローマ人の間では、若い娘たちは恥毛が生え始めるとすぐ、これらの方法のどれかを採り入れた。

　十字軍の戦士が聖地に滞在したとき、彼らはアラブの女性たちが恥部を除毛しているのを知った。そこで見聞したことに感心した戦士たちは、この流儀をヨーロッパに持ち帰り、それを採り入れた中世の貴族もいた。それはしばらく隆盛をきわめたが、やがて廃《すた》れた。

　その後、一六世紀には、トルコの女性は恥部の除毛にとても熱心だったので、公衆浴場に除毛のための特別な部屋が併設されたことが知られている。彼女たちには、恥毛を伸ばし放題にしておくのは罪深いことだと考えられていた。

　ヴィクトリア朝時代には、ヨーロッパでは、恥毛除去は「夜の女たち」の一部の間でたまに聞く以外は、あまり耳にしなかった。一九六〇年代の性解放の時代までは、女性に人気のある流行として再登場することもなかった。

すると突然、何もかも可能になり、ある指導的人物が、淑女的または伝統的と思われる慣習に反逆した。もっとも有名な反逆者のひとりはマリー・クアント。彼女は自分の恥毛を夫にハート形に刈りこんでもらった、と公表してショックを与えようとした。まもなく、ほかの女性たちも彼女につづいた。

一九七〇年代、フェミニスト運動が高まると自然体に復帰して、再び恥毛の刈り込み《トピアリー》は人気がなくなった。けれども、二〇世紀末には、さまざまなスタイルが選べるものとして、はなばなしく復活した。

この新たな流行の火付け役は水着のデザインの変化である。水着の下部のラインがどんどんカットされたので（脚を長く見せるため）、今では股間の細長い布切れの両側から恥毛が少しはみ出すようになってしまった。この毛は見苦しく、すぐさま除かれた。この「隠蔽《いんぺい》」トリミングは恥毛を徹底的に減らす方向へと進んだ。

恥毛スタイルいろいろ

過激なスタイルはその後もつぎつぎと登場し、とうとう、一本も残さない完全脱毛が流行の最先端になった。二一世紀初めには、極度の脱毛が女性の一時的な最新流行、挑戦的な現代の傾向となったが、それは逆説的に、私たちをもう一度、古代文明で普及していた恥毛のスタイルに引き戻した。

新しい専門用語はこの脱毛の大流行から生じ、美容サロンはそれぞれ脱毛の段階に応じて名前をつけた独自のセットを用意した。これらの名称は、美容サロンによってかならずしも同じではないが、ざっと並べてみる。

●ビキニ・ライン——もっともおとなしい形。ビキニで隠された恥毛はそのまま残す。ハイカットのビキニを着ても見えないように、両側からはみ出た毛のみを除く。

●フル・ビキニ——恥丘に少量の毛のみを残す。

●ヨーロピアン——「恥丘にごく少量」残して全脱毛。

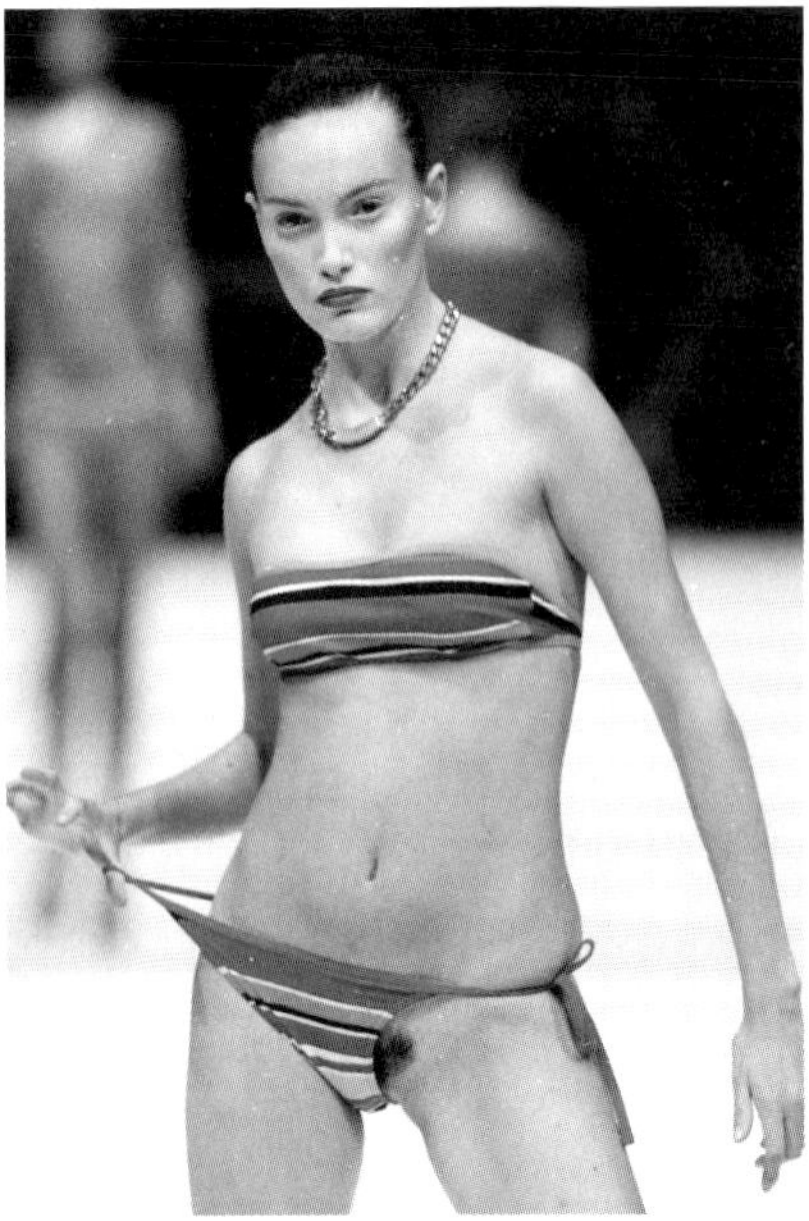

女性が恥毛を見せることは、都市社会ではつねに強くタブー視されてきたが、偶発的な露出がさまざまな脱毛方法へと導いた。

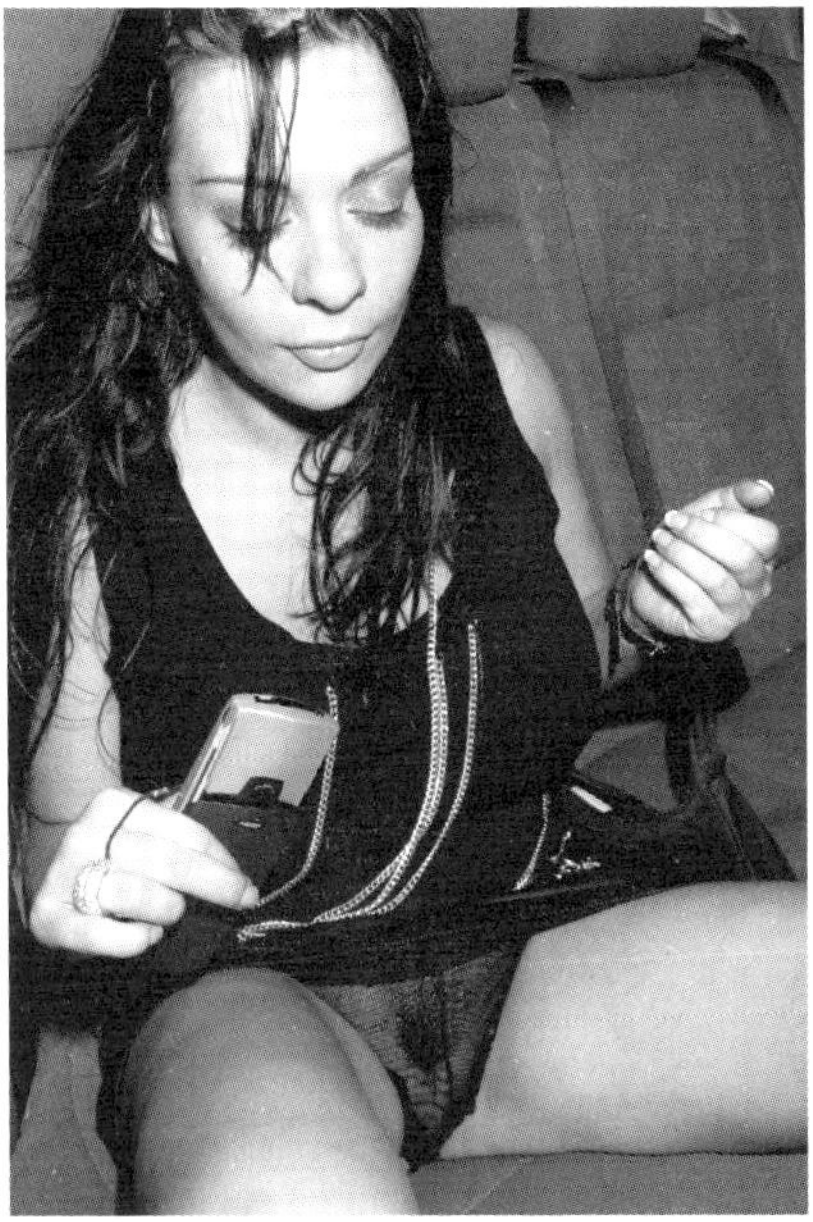

入念なトリミングも、ナイトクラブで遊ぶ若い女性が盗み撮りされた場合、かならずしも望ましい効果が得られていない。

●トライアングル——中央の一点を性器の上端に向けてきちんと刈り込んだ三角形を残して、全脱毛。「悦楽への道を示す矢じり」と呼ばれている。

●口髭——性器の割れ目の上端にある包皮の真上に横長の長方形を残して、全脱毛。「ヒトラーの口髭」や「チャップリンの口髭」と呼ばれることもある。

●ハート形——恥毛の中央をハート形に刈り込み、たいていピンクに染める。聖バレンタイン・デイに、恋人への思いがけないエロティックなプレゼントとして人気がある。

●滑走路《ランディング・ストリップ》――中央の毛を細長い長方形に刈り込んで残し、全脱毛。股間が極端に狭い服を着る必要のあるモデルたちに人気がある。

●プレイボーイ・ストリップ――四センチ幅の細長い長方形を残して、全脱毛。この正確な寸法はおかしいかもしれないが、これには法律上の歴史がある。

アメリカ、ジョージア州では、異国のダンサーは裸で踊るとき、「指二本分」（約四センチ）の恥毛を残しておくことが義務づけられていた。アトランタの立法者たちは、そのサイズが性器の割れ目を隠すのにちょうどいいと考えたからだ。

指一本分は猥褻だと見なされ、法律で禁止された。地元の議員たちは残された恥毛の幅が細すぎないかを調べ、この厳しい規則に従わない娘は全員帰国させるという、骨の折れる夜の職務を引き受けざるをえなかった。やがて、この奇妙な任務は徐々に新鮮さを失い、規則は緩和された。「プレイボーイ」を「全脱毛」と取り違えているサロンもある。

●ブラジリアン――もっとも有名な新しいスタイルだが、正しい形状に関しては混乱がある。滑走路と同じものにとる人もいれば、「一筋の恥毛」だけ残す、滑走路の過激型ととる人もいる。そのほかの人たちにとっては今でも全脱毛のことだ。

これはリオのコパカバーナ海岸が発祥地で、そこで最初に登場したビキニはきわめつきのハイカット（ほとんど紐同然）だった。そして、ニューヨークに移住した七人姉妹（「J・シスターズ」として知られる）のブラジル人一家が、マンハッタンに美容サロンを開店して、顧客に恥毛除去の営業を開始した。映画スターやトップモデルが来店し始め、まもなくサロンは恥部脱毛の中心地となった。

Ｊ・シスターズの名声が高まったので、彼女たちの手法がブラジリアンという名で知られるようになった。ほかのサロンもこの手法を真似るようになったが、脱毛の段階をかならずしも正確に真似なかったので混乱が生じた。しかし、Ｊ・シスターズは「ごく少量残して全脱毛」と簡潔に表現し、作業の内容を明確にした。

●スフィンクス――恥部を完全に除毛する、明確な「全脱毛」型。カナダ産無毛猫の品種名から名づけられた。無毛でなめらかな肌のスフィンクス・キャットは一九六六年にトロントで発見された突然変異種。「スフィンクス」を「ハリウッド」と呼ぶサロンもある。

以上が二一世紀初頭にもっとも人気のある恥毛スタイルだ。そのほかに次のようなものもある。

●特殊型――一部の売れっ子のスタイリストたちはいろいろと奇抜な形を売り物にする。たとえば、会社や団体の商標、牡牛の眼、星条旗、標的、家紋。ある異彩を放つスタイリストが恥毛のキッチュとも言えるものを売り出した。

そのタイトルは、ハネムーンのびっくりプレゼント、アルプスの飛行機雲、モッズ団、ダイヤモンドの女王、チャチャチャと開花。また別のスタイリストは、感嘆符、三つ葉、冠、星、モヒカン刈り、紫の稲妻、パートナーのイニシャルを売り出した。

こういうスタイルを得るために用いる方法は、毛抜きで引き抜く、剃る、染める、脱毛クリームを塗る、電気分解、糖蜜やワックスを塗る。今いちばん流行っているテクニックは、ワックスを塗るワキシングで、それを用いると、新しい毛が生えるまで、五、六週間は無毛でいられる。

恥毛の修正でまったく対照的なのは、恥毛カツラ《マーキン》をつける奇妙な慣習である。マーキンは人毛、ナイロン、ヤクの腹部の毛でつくった恥毛のカツラで、目立たないG線（紐状の下帯）か接着剤で本物の恥毛の下にくっつける。

マーキンには数百年にも及ぶ長い歴史があり、現在も売られている。数世紀前、最初に使用されたときの役割は、梅毒などの性病でできた外性器の醜い傷を隠すことだった。その後、濃い恥毛にセックス・アピールを感じて好む客のために、売春婦たちが使用した。

最近は、映画界で、セックス・シーンに裸で登場しなければならない女優たちが「毛ばり」として使う。また、恥毛修正の代用、間に合わせの「貼り付け式」としても使用される。

マーキンはその機会に応じて、珍しい形や色が選べるし、あとで取り外すことができるので、ある女性たちにとっては、苦労して恥毛刈り込みをするよりは便利な方法である。

マーキンには宝石や花や色とりどりのリボンで飾られたものもあり、これらの恥毛飾りは、数世紀にわたって、マーキンやときには本物の恥毛の飾りとしても認知されてきた。それらは一六世紀に人気があったことを証明する記録が残っている。どのように使用されていたかは、異常な方法で知られ

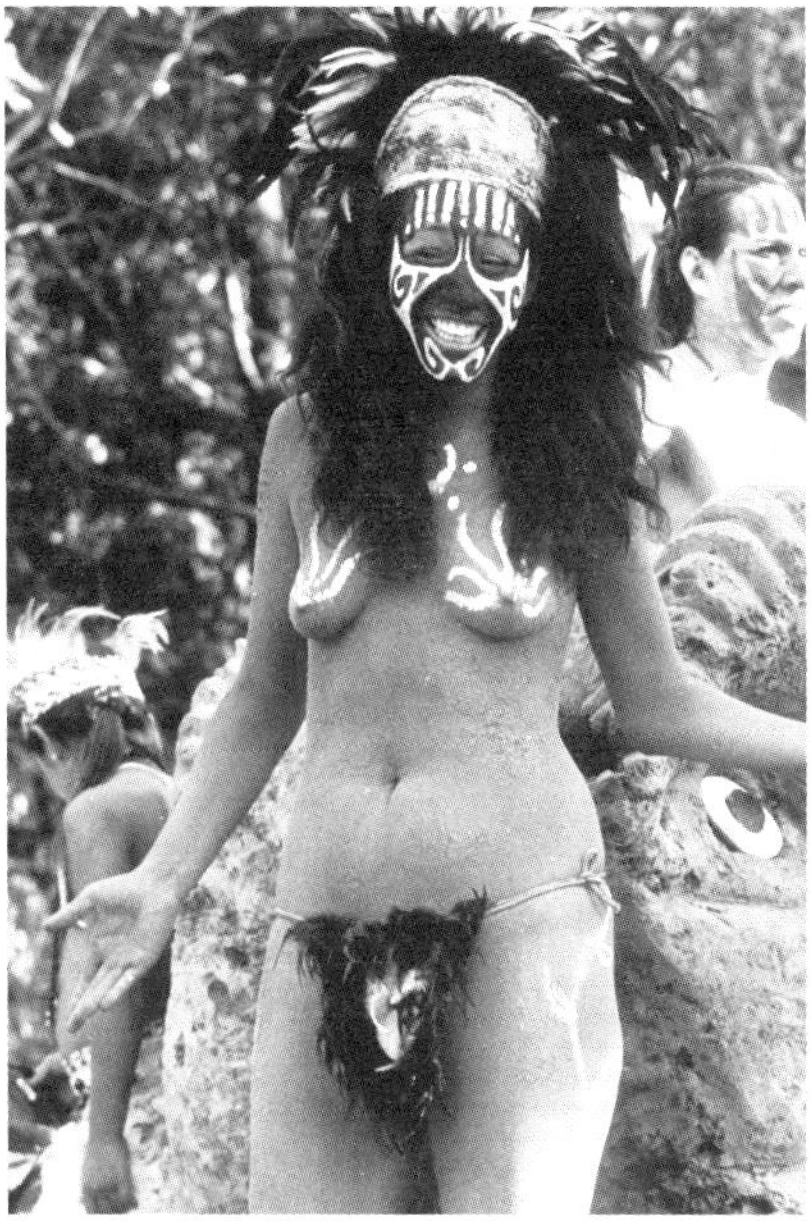

イースター島にあるハンガ・ロアのタパチ・フェスティバルで、女性は「慎み深い裸」という難題を、恥毛かつら、マーキンをつける古い慣習で解決した。

るところとなった。フランスの侯爵夫人の殺害死体が性器を故意に剝き出しにされて公道に捨てられていた。「何色ものリボンを結んで飾った」彼女の陰毛を万人が目にしたのだ。

フランス国王が宮廷の淑女たるものは華美な服装を慎むべきだと主張したとき、彼女たちは王に従ったが、陰でこっそり流行の豪華な服を身につけて憂さ晴らしをしていたらしい。彼女たちは表向きは王の要望に従順だったが、その裏では、もっとも魅惑的な陰毛にしようとたがいに競い合い、過度の装飾に耽《ふけ》っていた。リボンを結ぶ者、花で飾る者、宝石をちりばめる者……。

このように、宝石で飾られた陰部は身体の中でいちばん貴重な部位となったので、女性の性器のよく知られた婉曲《えんきょく》表現の「女の宝石箱」や、単に彼女の「お宝」となった。

性器

「交尾」と「性交」は何が違うか？

女性の身体の重要なタブー・ゾーンであるこの部位に、私たちはようやく到達した。大きな性的快感の源として、性器は祝福されるべきであるが、慎み深い社会ではめったに言及されない（素晴らしい劇作『ヴァギナ・モノローグ』は唯一の例外として）。なぜなのか？　なぜ人々は女体の重要な部位を語りたがらないのか？　その答えを見つけるには、時計を原始時代へと巻きもどさねばならない。

大昔の私たちの祖先が後脚で歩き始めたとき、仲間に近づこうとすればかならず身体の前面が露《あら》わになってしまうことに気がついた。それまでは四つ足で前進するのが通常だったので、性器はまったく見えず、しっかりと保護されていた。そのころは、性器を見せるには、特別の姿勢をとる必要があった。

ところが今は、人間が向き合うたびに性器を見せることになるだろう。これでは、成人は性的な表示をしないで歩み寄ることは不可能になる。男も女も、この信号を抑制する方法として、陰部を覆うものを身につけるようになった。腰巻の誕生である。

腰巻には三つの利点があった。男女ともセックスに関係のない公共の場では、性的表示の威力を抑えられた点、腰巻を取る二人だけの時間には性的興奮を高めることができた点、三番めに、デリケートな恥部を厳しい自然環境から守る助けになった点である。

今日、暑くて衣服を脱ぐときでも、最後まで脱がないのはつねに現代版腰巻だ。徹底したヌーディストでもないかぎり、たいてい、性器を見せるのはセックスの相手だけのためにとっておくものだ。明らかにセックスとは関係のない幼い子どもたちにだけ、この規則は緩和される。

大半の国々で、成人が性器を露出しないのは単に風習によるものではなく、公的な規制を課しているからだ。つまり、人前で性器を「見せる」のは法律に反する。何世代もの敬虔な教会信者たちは、「裸体は……悪魔そのものと同じく恥ずべき……神に対する反乱の最たるもの」という、説教壇からの呼びかけに応じてきた。

正確には何を隠そうとして、それほど苦労しているのか？　成人女性では見るべきものはわずかしかない。

陰毛の下に一部が隠れて、大陰唇に囲まれた細い縦長の割れ目がある。大陰唇は膣口の両側にあるもっとデリケートな小陰唇を保護する多肉質の襞《ひだ》だ。割れ目の先端には、クリトリスの一部を覆う小さな肉質の包皮がある。

クリトリスは尿口、尿道の真上にある、非常に敏感な肉質の核。男性の性器と比較すると、見た目は地味としか言いようがない。けれども、その注目度は並はずれていて、性器を見えないように隠してしまった人々にとって、その威力はごくごく控えめに言ってもとび抜けている。

この部位が引き起こす性的興奮は視覚的ではなく、触覚的な性質による。性交中に、男の指、唇、舌、ペニスとの接触に、これほど敏感に反応する女体の部位はほかにはない。この点では、男性のペニスの特殊な形状が非常に重要だ。

ほかの霊長類のペニスと比べてみても、人間の器官はきわめて特殊である。陰茎骨がないのだ。サルや類人猿のペニスには、勃起を早めるために小さな骨が入っている。その代わりに、人間のペニスは血管収縮によって勃起する。性的に興奮すると、血液がペニスに充満するシステムになっている。それはペニスを硬くするだけでなく、長さをも増し、とくに幅を太くする。

その結果、それが女性の膣に挿入されたとき、膣壁と陰唇を圧迫する。この圧迫感が女性にエロティックな反応を引き起こし、性交で高まりゆく男性の性的興奮を共有できるようになる。

これは明白で必然的な交尾のメカニズムのようであるが、ほかの霊長類ではまったく異なる。雌ザルが雄の細い骨質の釘《くぎ》のようなペニスで数回素早く突かれただけで、一瞬にして交尾は終わる。たとえば、ヒヒの典型的な交尾行為は、たいてい六回の腰の前後運動で射精し、わずか八秒しかかからない。とりわけ長い交尾でも、せいぜい一五秒から二〇秒だろう。したがって、サルの雌は人間の女性が味わうような、ゆっくりと高まってゆく性的快感や爆発的なオーガズムを享受しない。

ヒトの太いペニスは、ヒトの長くつづくピストン運動の間、女性の性器の表面をこするので、強力な接触感が生まれる。非常に敏感な皮膚の襞《ひだ》に囲まれた女性の開口部は、ぴったりと接したペニスのリズミカルなマッサージを繰り返し受けることになる。

女性の性的興奮が高まるにつれて、大陰唇も小陰唇も充血して通常の二倍に膨張し、接触に対してより敏感に反応するようになる。長い刺激を受けた後、女性はついに、生理学的には男性とほぼ同じ、オーガズムの絶頂に達する。これによって、サルとは違って、男女ともに性的労働と性交の大きな報酬を得て、二人の間に強い情緒的絆が生まれる。

ヒトの女が（雌ザルと違って）排卵中の明白な信号を男に送らないのは、性交の大半は生殖のためではなく、情緒的絆を強めるために役立っていることを意味する。人間が性交《メイク・ラヴ》するときは文字通り愛をつくって《メイク・ラヴ》いるのだ。

「性器」を解剖してみると……

外部性器は集合的に外陰部として知られている。個々の部分を詳細に見てみる価値がある。

●恥丘（ヴィーナスの丘）——ラテン語の「マンズ・ヴェナリス」としても知られ、「マンズ・ピュービス」と呼ばれることもある。
恥骨の緩衝物となる恥毛に覆われた脂肪質組織の丈夫なパッド。陰唇の真上にあり、性交がより活発な間、男の身体が与える衝撃から恥骨を守る役目をする。また、神経終末が張り巡らされているので、性的興奮を高める役目もする。

偶然でも、故意でも、この部分のマッサージはエロティックな衝撃を与え、ここのマッサージだけでオーガズムに達することができると主張する女性もいる。恥毛というカバーが除かれると、マッサージに対していっそう敏感になる。それが除毛の人気のある一因かもしれない。

恥丘は思春期に、発情ホルモンの急増が引き金となって形成されるようになる。けれども、現代のやせた女性は、この脂肪質の組織が発達しにくいので、その結果、外陰部が普通より前のほうにあるように見えるだろう。

●大陰唇――「大きな唇」を意味する「レイビア・マジューラ」として知られている。

両脚を大きく開かないかぎり、通常は肉質の大陰唇が小陰唇を覆い隠している。ぴったりと合わさっているときは、その間に、性器または外陰部の割れ目と呼ばれる縦長の裂け目ができる。表面には薄い恥毛が広がり、香腺が張り巡らされている。皮膚は身体のほかの部分と同種だが、もう少し黒ずんでいるかもしれない。

性的興奮が高まるにつれて大陰唇は赤みを増すだろう。男性の陰嚢《いんのう》がこれに相当する。大きさは女性によってまちまちで、より丸くて盛り上がった大陰唇の持ち主もいる。

●小陰唇――「小さな唇」という意味の「レイビア・ミノーラ」、または「ニンフィー」として知られている。肉質の大陰唇の内側にあり、より小さくて肉の薄い（無脂肪な）唇は、皮下血管からの分泌液でつねに湿っぽい非常に敏感な粘液質の無毛の膜で覆われた、一対の敏感なフラップの形を成す。

ピストン運動の間、小陰唇は勃起したペニスでこすられて刺激を受けつづけるので、膨張し、充血して赤みを帯びてくる（ここが赤くなっていないオーガズムは、たいてい女の演技である）。
小陰唇にはさまざまな形があり、小さくてなめらかなのもあれば、襞のあるもの、しわくちゃ、翼状、こぶだらけのものもある。

アフリカ南部のサン族では、レイビア・ミノーラはしばしば長く引き伸ばされて、両脚の間に「二本の肉棒のペンダントのように」垂れ下がっている。ある報告書によれば、それらは一一センチにも及び、膣の中にたくしこめる。ある専門家は二〇センチまで伸ばせるかもしれないと主張し、「折り返したニンフィーがお尻まで届いた」母親がいたという、一八六〇年代の信じがたい記録もある。

それらは「ホッテントットのエプロン」とか「エジプトのエプロン飾り《タブリエ》」と呼ばれ、その際立った長さは部族特有なのか、それとも陰唇を人為的に引き伸ばす文化的風習の結果なのか、大論争が起きている。

陰唇引き伸ばしは、近年、現代の西欧の慣例として再登場し、今ではセックスの快楽を倍加させるものとして、それを教えるクラブまである。だが、これに関しては一般的に認められていない。肥大した陰唇はすり傷で痛むし、ぴったりした服の中でもつれると主張する批評家もいる。

肥大した陰唇を醜いと見なす作家は主張する。「成熟した女性の小陰唇は大陰唇からはみ出さない、均整のとれたもので、また、なめらかで極端な襞やひびやしわのないものであるべきだ」

魅力的な性器にするための要望でもっとも多いのは、小陰唇を小さくするとか、どちらか片方が大きいならば、左右対称に修復することなので、美容外科医はこの見解に同意する。

このような陰唇形成外科は、今日「秘所整形《インティメイト・サージャリー》」として知られる手術の、もっとも一般的で要望の多いものとなった。

●膣――膣管は、性的に興奮していない状態で、長さ約八～一〇センチの肉の管である。静止時は膣の前後の壁は接触している。性的興奮が起こると、長さは一〇～一五センチに伸びる。思春期と更年期の間の成人期には、膣の内側に少ししわがよる。その前後の時期はなめらかである。

処女は、膣口にある襟《カラー》のような皮膚の薄い膜がその入り口を一部塞《ふさ》いでいる。この処女膜の存在は、花婿が処女の花嫁を望む場合、歴史的にきわめて重要であった。昔から、処女膜は初夜に初めて男のペニスが挿入されて破れ、出血するものとされていた。

ある文化では、花嫁が処女であったという証拠に、初夜の血のついたシーツを見せることが大切な儀式になっていた。処女でない女性は、初夜に処女を演じようと、鳩の血を沁《し》みこませた小さなスポンジを膣に入れたり、動物の血を入れた小瓶を枕の下に隠しておいて、ここぞというときにシーツに撒《ま》いたということが知られている。

現代の若い女性は、タンポンの挿入や、さまざまな方法でのマスタベーションは言うに及ばず、さまざまな活発なスポーツに熱中しているので、初めて性交をする前に、処女膜が破れていることが多い。

その結果、現代女性の約五〇パーセントのみが、最初の膣への挿入で、昔ながらの出血を見る。現代社会において「処女とは精神的な特質であって、肉体的なものではない」と言われているのは、そのためである。

進化論では、処女膜の存在は謎だ。その影響は最初の性行為を痛くて困難にすることでしかない。これに、どんな価値が残存するのか？

可能性のある、唯一の解釈は、早い性経験に軽くブレーキをかける、進化の一段階であったと思われることだ。娘の処女を奪うことが、若者の越えるべき高い敷居となり、若い恋人同士の最初の性行為がより真剣な意味深い瞬間となった。これは番《つがい》をなす種にとって、道理に叶うことである。

膣の内部には並はずれて敏感なふたつの部位があって、これらの性的な「ホット・スポット」については後述する。膣の下から三分の一の、入り口にいちばん近い場所は筋肉組織に囲まれている。この組織は膣口の大きさをコントロールし、若い女性はよりきつく締まっている。年配の経産婦はこの筋肉が弱くなり、いくぶん膣の締まりが悪くなる。

膣の締まりがいいのは男にとって魅力なので、今日では、膣の締まりをよくする整形手術もあり、顔の美容整形の性器版とも言える、悪名高い「特注の膣」もつくられている。膣の奥にあたる上部三分の二は筋肉があまり発達していないので、男のペニスに応じてたやすく膨張できる。

膣のいちばん奥は子宮頸《けい》、すなわち子宮口である。

性交中に興奮が高まると膣は大きくなるが、最大になってもペニスがその奥まで届くほどではないので、精子は子宮頸の入り口に向けて放出される。ここを通りぬけた精子は、大遊泳旅行をしながら、子宮を横切って卵管に到達し、そこで、タイミングが合えば、下降中の微小な一個の卵子に出会い、一個の精子が卵子と結合して新しい生命が始まる。

女性の卵巣には文字通り何千という卵胞があるが、子どもを産める年齢の間に排出されるのはせいぜい四〇〇個である。卵胞は月一回の割合で成熟し、卵管を下るときのみ受精能力を有するが、この約一〇センチの旅をするのに数日かかる。

四つの性的「ホットスポット」

膣管とそれを囲む陰唇のほかに、性器には四つの性的「ホット・スポット」がある。これらは性的な感覚が高まる小さな部分で、性交中にそれらを刺激すると、女性をオーガズムに導きやすくなる。それらはクリトリス、Uスポット、Gスポット、Aスポットだ。最初のふたつは膣の外にあり、あとのふたつは膣の中にある。

●クリトリス——もっともよく知られた性器のホット・スポットで、外陰部のいちばん上にあり、小陰唇が上端で結合するところだ。見える部分は小さな乳首ほどで、男性のペニスの亀頭に相当し、一部は保護の包皮で覆われている。

本来は、八〇〇〇の神経線維の管束なので、身体の中でもっとも敏感な部分である。その役目は性的なものにかぎられていて、性交中は、肥大し（より長く、より膨れ、より硬く）、いっそう敏感になる。前戯では、直接に触れられることで何回も刺激を受けるので、膣の刺激だけではなかなかオーガズムに達しない多くの女性は、クリトリスを口や指や器具などで刺激されると達しやすい。

オーストラリアのある外科医の最近の報告によれば、クリトリスは以前に考えられていたより大きくて、その大半は体内に隠れている。見える部分は先端にすぎず、残りの部分の陰核脚は体内に埋まっていて、下へ伸び、膣口を取り囲む。すなわち、ピストン運動の間、その隠れた部分は挿入されたペニスが動くたびに、活発にマッサージされるのだ。

したがって、先端に直接触れられていないときでも、クリトリスはつねにある程度の刺激を受けていることになる。けれども、陰核脚は露出した先端ほど敏感ではないので、先端に直接触れられたほうが女性により衝撃的な快感を与える。

一部の女性たちは、男性がピストン運動をしている間、クリトリスの先端が直接こすられるように、腰を下向きにリズミカルに回転させて、もっと強い快感を得ようとするが、これは女性から支配的な役割を要求するので、かならずしも男性に受け入れられるとはかぎらない。

●Uスポット——尿道口の片側の真上にある敏感な勃起性組織の小さな部分。尿道の真下の、尿道と膣の間の狭い場所にはない。
クリトリスほど知られていないが、そのエロティックな潜在能力は、最近になってようやく、アメリカの臨床研究員たちによって調査された。この部分が指や舌やペニスの先で優しく愛撫されると、思いがけないほど激しいエロティックな反応を起こすことがわかった。

女性の尿道に関しては、「女性の射精」を述べておかなければならない。男性の尿管は尿や、精子を含む精液を運ぶ。女性では、尿管は尿のみを運ぶと通常信じられているが、これはそうではない。異常なほど強烈なオーガズムを得たとき、尿道口から尿ではない液体を噴出する女性もいる。男性の前立腺と同種の、スキーン腺、あるいは傍尿道腺と呼ばれる特殊な腺が尿管を取り囲んでいて、それらは極度の刺激を受けると、化学的に男の精液と同類のアルカリ性の液体を生ずる。

射精を体験する女性は（その量は二、三滴からテーブルスプーン一、二杯まで）、絶頂時の激しい筋肉の作用が失禁させたと思いこむことがあるが、これはただ彼女たちが自分の生理機能を理解していないからだ。

ちなみに、医学の一部の大家たちは、射精する女性は「泌尿器のストレス性失禁」を患っていると主張し、手術で治すように薦める（最近、ある男性は妻に尿をかけられたと信じこみ、離婚訴訟を起こした。女性の性器機能に関する無知とはそんなものだ）。

この女性の射精にどのような有用性があるのかはわからない。潤滑の手助けとして作用するには、この射精が起こるのが明らかに少し遅いからだ。膣の潤滑は、実際、膣自体の壁によって行われ、女性の最初の性的興奮が始まると、膣壁はすぐに液体の膜で覆われてしまう。

●Gスポット、あるいはグレーフェンベルク・スポット

膣入り口から五〜八センチ中の、壁の前面か上部にある小さくて非常に敏感な部分。発見者のドイツの婦人科医、エルンスト・グレーフェンベルクにちなんで名づけられ、ロマンティックに「女神《ゴデス》のスポット」と呼ばれることもある。

一九四〇年代に行われた女性オーガズムの性質の調査で、膣の上にある女性の尿管は男性のペニスにあるものと同種の勃起性組織で囲まれているということがわかった。女性が性的に興奮すると、こ

の組織がふくらみ始める。Gスポット・ゾーンでは、この膨張は膣管へ突き出す膣壁の小さな一部となる。この隆起がグレーフェンベルクに言わせると、「おそらくクリトリスよりも重要な、第一級のエロティック・ゾーン」である。

その重要性は「伝道者めいた姿勢」が人間の性行動の顕著な特色となったときに失われた、と彼は説明する。ほかの性的姿勢なら、このエロティックなゾーンを刺激して、膣のオーガズムを得るのに、はるかに有効である。

「Gスポット」という言葉がグレーフェンベルク自身によっては使われなかったことを指摘しておきたい。前述したように、彼は「エロティック・ゾーン」と呼んだ。実際、この表現のほうがはるかにふさわしい。

残念なことに、現在、流行語としてGスポットという言葉を使うのは誤解を招いている。性欲をかきたてるための始動ボタンのような、いつでも押せる「セックス・ボタン」があると楽観的に信じこんでしまった女性もいる。そして、失望した彼女たちは、Gスポットという考えそのものが嘘で、そんなものは存在しないのだという結論にたどりつく。

事実は、すでに述べたように、Gスポットとは、尿管を囲む腺が膨張したときにのみ少し突き出る、性的に敏感な膣壁の一部なのである。一流の婦人科医が集まった会議で、はじめてGスポットが問題になったとき、数名の婦人科医はその存在を否定し、大論争になった。しかし後日、Gスポットが彼らのために特別に説明されると、自分たちの考えを変えた。

男性排撃の女性たちが、膣のオーガズムは可能であるという考えを即座に否定したとき、性《セクシャル・ポリティックス》の政治学をめぐる論争がまきおこった。彼女たちにとって、クリトリスのオーガズムは政治的に正しく、そのほかは認めようとしなかったのだ。バイブレーターの付属部品、「Gスポッター」の最近の宣伝販売に、彼女たちがどんな反応を示したかは記録がない。

驚いたことに、「Gスポット増強」をしている女性もいるという最近の報告がある。Gスポットを大きくするためにそこへコラーゲンを注射するというのだ。

ある情報によると、「人気ある最新の方法のひとつはGスポット注射だ。唇をふっくらさせるのに注射するものと同種の物質を、今ではGスポットに注射できる。この注射はGスポットの感度を増すので、よりよいオーガズムが得られるという考えだ」。

これは外科的な現実というより、むしろ都会の神話のように思われるが、そこには、ほとんど何でも可能になる、女性の性的改善が関与している。

●Aスポット、AFE・ゾーン、あるいはアンティアリアー・フォーニクス（前膣円蓋）・エロジャナス・ゾーン――「エピセンター」とも呼ばれ、子宮頸と膀胱《ぼうこう》の間にある膣管のいちばん奥の敏感な組織の一部、厳密に言うと、「女性の退化した前立腺」である（言い換えると、女性のクリトリスが男性のペニスに相当するように、これは男性の前立腺に相当する）。

このスポットを直接刺激すると、激しいオーガズムの収縮を起こすことができる。その結果、クリトリスと違って、オーガズム後も過敏になることはない。

その存在はクアラルンプールのマレーシア人医師によって一九九〇年代に報告された。このスポットについては、誤った報告もいくつかあり、その正確な位置は数人の著者に誤って記述されている。その本当の位置は子宮頸の真上、膣のいちばん奥である。子宮頸は膣にわずかに突き出た狭い部分で、その周りに円形のへこみがある。このへこみの前面は前膣円蓋《えんがい》と呼ばれる。そこを押せば、不感症の女性でも、たちまち膣が潤う。今では、このゾーンを探すための、細長くて先端が上に曲がった特製のＡＦＥ・バイブレーターを買うこともできる。

女性性生理学の研究者は（おそらく過熱気味に）主張する。もし、この四つのエロティックなスポットが次から次へと順番に刺激されれば、女性は一夜に何回もオーガズムを享受できる。けれども、それを味わうには、経験豊富な感性の鋭い恋人が必要だということが指摘される。

三人に二人の女性は、ごく普通の性交でつねにオーガズムに達するとはかぎらない、と言われている。上述したように、大半の女性は、確実に絶頂に導くことができるのは指や口によるクリトリスの刺激のみだ、と思っている。つまり、彼女たちにとっては、膣のふたつの「ホット・スポット」はその名前にふさわしくないということだ。

そのわけは、セックスの体位が単調であるかららしい。二七組のカップルのグループに、そのふたつの膣の「ホット・スポット」に大きな刺激を与えうる体位を含め、さまざまのセックスの体位を試してもらうと、参加した女性の四分の三がつねに膣のオーガズムに達することができたことがわかった。

女性がオーガズムに達するまで

次に、性交中に女性の性器が受ける変化は次のように要約できる。

フェーズ1—興奮期

一分以内に腟の潤滑が始まる。
腟管の奥三分の二が膨らみ始める。
子宮頸部と子宮が引き上げられる。
大陰唇が横に広がり始める。
小陰唇が膨らみ始める。
クリトリスの先端が大きくなり始める。

フェーズ2—高原期

潤滑が弱まる。
腟の奥三分の二が膨れて最大になる。
腟管入り口側三分の一の腟壁が血管収縮で膨らむ。
腟壁が膨らんだため腟口が三〇パーセント小さくなる。
大陰唇が横に大きく開いたので腟がよりはっきり見える。

小陰唇の厚さが少なくとも二倍になる。

小陰唇の色がピンクから赤になる。

クリトリスが完全に勃起する。

フェーズ3—絶頂期

膣入り口側三分の一が周期的に筋肉収縮を起こす。

最初のもっとも強い収縮が一〇分の八秒ごとに起こる。

オーガズム一回に起こる収縮数は三回から一五回。

筋肉収縮が骨盤周辺（至るところ）で起こる。尿道からの女性の射精（尿ではない）も起こりうる。


女性がオーガズムに達するまでの時間は早くて五分だが、女性二万人のオーガズム調査による平均は約二〇分であることがわかった。オーガズムのあとは、クリトリス、陰唇、膣、子宮のすべてが正常なリラックスした状態に戻る。つぎつぎと連続して何回もオーガズムを楽しめる女性もいるが、おおかたは最初の絶頂がとても激しいので、当面はそれを繰り返す気にならない。

二〇〇三年に行った英国の調査によると、性交で女性の四人に一人はつねにオーガズムに達し、二人に一人はたいてい達し、八人に一人はまれに達し、二〇人に一人は達したことがない。このような数字はこれまで、女性は男性よりも生物学的にオーガズムに達しにくいと主張するために利用されてきた。

けれども、オーガズムは男女とも同等に得られる。が、文化的なプレッシャーや上品ぶった慣習のために、男はパートナーに十分な快感を与えられなくなったというのは、おおいにありうることだ。同じ調査で、六〇パーセントの女性がマスタベーションでもオーガズムに達すると語った事実は、不足しているのは彼女たちの性欲ではなく、パートナーの性的テクニックであることを示唆している。

今もつづく女性の割礼

女性の性器のデリケートで複雑で敏感なことを考慮すれば、私たちのような知的な動物は相手を注意深く扱うと思いがちだろう。悲しいことに、かならずしもそうではないのだ。数千年ものあいだ、多くの異なる文化で、驚くほど数々の損傷や制限の犠牲になってきた。大きな歓びを与えうる器官ゆえに法外な苦痛をこうむってきた。

性器が受けてきた攻撃で、もっともよくあったのは割礼である。こういう損傷は西欧ではめったにないが、最近では一九三七年に、テキサス州の医者が不感症の治療として、陰核切除を推奨していた。これは類のない珍奇な例だが、アフリカの多くの地域や中東やアジアでは、女性の割礼は普通のことで、幾世紀ものあいだ広く行われてきた。古代の記憶どころか、今なお、二〇か国以上で、若い女性の外性器の一部や全部を切り取る行為が行われているのはぞっとする事実である。

こんな手術を正当化する理由には以下のようなものもある。

男のペニスが女のクリトリスに触れると、男は病気になるか、不能になるか、死ぬかもしれない。赤ん坊が生まれてくるとき、母親のクリトリスに触れると、その赤ん坊は死ぬかもしれない。クリトリスは母乳を汚染するかもしれない。外性器をもつ女性は悪臭を放つ。また、妻の飽くなき性欲に応えようと、夫は違法なドラッグに手を出すかもしれない。

外性器の切除は、黄色の顔、神経質、醜さ、神経症、膣癌など、さまざまな「女性の問題」を予防する。もちろん、本当の理由は女性の性的快楽を減少させて、専制的な男性のパートナーに従属させやすくするためだ。

手術はどのように行われるのか？　最悪の場合、娘たちは陰唇とクリトリスを切り取られ、尿と生理血用の小さな穴だけ残して、膣口を絹や腸線や植物の棘《とげ》で縫い合わされる。手術後、傷が癒えてその状態が永続するのを確実にするために、娘たちの両脚は縛られる。その後、彼女たちが結婚するとき、この女性たちは人工的に狭められた穴が夫のペニスで押し広げられる痛みをこらえる（これでもまだ不十分だと言わんばかりに、夫が長い旅に出るときは、妻は再び縫合されるかもしれない）。

女性の陰部損傷のもっとも極端な例、陰部封鎖はファラオ式割礼と呼ばれることもある。もう少し穏やかなものはクリトリスと陰唇だけを切除する。それよりさらに穏やかなものは、ときに「スンナ割礼」とも呼ばれ（預言者ムハンマドが推奨していると言われているので）、クリトリスの先端と包皮だけ、あるいはそのどちらかだけを切り取ることを求める。

こうした手術の反セックス的な本質は、それを実行する「専門家」のひとりによってはっきり述べられている。「まず、私が綿密に調べる。彼女たちのクリトリスが突き出て、下着でこすられて性的に反応すれば、そのときに切除する」

毎年、二〇〇〇万人もの少女が泣き叫びながら押さえつけられ、麻酔もなしに、この残酷な手術に従わされている。切除する道具は、かみそりの刃、ナイフ、はさみといった粗雑なもので、非衛生的であり、たびたび死に至ることもあるが、その死はいつも揉《も》み消される。割礼支持者は次の言葉で弁護する。「女性の割礼は神聖であり、それなしの人生は無意味である」

女性に対するこのような暴力は果てしがない。この方法で切りさいなまれて生きている女性の数はゆうに一億を超えると推定される。国別の数字は以下のとおり。

ナイジェリア、三三〇〇万人。エチオピア、二四〇〇万人。エジプト、二四〇〇万人。スーダン、一〇〇〇万人。ケニア、七〇〇〇万人。ソマリア、四五〇〇万人。さらに、ジブチ、エリトリア、シエラレオネに住む少女の九〇パーセント、ベニン、ブルキナファソ、中央アフリカ共和国、チャド、コートディヴォアール、ガンビア、ギニア、ビサウ、リベリア、マリ、トーゴでは五〇パーセントの少女が性器を切られている。

そして、まだまだリストはつづく。アフリカがこの手術の発祥地らしいが、中東に広まってからも久しく、バーレーン、オマーン、イエメン、アラブ首長国連邦で行われていて、アジアでは、マレーシアやインドネシアのイスラム教世界ではあたりまえのことだ。

公式に違法とされている国々でも、相変わらず存続している。エジプトでは禁止されていたが、その禁止令は（無益にも）一九九七年に、政府を相手に訴訟を起こして勝訴したイスラム原理主義者によってくつがえされた。

こういう状況に直面すると、国連など無能な組織の男性外交官や政治家たちは「その国の伝統や慣習に敬意を表して」といった逃げ口上を言う。彼ら自身があまり尊敬に値しないのも不思議ではない。

近年はこの儀式に関して公開質問がいくつかあったので、切断者たち（彼らは手術を行って大儲けをしている）は団結して自分たちを守る団体を結成した。

彼らは主張する。少女の割礼は「……夫婦の家庭にたいてい不和をもたらす、性の乱れを抑制する手っとり早い方法である」。そして、「この問題をさらに地元のメディアで非難する者に政府は五〇万ドルの罰金を科すべきだ」と彼らは要求した。医学の大家たちは、言うまでもなく、この提案と闘っている。

エジプトでは、毎日、三〇〇〇人の少女が陰核を切除されている。指導的なイスラム神学者はそれに反対する者に、「彼らは死に値する」と言い、この手術は「女性の名誉となる賞賛すべき行為」だとして、ファトワー（イスラム教に則《のっと》った裁断）を発令した。

イスラム教信者は世界の人口の一五パーセントにすぎない。イスラム圏外の人々はみなこの手術を認めていないので、右の神学者は、全人類の少なくとも八五パーセントにも死刑を宣告したとみなすことができる。

この神学者の言葉には何の権威もない。コーランでは女性の割礼には言及されていないし、ムハンマドが「割礼は許されるが、（しかし）切るなら、度をこしてはならぬ」と述べたという主張は、イスラム教の学者たちに「典拠がない」と言われているからだ。

この神学者の支持者たちは彼の凶暴な態度を反映している。エジプトの女性記者が、無遠慮な質問をしたとき、「黙れ、さもないと、おまえの舌をちょん切ってやる、おまえを産んだ奴の舌も」と言われた。そして、さらに異様なほどに激した口調で、「彼女もクリトリスを切ってもらっていれば、もっと顔色がよくなっていただろう」とも言われた（女性の割礼の間違った主張のひとつに、女性の割礼は「女性の顔をより美しくする」というのがある）。

最後に、最近流行の性器ピアスの手術について、簡単に述べておくのも大切だ。これはふたつの重要な点で、上述の女性割礼と呼ばれている性器の損傷とは異なる。

第一に、これは任意であり、同意した成人にのみ施術される。第二に、これの明白な目的は、性器を損なうというより、「飾りをつけ、魅力を増し、刺激し、性器への性的関心を高めること」である。

なぜ外陰部の敏感な部分にあけた小さな穴に、金属の鋲《びょう》やリングを差し込んでもらいたがるのか、大半の人には理解しがたいが、ごく少数の人たちにとっては、身体装飾の長い歴史における新しい刺激的なファッションになった。以下は主な性器ピアス。

●垂直陰核包皮ピアス――これは現代の性器ピアスでいちばん人気がある。両端に丸い飾り鋲のついた、細い曲がった棒がクリトリスの真上の包皮を垂直に貫く。下側の鋲はクリトリスに触れているので、身体のある動きが起きると、クリトリスを刺激することになる。あるいは、シンプルな金属製リングが包皮に垂直に差し込むこともできる。

●水平陰核包皮ピアス――この場合は、包皮の片方からもう一方の端まで穴をあける。これにも飾りのついた棒やリングを差し込むことができる。その効果は、より装飾的だが、刺激は劣ると言われている。

●陰核ピアス――明らかな理由できわめて珍しい。クリトリスは敏感すぎ、たいていの場合、有効な穴をあけるには小さすぎるのだ。

●三角ピアス――陰核包皮基部の水平ピアス。垂直陰核包皮ピアスはクリトリスの前面を刺激できるのに対して、三角ピアスはその裏側を刺激する。

●陰唇ピアス――小陰唇か大陰唇に、一対のリングか鋲で、クリトリスか膣口のどちらか寄りに穴をあける。

性器を装飾のために傷つける、この新しい流行はおそらく一時的なものにすぎないであろうが、これは不都合な流行である。女性割礼による数百万の少女の強制的、反セックス的な損傷を阻止しようと多大な努力がなされているときなのだから。

一部の現代女性が、つまらない一時の流行を追うために、痛い思いをしてまで性器に穴をあけようとすれば、そのほかのより深刻な性器破壊を非難するのがいっそう難しくなる。

しかし、どちらの行為も傷つきやすい女性の陰部に外科的な攻撃を加えるわけだが、ある場合には、その暴行が性的快楽を高めることになり、その一方では、それを奪うことになるのを肝に銘じておかなければならない。

尻

尻はなぜ「笑い者」なのか？

尻は理不尽にも、女性の身体の中で「笑い」の対象になってきた部位である。人々を笑わせ、卑猥《ひわい》な冗談の種によく使われる。「尻」を意味する言葉は次の通り。

the arse（一一世紀）、the bum & the tail（一四世紀）、the butt & the rump（一五世紀）、the backside（一六世紀）、the posterior & the seat（一七世紀）、the behind、the bottom & the derriere（一八世紀）、the sit-up & the tush（一九世紀）、the bums, the fanny & the keester（二〇世紀）。

どんな名前がつけられようと、滑稽《こっけい》か猥褻《わいせつ》に見られてしまう。エロティックな部位と見なされるときでも、性器にごく近いので、愛撫されるより、つねられたり、叩かれたりされやすい。

女性の身体のこの部位に対する褒め言葉を探すには、文学作品を片端から丹念に調べてゆかねばならない。

『チャタレー夫人の恋人』で、D・H・ローレンスは「お尻の眠りを誘う、まろやかな静けさ」にしばし高揚し、ランボーは「見事なふたつの弧」とたたえ、バイロンは、女性の尻は「見るだに不思議な美しいもの」と告白している。

さらに近年の作家たちになると、「尻は性の化身の顔である」とか、「喜びの立食《ビュッフェ》」を用意するとか、かなり曖昧《あいまい》なことを言う。イタリアの映画監督、フェデリコ・フェリーニはやはり曖昧に、「女の尻は、女らしさの単純な叙事詩だ」と評したが、これは誤訳したような言葉だ。スペインの画家、サルヴァドール・ダリはさらに進んで、「人生最大の謎に到達できるのは、この尻によってである」と主張する。けれども、このような意見は異例で、尻は滑稽、もしくは卑猥に扱われるほうがふつうであり、尻は人間だけの特別なものだという事実とは裏腹に、こうした否定的な風潮は根強くつづいている。

人間が尻をもつようになったのは、私たちのいにしえの祖先がまさに偉大な一歩を踏み出して、後脚で立ち上がったときだ。

力強く盛り上がった、臀部《でんぶ》の筋肉が劇的に発達して、身体をつねにしっかりと、直立に保持できるようになり、この筋肉によって背中の下にできた一対の半球体を、私たちは今日、恩知らずにも笑い物にしている。

どうしてこういうことになってしまったのかは、ひと目で見てとれる。

尻は単独の部位ではない。尻のあいだには隠れるように肛門があり、その肛門を通って、毎日、固形物が出てゆかねばならないし、さらに悪いことに、たまにガスも放出される。おまけに、身体をかがめれば性器がぱっと見え、しかもそのまわりは尻の対をなす曲線で囲まれている。だから、どうしても排泄《はいせつ》やセックスを連想してしまう。

その結果、尻を丸だしにするのは、敵に糞便《ふんべん》を投げつける行為を象徴する、はなはだしい侮辱行為、あるいは、恥じらいもなく性器を露出する、猥褻きわまりない行為と見なされる。

現代社会で人前に裸の尻をさらすと、さまざまな反応を引きおこし、決まり悪そうな笑いから、厳しい抗議や激しい怒りを買って、果ては裁判沙汰にもなりかねない。つい最近、スイスの連邦最高裁判所は、尻を人前で見せるのは「無礼」か「猥褻」かという微妙な論点に取り組んでいた。

このわずかな相違に、有罪判決の確定がかかっていた。スイスのある女性は隣人と口論の最中に、いきなり「臀部を剝《む》き出しにして見せた」。そこには子どもたちも居合わせていたので、彼女は公然猥褻罪で逮捕され、下級裁判所で有罪判決を下されていた。十分な審議のうえ、最高裁判所は有罪判決を棄却して、彼女に裁判費用までも与えた。それは次のような判決理由による。

「本行為は、たしかに無礼な振る舞いで、それなりに罰すべきではあるが、生殖器は関与していないので、猥褻とは見なしがたい」

おそらく、彼女がもっと前かがみになって挑戦的な行為を行っていたら、彼女の有罪は確定していただろう。

尻を見せることに対して、これほど過剰な反応は、今日、西欧では珍しい。スポーツ競技で裸身をさらす「ストリーカー」は、アメリカの大学で寄宿舎の窓から尻を突き出して見せる「ムーナー」同様、たいてい笑いを買うだけだ。全裸は、昔のように抗議行動にはならない。

「崇拝」の対象から「魔除け」の手段に

尻を見せる行為は、ときに「私の尻にキスしろ」という言葉がつくと、罵《ののし》りの度合いを増す。これは文字通り解釈すれば、相手に恥ずべき服従行為を求めているので、侮辱することになる。

しかし、それだけではない。おそらく恥をかかせる人も、かく人も、気づいていないだろうが、両者は古いオカルトの儀式の現代版をやっているのだ。これを理解するには、まず古代ギリシアにさかのぼってみるのがいちばんいい。

古代ギリシア人には、現在のように、尻を笑いを誘う身体部位と見なす考えはなかった。尻は心地よい曲線を描き、類人猿やサルの臀部と強烈な対照をなしていることからも、彼らにとっては、身体の中で際立って美しい場所だった。

人間の尻にできた半球体は、類人猿のやせた臀部にある、硬化した皮膚のざらざらした部分（坐りだこ）とは著しく異なるので、ギリシア人は尻を最高に人間的で非動物的なものとして、じつに正確にとらえていた。

肉体が美しい曲線を描く愛の女神、「アフロディーテ・カリピュゴス」――直訳すると「美しい尻をもつ女神」――の尻は、身体のどの部分よりも美しく、人の目を楽しませてくれると言われた。たいへん崇《あが》められて、女神をたたえる神殿まで建てられ、その結果、尻は人体の中で唯一、誉れ高い部位とされるようになった。

このように、尻をこの上なく人間らしいと見る太古の人々の考えは、それをさらに推し進めた考えへと発展した。丸い尻が人間をほかの獣たちと識別するしるしであるならば、地獄の化け物どもには、この身体的特徴はないにちがいないと言われるようになったのだ。そこで、「魔王には尻がない」という定説ができあがった。

悪魔は人間の姿を装うことができたとしても、人間の丸い尻はどうやっても真似ることができないから、完全に人間に変身はできないと、昔のヨーロッパ人は思い込んでいた。もっとも素晴らしく、もっとも独自性に富んだ、この人間らしい身体の特徴は、魔性の力をもってしても、及ばなかったのである。

この弱点は、悪魔にとって大きな悩みの種と考えられたので、悪魔を苦しめる絶好の機会を与えてくれた。悪魔の嫉妬心をあおるには、裸の尻を見せつけるだけでよかった。そうすれば悪魔に自分の欠陥を思い知らせ、この突然の示威行為に、悪魔は目をそむけざるをえなくなり、悪魔に魅入られずにすむ。

こうして尻を見せつける行為は、人間を恐ろしい「悪魔の目」から守り、魔除《まよ》けに有効な手段として広く用いられるようになった。

こうして特別な場合に尻を見せるのは、淫《みだ》らとも、ふしだらとも見なされなかった。昔の砦《とりで》や教会には、女性が丸い尻を見せつけて悪霊を追い払おうとする姿を描いた彫刻がよく見られ、剝き出しにした尻は、つねに正面玄関から外に向けられている。

当時のドイツでは、夜にとりわけ恐ろしい嵐が起こると、女性たちは玄関から裸の尻を突き出して、悪魔退散を祈り、嵐で死人が出ないように願った。

おそらく、こうして尻の丸出し行為は始まり、今日、素っ裸で人前を走るストリーカーや、窓から尻を突き出すムーナーたちはそうとは知らずに、古いキリスト教の習わしをつづけていると言えるだろう。

悪魔を大敵とする風習は廃《すた》れ、いまや、この見せつけ行為はただ「不作法」と見なされるだけだ。宗教上の果敢な抵抗行為から、タブー視される身体部分の猥褻な露出へと、あっさり転落してしまった。

しかし、この行為は「尻にキスしろ」という言葉をどのように説明するのか？　これを理解するには、悪魔を描いた昔の彫刻を調べてみる必要がある。悪魔に尻がないならば、その下半身には、いったい何があるのか？

尻があるべきところにはもうひとつの顔がある、というのが答えである。

この第二の顔は、安息日の儀式で、魔女たちがキスする顔だということになっていた。言い伝えによれば、魔女たちは悪魔の臀部にキスするのは汚らわしい行為だと非難されると、悪魔の二番目の顔にキスしているだけだと抗弁したという。

こうした行為はもちろん、いずれも想像力豊かな中世に考えだされたものだが、それはここでは関係ない。伝説や信仰が、迷信深い世代から次の世代に受け継がれると、「尻にキスする」のは、サタン信奉者の汚らわしい行為だから、それだけで忌まわしいとされるようになった。

迷信じみた風習が廃れると、よくあることだが、言いならわされた言葉はなくならずに、事の起こりと関係なく、現代の侮辱用語に採り入れられた。

「巨大な尻」を巡る学説

これまで、尻を見せる行為をあくまでも敵意をこめた行動――昔の人々の果敢な抵抗、あるいは現代人の侮辱行為――として考察してきた。しかし、これには別の側面もある。まったく違った状況では、尻もまた、性的興味をそそる強力な信号を発する。

多くの種のサルや類人猿では、雌の臀部は鮮やかな色をしている。排卵期が近づくと、下半身がますます目立って、膨らみを増し、排卵期が過ぎると、ふたたび小さくなる。つまり、雄は雌の発情を一目で見分けられるのだ。交尾は通常、雌がもっとも際立った性的膨張を見せるときにしか行われない。

人間の場合は違う。女性の臀部は月経周期に合わせて盛り上がったり縮んだりはしない。尻は終始、突き出たままである。これに合わせて、性欲もたえず盛んだ。一雌一雄関係を形成する目的から、女性はいつでも男性に反応できるよう、性的魅力を増大させてきた。

およそ妊娠不可能なときでも、交わりを持つ。人間の性交は、もはや生殖だけを目的とはしていないからだ。その代わりに、男女間の愛着の絆を強固にし、きわめて重要な種の繁殖単位をともに維持していく助けとなる。

すでにお気づきのように、人間にとって性交は、文字通り「愛の行為（love making）」であり、女性の身体にとっては、性欲をかきたてる信号を絶えず発信できることが重要なのだ。

人間の尻の大臀筋が、身体を直立させる仕組みと本質的に関係があるなら、女性は絶えず尻を突き出して見せざるをえない。けれども、性の表れとして見た女性の尻は、単なる身体構造上の必要性を超えている。身体の大きさの割に、女性の尻は男性より大きいが、それは女性のほうが筋肉が発達しているからではなく、脂肪組織が多いからだ。

この特別についた脂肪は、非常用食糧の貯蔵――むしろラクダの背こぶに近い――と言われてきたが、その真偽はさておき、女という性に関連していることから、おのずと女性らしさを示す性信号となる。

この信号は、女性特有のふたつの性質、歩行中の骨盤の後方回転と腰の揺れが加わることで、よりいっそう強調される。前にも述べたように、標準的な女性は――特別なトレーニングで、身体を男のように厳しく鍛え上げた女性アスリートと混同してはならぬ――男性より背中が弓なりに反っている。足を止めて普通に立っているときでも、女性の尻はその大きさに関係なく、男性の尻より後ろに突き出ている。

歩くときは、女性らしい骨格を形づくる脚と腰が、臀部にさらに大きなくねりを生じさせる。ありていに言えば、身をくねらせながら歩くのである。

脂肪が多く、腰を突き出し、くねらせるという、この三つの性質が結びつくと、男性に対する強いエロティックな信号となる。これは、女性が男性の目を意識して、わざと腰を突き出し、意識して振ってみせるからではなく、身体がそうなるようにできているからにすぎない。

もちろん、物笑いを覚悟すれば、自然に生じる信号を強調して、腰をむやみに振ってみせることもできる。（歌手のキリー・ミノーグは、ある熱烈なファンが最近語ったところによれば、一夜のコンサートで二五一回も腰を振ったという)。しかし、女性が何もしなくても、その基本的な身体構造が女性としての信号をたえず送りだそうとするものなのだ。

今日、私たちはこのような女性の尻が発する信号を、かつてほどは目にしないだろう。確かに、大昔の女性は、現代女性よりかなり大きな尻をしていたようだ。これを裏づけるものは、もちろん、原始時代の人間の骨格から見いだすことはできないが、石器時代の絵画や彫刻を見ると、巨大な尻はいたるところに描かれている。

それは石器時代以後も、先史時代の多くの美術品に残されているが、しだいに影をひそめて小さくなり、現代の大きさへと近づいて、今でも男性と比較すればかなり大きいけれども、それほど極端ではなくなった。

こうした太古の「巨大な尻」は、実に多くの学説を生み出してきた。

一説によると、私たちの太古の祖先は、ほかの霊長類と同じように、後ろから性交したので、まだ先行人類であった女性の性信号は、ほかの種と同じく、身体の後部から発せられた。やがて人類が進化して直立姿勢をとり、大臀筋が膨らんで尻ができると、その膨らんだ形が人間の新しい性信号になった。

臀部が大きく膨らんでいる女性ほど強い性信号を送るようになり、その後、この状態が高じて、尻は巨大化していった。もっともセクシーな女性には、かつてない巨大な尻で、並はずれて強力な尻の信号を送れるという利点があったが、尻が大きくなりすぎて、性行為に支障をきたすようになった。そこで、男たちはこの問題を解決するために、対面性交に切り替えた。

この新たな正面からの取り組みによって、乳房が大きな半球形の尻を真似て、つねに膨らんだ状態になった。それで巨大な乳房もまた、いわば尻と手分けして、性信号を送れるようになり、尻はサイズを小さくしていくことができた。

脂肪をためこんで、これまで女らしさを表してきた尻よりも、あとから女性の身体に備わった乳房のほうが、均整が取れて、しなやかで、利点もかなり多いので、しだいに尻に取って代わるようになった。

この推論が正しければ、それを裏づける証拠が何かしら見つかるはずだ。そうした証拠の切れ端は、現在、アフリカ南西部の砂漠で見ることができ、そこでは、サン族の女性たちが今でも石器時代の絵さながらに、巨大な尻を出して見せている。

その中には、際立った身体の曲線が驚くほど大きな広がりをもつ女性たちもいて、何千年も前の、私たちの祖先の女性たちはみな、おそらくこのようであったであろうという姿を、現在も見せてくれている。

おそらく石器時代の小立像のモデルであったと思われる、石器時代のヨーロッパ人と、アフリカのはるか南に住む、現代のサン族を比較するのは馬鹿げていると言われてきたが、この意見は、サン族の真の歴史を見落としている。

今日、この部族民が辺境の砂漠に住んでいるのは、その環境を気に入っているからではない。絶滅しかける種族として、地球上で最後にしがみついていられる場所であるからだ。サン族の祖先はアフリカの大半を所有した。彼らが岩に残した美しい絵がそれを証明している。

しかし、初期の農耕民族である新石器時代人の出現で、狩猟と採集を生活手段とする旧石器時代の代表者だった彼らは、大半の領地から追われ、今では、かろうじて小さな都市を構成できるほどの、わずか五万人しか生き残っていない。

彼らは昔は、人類の優勢な一種族であったのだから、巨大な尻（脂肪臀と呼ばれる状態）を遠い砂漠の珍奇な光景と考えるべき理由はひとつもない。おそらく、先史時代の原始的狩猟期において、巨大な尻は女性にとって、ごく自然なことで、石器時代の彫刻家は、エロティックな想像からというよりも、むしろ現実に基づいて小立像をつくったものと思われる。

尻を大きく見せる技

ほっそりして、身の軽やかな女性が舞台の人気をさらっても、人間の心に無意識のうちに植えつけられた、昔からある大きな尻のイメージは、完全に消えはしなかった。思いがけない形で、なおもときどき浮上する。

何気ない衣装やダンスの動きの数々が、尻の部位を強調する。謹厳なヴィクトリア朝時代でも、腰当ての導入で、男性の目の前に、新しい人工の脂肪臀が差し出された。張り骨、詰め物、金網、スチール製のスプリングが、久しく忘れられていた臀部のふくらみを再現するのに使われた。ヴィクトリア朝の上流社会で、腰当てを着けた優雅な貴婦人たちは、自分たちの衣装がそんな見方をされると知ったら、さだめしショックを受けただろうが、今日、このような比較は避けて通るわけにはいかないようだ。

二〇世紀において、女性の尻を強調する主な道具は、ハイヒールであった。この種の履物は女性の歩行をゆがめ、尻を通常よりも外と下に突き出して、よりいっそうくねらせながら歩かざるをえない。大げさに強調しなくても、尻はいまだに現代女性の身体の中で、とりわけエロティックな興味の的になっている。脚を隠すロング・ドレスは、尻の線を出して、その動きをはっきり表すよう裁断されることが多い。

一九六〇年代のミニ・スカートのような短い衣服は、尻をさらにはっきりと示し、身体にぴったりしたパンツは、肉体そのものは覆い隠しても、当然ながら、半球体の正確な形はあまさず見せてくれる。

一九八〇年代の初めに、身体にぴったりフィットするよう入念にデザインされた、高価なジーンズがたいへん注目を集めた時期があり、それは、新たに尻を解放された女性から送られる、大胆な性信号として尻を引き立たせるための完璧な「包装」となるよう、入念に意図されていた。

当時出版された、『後方からの眺め』と題する本で、著者は女性の尻が与えるエロティックな衝撃について述べ、息もつかせぬ言葉で新しいファッションの時代を歓迎した。「尻の猛襲は一九七九年に始まり、時代の申し子は高級ジーンズに包まれた尻を、揺らしたり、くねらせたりしながら、ネットワークテレビに仰天する人々の前に突き出し……。それはデザイナー・ジーンズと呼ばれる文化現象の幕開けだった」

その数年後には、デザイナー・ジーンズに対抗して、宇宙服の形を真似た、だぶだぶのつなぎが登場し、ふたつのスタイルが共存しあっていた。

一、二種類の婦人用パンツが女性ファッション業界を席巻するようになり、若い女性のあいだでスカートの人気がしだいに落ちてくると、大雑把に裁断された、古くさい「作業用ジーンズ」は、遠い昔の思い出となり、身体の線を出して尻の部位を美しく見せる、女性の「脚カバー」づくりに、ますます関心が払われてきた。

最新ファッションにこのような過激なスタイルが登場したのは一九九二年、イギリスの若いデザイナーが、「お尻を扱う人《バムスター》」なるものを紹介したときであった。そのパンツは、股上がたいへん浅く裁断されているので、尻の割れ目が公衆の目にさらされた。これを機に、「お尻の仕立屋さん《バット・クチュール》」「お尻のエレガンス《チーク・シック》」「お尻を見せるウエスト・ライン《デコルテ》」といった言葉を生み出した、尻を強調する時代が始まった。

けれども、ファッション業界のすべてが喜んでいたわけではなく、ある評論家は、オートクチュールが「大工の尻」のレベルまで成り下がったと評した。

こうした批判があろうと、女性の尻はお定まりの嘲笑を買うどころか、エロティックな賛辞を受けて、新たな段階を迎えようとしていた。そして二〇世紀が終わりに近づくにつれ、ますます多くの若い女性が、この身体部位に目を向けるようになった。ある売れっ子評論家はいたく感動して言った。「尻は新たな胸である」。

アメリカでは、ブーティ・ラップと呼ばれる音楽が流行した。南部黒人のラップ・ミュージックの一種で、マイアミに端を発して広まり、「自由なきみの心と尻がついていく」というような、際どい曲名がつけられていた。

「ブーティ」という言葉もやはり尻の婉曲《えんきょく》表現であった。二〇世紀にできたのだが、当時はアメリカ黒人の俗語にすぎなかった。それが一般に使われだしたのは、二一世紀の初めで、二〇〇二年には、その形容詞形「ブーティリシャス」とともに、一般の辞書に初めて登場した。ちなみに、ブーティリシャスとは、「美しい曲線を描く尻がとりわけ性的魅力にあふれる」という意味である。

歌手で女優のジェニファー・ロペスは一九九九年に、尻がこうした新たな関心を引く時代の注目の的となった。ヨーロッパとアメリカ双方の新聞各紙が、彼女は惚《ほ》れ惚《ぼ》れするようなその尻に、一〇億ドルの保険をかけていると報じたのである。

彼女は否定しているけれども、このような話がつくられて、新聞の見出しを飾ることができたというのは、二〇世紀が終わりに近づいて、二一世紀が始まろうとするころに、女性の身体のこの部位に対する関心がいかに高いかを示している。

ブラジルでは、大きな美しい尻をもつ女性を表す「ポポッダ」という新しい言葉までつくられ、音楽界では、「ポポッダ・ロックンロール」が大流行した。「薬物常用者《ヘロイン・シック》のように青白くやせこけて」、尻がほかの女性たちの四分の三の大きさしかないモデルたちは、急に人気がなくなった。

イギリスでは、毎年、「お尻コンクール大賞」に選ばれた女性に賞が贈られる恒例行事がますます人気を呼んでいる。これは一九八〇年代から徐々に始まっていったのだが、二一世紀が幕を開けると、にわかに脚光を浴びた。

大西洋の両岸で、尻をきれいに見せる美容用品の需要が伸びていた。尻を持ち上げたり、押し上げたりするものは、すでにある種の婦人衣料に内蔵されるようになっていたが、今や手術が関心を引き、美容外科医たちの報告によれば、脂肪の注入とシリコンの移植で、もっと肉感的な尻にしてほしいという依頼が急増しているという。こうした手術には一万ドルもかかるのだが、高額だからといって、思いとどまることはないらしい。

大きな尻に加えて、固く締まって、張りのある尻に対する要求も強くなってきて、もっとセクシーに、なおかつ、もっと若々しく見せたいという二つの願いが、尻をさらに美しくした。

そうした手術の世界的な中心地、ブラジルでは、推定でこれまでに一六〇〇症例もの美容整形が行われてきた。どうやらこの種の手術は、ブラジルでは最重要課題のようで、リオのホテルにチェックインすると、お定まりの国際ギデオン協会寄贈の聖書の横に、美容整形手術のちらしが互いに競うように何枚も置かれていることが多い。

このように固く、丸々として、均整のとれた尻を求める傾向がいつまでつづくのかわからないが、

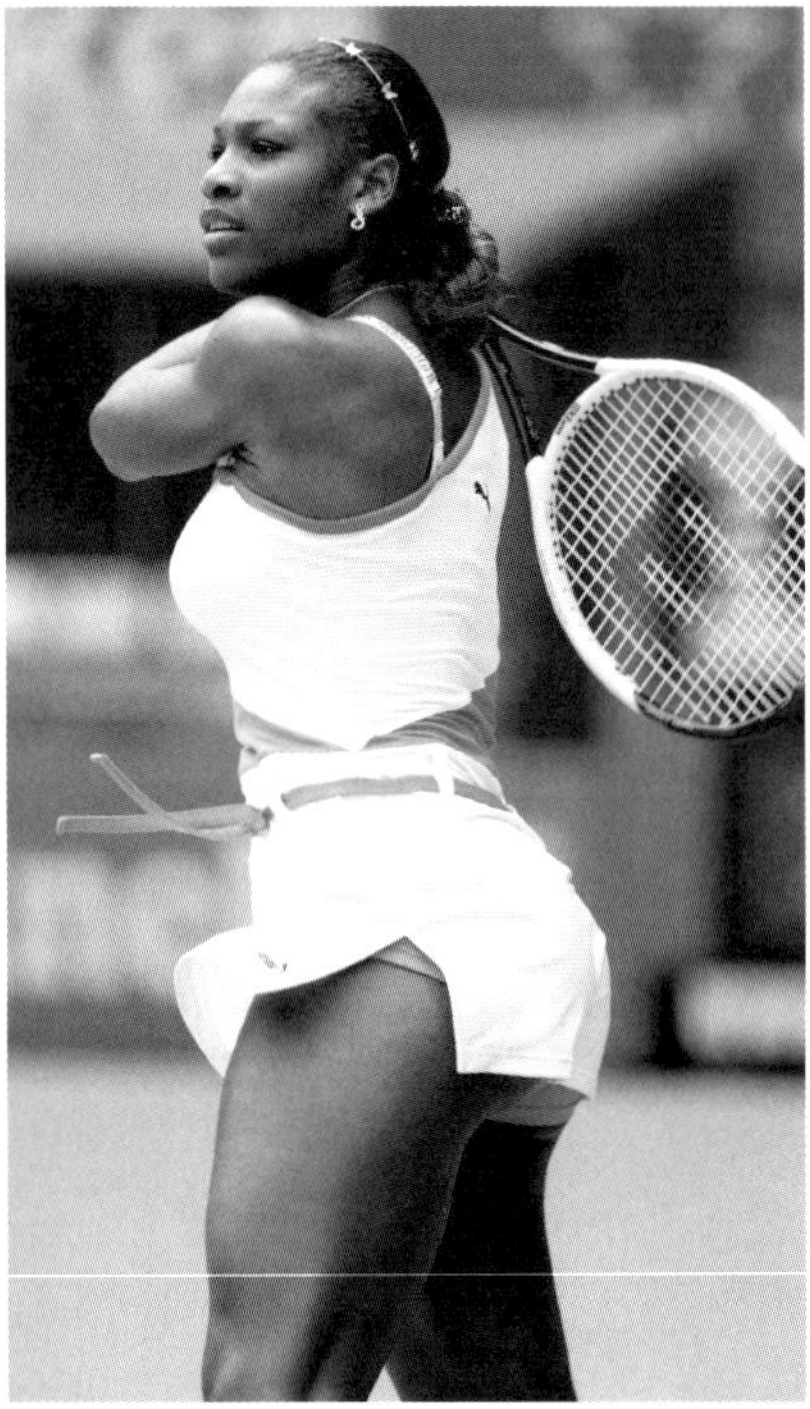

突き出している女性の尻は、セリーナ・ウィリアムズ(上)のようなスポーツ・ウーマンと、カイリー・ミノーグ（左上）やジェニファー・ロペス(左下)のような芸能人のどちらの場合でも、強力な性別信号を発する。尻の膨らみは、女性が腰を回すことで強調される。

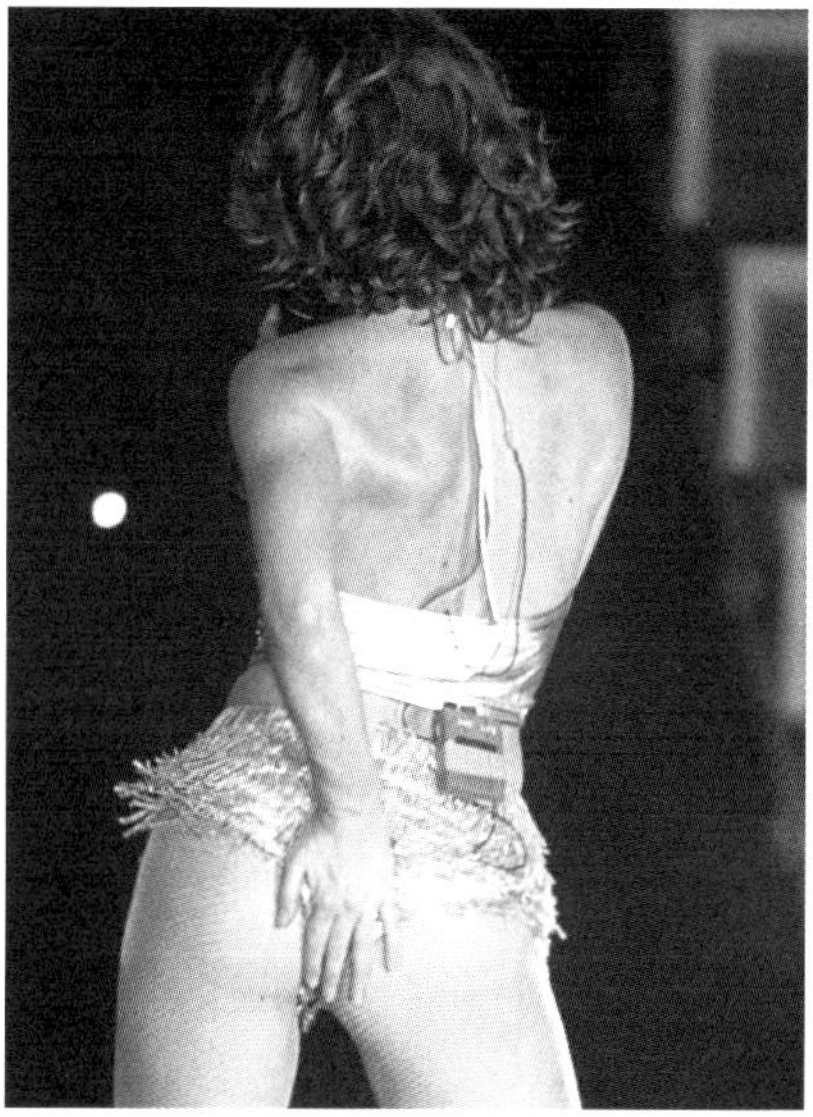

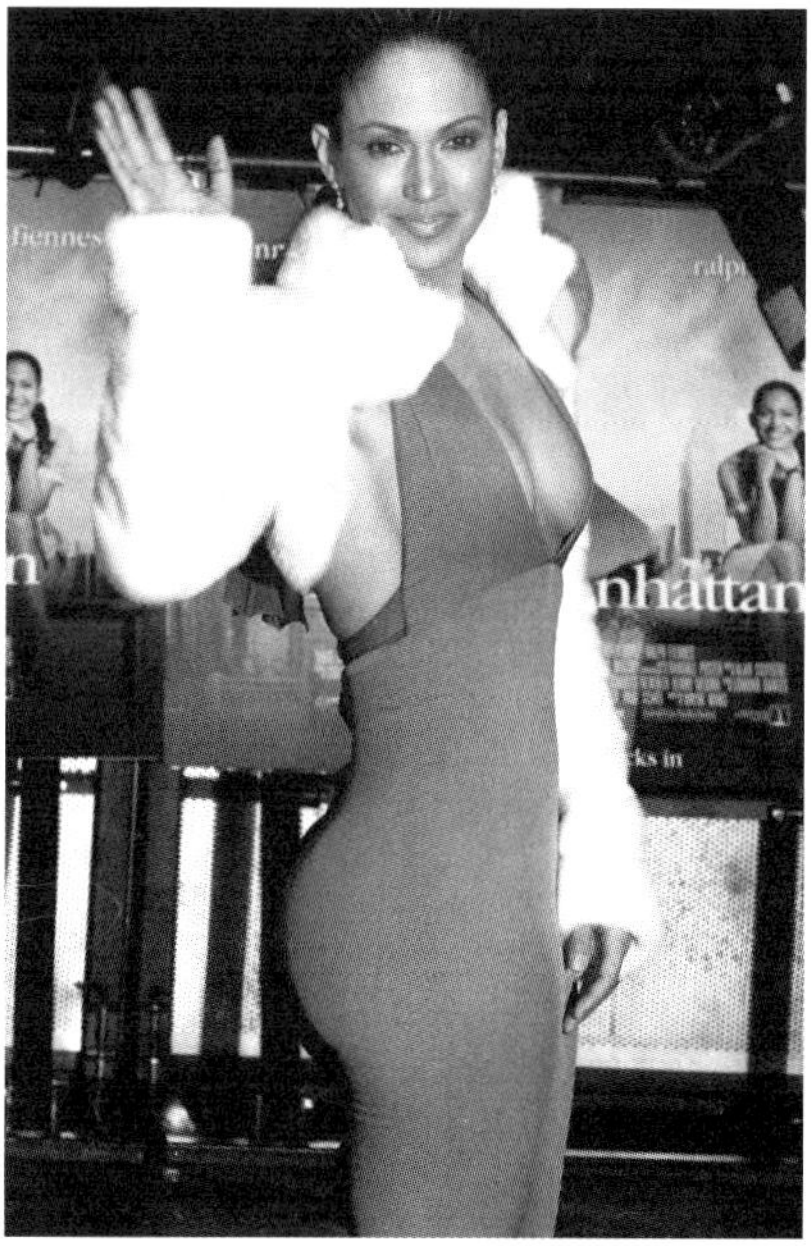

どう見てもファッション業界と大衆文化は、エロティックな関心の的として、古代的な尻に回帰しつづけているようだ。

私たちは四足歩行をやめて久しいが、女性のセクシーな臀部は、男性の無意識な心からけっして消えるものではない。世界共通の愛のシンボルである、様式化されたハートの形は、実は尻を基にしているとも言われている。たしかに、本物の心臓とは少しも似ていないが、上側の切れ込みは、後ろから見た女性の尻に不思議なほどよく似ている。ここにも、太古の人類の姿が作用しているのかもしれない。

性信号としての尻さわり

これまで、無礼な尻とセクシーな尻について考察してきたが、この身体の部分はもうひとつ、服従という別の形で、人目にさらされてきた。卑屈に身をかがめた姿勢で差し出される尻は、宥和《ゆうわ》を図るジェスチャーとして、忍従の役目を負わされてきた。この点では、服従する人間と、服従するサルや類人猿とのあいだに、何ら相違はない。

いずれの場合も、尻を「差し出す者」はこう言っている。「私は受け身の雌の役割をしましょう。どうか私を攻撃せずに、私の尻に乗って優位をお示しください」

雄でも雌でも、服従するサルは、やはり雌雄の別なく、優勢なサルに臀部を向ける。優位なほうが劣勢な相手を攻撃することはめったになく、相手を無視するか、相手の背にちょっと乗って、何回か、形だけ腰を前後に動かす。そうすれば、弱い立場にあっても攻撃されずに、強い力をもつ者のそばにいられるので、この動作は宥和を示す行為として、大切である。

ある部族社会では、挨拶として行われるおじぎは、相手から顔をそむけて行われるのがしきたりとされてきた。これは「尻の差し出し」とよく似ているので、霊長類の典型的な宥和行動と関係がありそうだと、容易に想像がつく。

もっとありふれた尻の差し出しは、子どもがお仕置きに尻を叩かれるときに見られる。罰を受ける子どもはまず身体をかがめ、霊長類の宥和の姿勢をとらねばならない。そしてサルなら、この姿勢をとれば攻撃されずにすむところを、まったく不当にも、手や杖《つえ》、あるいは鞭《むち》で打たれる。このような高飛車な態度に出る人間たちには、尻を向ける恥ずかしい姿勢だけでは物足りないらしい。

他人の尻にさわるのも、性的な意味合いが含まれるので、いくぶん制約される。愛し合う男女の間柄でなければ、尻を撫でたり、軽く叩くのは、性的暗示の恐れがないときにかぎり、友情のしるしと

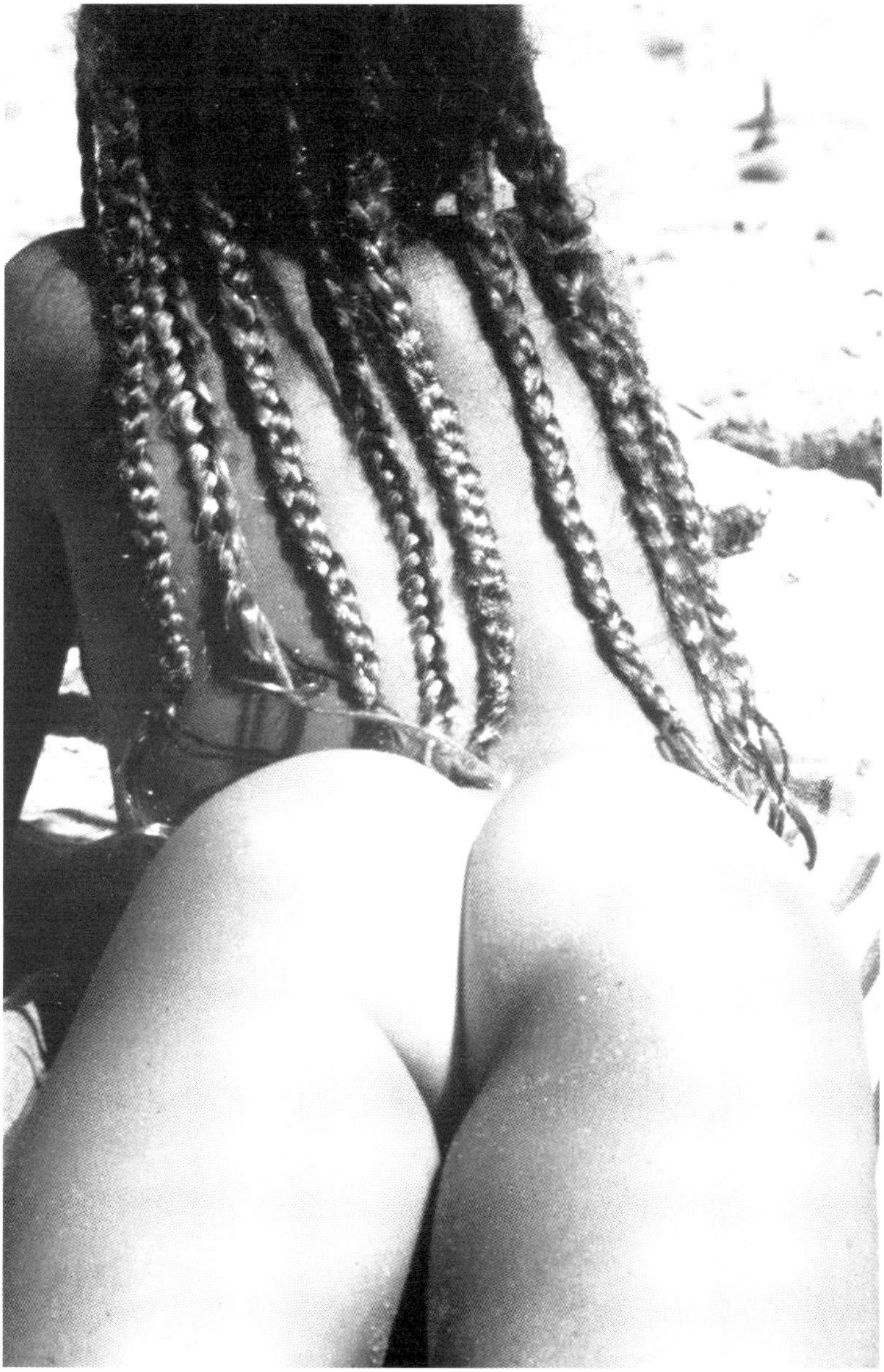

よく知られるハートのシンボルは、上側に切れ込みがあって、実物の心臓には少しも似ていないが、後ろから見た女性の尻に不思議なほどよく似ている。

して安全に使うことができる。

これを友人同士が普通の社交の場で行うと誤解されやすいので、性的暗示をわざとするのでなければ、尻叩きより、背中叩きのほうが好ましい。したがって、尻叩きは、親が幼子に、あるいは激しい団体競技の最中にスポーツ選手が行うといった場合にかぎられる。

どちらの場合も、両者の関係から性的意味合いは非常に薄いので、誤解が生じるおそれはまったくない。逆に、年配の親戚や「家族の友だち」が年の差を利用して、十代の娘の尻を叩き、無害な親のように見せかけて、穏やかな性的接触を楽しむのは、はなはだ迷惑になりかねない。

恋人同士で尻を抱くのは、求愛行動においても、性交そのものにおいても、よくあることだ。それはキスと抱擁がかなり進んだ段階で、これらに伴って起こることが多く、性的刺激が増すにつれて、背中の抱擁が尻の抱擁へと下がっていく。

古風な舞踏室で行われるダンスでは、初対面でも正面からの抱擁を楽しみながら踊ることができるので、男性はこのときとばかりに、相手の背中にまわした手を尻のほうへ下ろそうとするかもしれない。この戦略を滑稽に描いた古典的な映画では、不届き者の手はすぐに元の位置に戻されてしまう。

性交がクライマックスへと向かうころには、尻を抱いていた手は、激しい腰の前後運動に伴って、しばしば力強く尻を握るようになる。身体接触のこの段階において、尻の半球形は強い性的感情を伴って、恋人たちの心の奥底につなぎとめられる。

人前で他人の尻をつねるという、有名なイタリア人の遊びがときに激しい怒りを買うのも、やはりこのようなセックスと関係がある。イタリアの都市で、街を歩く魅力的な若い娘は、彼女に見ほれる見知らぬ人たちから、尻をつねられやすい。娘は育った環境に応じて、ツンとしたり、面白がったり、プリプリしたり、腹を立てたりするだろう。『イタリア人になるには』と題する、風刺に富んだ本の著者は、次の「三つの基本的なつねり方」を挙げている。

●ピッチカート——親指と中指で軽くつまむ。

●ヴィヴァーチェ——何本もの指で、もっと強く、すばやくつづけて数回ひねる。

●ソステヌート——「生きているガードル」に対して、長く、かなり力を入れて、手を回転させながらひねる。

現代のフェミニストたちは前々から、このような話にユーモアなど微塵《みじん》も感じていなかったので、ときおり仕返しに街頭へくり出しては、男の尻めがけて、猛烈な尻つねりの攻撃をしかけてきた。

尻には、身体装飾の可能な場所がほとんどない。細かな手仕事を施して見せるには尾籠《びろう》すぎるし、装身具をつけるには、立ったり座ったりが多すぎる。尻の刺青も、よほど物好きでもないかぎり、一般的ではない。尻に装飾を施した唯一の例が、一七世紀の作品、ジョン・ブルワー著『変身する男』に出てくる。その中で彼は、左の尻に宝石をぶら下げて、じつにつらそうにしている、ある先住民について説明している。

ブルワーは言う。「いくつかの民族に見られる非常に精巧な道具の中で忘れられないのは……ある部族が滑稽なまでの勇気をもって、尻に穴をあけ、そこにぶら下げていた宝石だ。それは失礼ながら、不便で落ち着かないファッションで、座る生活には甚だ有害であるとしか言いようがない」

アナルセックスは正常か、異常か

最後に、女性の肛門が性行為の穴として使われるという問題がある。推定によれば、西欧女性のおよそ五〇パーセントが、アナルセックスを試したことがあるという。そのうち、アナルセックスに十分に満足して定期的に行っているのは、一〇人に一人しかいない。

ところが、世界の一部の地域では、その割合はぐっと高くなる。ブラジルの五〇〇〇世帯に対する調査から、地方に住む夫婦の四〇パーセントと、都市に住む夫婦の五〇パーセントが、「アナルセックスを正常な性行為と見なしている」ことが明らかになった。

身体構造上、肛門には神経終末がたくさん集まっているので、性的快感を得る潜在的な力がある。けれども機能上、肛門は出口であって入り口ではないので、進化の過程で、挿入向きにデザインされてこなかった。したがって生物学的に言うと、アナルセックスは「自然な」行為ではないので、特別な分泌腺から反射的に出る潤滑液など、ヴァギナへの挿入に役立つ補助物で促進されるわけではない。

それでも肛門は長い歴史を通じて、しばしば象徴的なヴァギナの役目を務めるよう強いられてきた。それには四つの理由があるようだ。

まだコンドームが手に入らない昔の時代に、アナルセックスは、原始的ながらも有効な避妊法だった。それはたとえば、コロンブスのアメリカ大陸発見前の、昔のペルーでつくられた陶人形に明確に表現されている。一組の男女がどこでも一緒にいてセックスする姿が示されていて、赤ん坊が隣に寝ていないときはヴァギナに挿入し、赤ん坊がいるときはすでに家族があることを作者は示唆し、男が肛門挿入する様子がはっきりと見てとれる。

こうした避妊方法は、世界の多くの地域で、とくにラテンアメリカやアフリカの一部や東洋で、今日までつづいている。コンドームが手にはいらないところではどこでも、貧困、無知、あるいは宗教上の教えなど、理由のいかんを問わず、健康を損なうおそれがあろうとも、肛門挿入はおそらく、これからも避妊の簡単な手段として利用されるであろう。

第二の理由は、若いカップルは女性の処女性を失わずに、結婚前に性交渉をもつことができることだ。これはある地中海文化圏ではとくに当てはまり、結婚式の翌朝、花嫁はいまだに血痕のついたシーツを処女の証として見せねばならないのである。

第三の理由は、総じて男性が月経血を嫌うことと関係する。女性は月経中でも性的求めに応じられるので、男性はそうした時期でもセックスを楽しみたいと思うことが多いが、それが憚《はばか》られるのは、出血がつづいているからだ。アナルセックスは、この問題の解決法になってくれる。

最後に、アナルセックスは、避妊や、結婚前の処女膜の損傷、あるいは月経血への接触を避けるためだけでなく、目先の変わったセックスを求める男女のあいだで、欲情をそそる変わったやり方としても使われる。

総合すると、これらの理由から、広く行われてきた行為が非常にタブー視されてきたことがわかる。

脚

もっとも色っぽい脚の姿勢とは

脚のエロティックな価値はずいぶん昔から認められてきた。

あどけない一五歳のオーストリア王女、マリアナは、スペインのフィリップ四世と祝言をあげようとしていた。彼女に贈られた結婚祝いの品々の中に、一足のストッキングがあった。だがそれは「スペイン王妃におみ足はございません」という痛烈な言葉とともに、使者によりにべもなく突き返された。

この話を耳にすると、幼い王女は泣きだした。結婚したら脚を切り落とされると思って、恐ろしくなったのだ。

もちろん、実際には、王妃の脚は人目にふれることなどないから、華やかなストッキングで飾り立てても無駄だと、使者は言おうとしたにすぎない。「脚を出す」のは、女の気を引こうとする男には、「刺激的に見える」ことだったかもしれないが、高貴な女性にとっては、色じかけで誘惑するようなものだった。

女性の脚のどういうところが、そんなにセクシーと見なされるようになったのか。

脚の主な働きは、立つことと、歩くことである。脚は言うまでもなく移動に適した構造体として進化してきたのであるが、どこの国の男も、女性の身体の中でとりわけ艶《あで》やかに見える女性の脚には、心を奪われる。

昔から男同士で交わされてきた卑猥《ひわい》な質問は、「きみは脚に感じるのか、それとも胸に感じるのか」。女性の脚にこだわる男たちの興味を引くことだけが狙いの出版物や、「あなたがレッグ・マンなら、『レッグ・ワールド』はあなたのための雑誌です」と誇らしげに公言する宣伝もあるほど、「レッグ・マン」という言葉は男の頭に深く植えつけられてきた。

一部の男性にとって、女性の脚に対する執着は、脚を妄信的に崇める段階にまで達する。専門的には、これは「偏愛」と呼ばれ、女性の身体のある部分だけで性的に十分満足できることをいう。極端な「レッグ・マン」は、女体のほかの部分には興味がなく、たとえばナイロンのストッキングを愛撫することで、満足感が得られる。

こうした行動はかなり珍しいが、普通の異性愛男性の中にも、女性の身体のあらゆる部分に性的興味を感じているにもかかわらず、脚に妙に強く惹《ひ》かれる人がいるようだ。そこで、女性の脚を歩行用具として考察する前に、脚がセックス・アピールする理由を考察してみたい。

第一番の、そしておそらくもっとも明らかなセックスとの関連性は、両脚の接合具合にある。

女性は脚を動かし、広げ、閉じて、ぴったり組み合わせるたびに、どうしても両脚の接合点に人の目を引き寄せてしまう。これは言うまでもなく、男性の性的興味の中心となるところだ。男性の心の奥底で、女性の両脚は女性の股間の「憧れの地」を示す矢の働きをしているようだ。

そういうわけで、大きく開いた女性の脚は、ただ楽な姿勢をとろうとした場合であろうと、つねに性的意味合いをもつ行動と見なされる。なぜなら、対面性交には女性の開脚姿勢が適しているからだ。男性はこの開脚姿勢を女性の性的な「おおらかさ」と同等に考えて、たとえば、性的に活発な女性のことを冗談交じりにこう表現する。「彼女はY字形の棺に納めて埋めてもらわねばならない」「彼女の脚は一致を見ない、つまり同じ方向にそろえることを知らない」

当然ながら、礼儀作法の本は若い女性たちに脚を広げた姿勢をとってはいけないと教えてきた。エイミー・ヴァンダービルトは、つい先ごろの一九七二年に、アメリカの女性たちには、片足の爪先をもう一方の足の甲まで引き寄せて、膝をつけて座るのが「上品」だと教える必要があると気がついた。社交上の集まりで、両膝をそろえて椅子に行儀よく腰かける「きちんとした」若い淑女は、脚が完全に中性に見えるような姿勢をとることで、慎み深く「品行方正」な感じを与えている。

脚は開いたりそろえたりする代わりに、組むことができる。この三番めの基本的な姿勢には、打ち解けた雰囲気がある。一九世紀に、上流社会の婦人たちは人前でこの姿勢をとることを禁じられていたので、今日でも、堅苦しい礼儀作法書は相変わらず、これを認めていない。

ここで、現代アメリカ人のマナーに関する第一人者、エイミー・ヴァンダービルトに再びご登場願おう。

「女性が脚を組んでも、もはや男っぽく見られなくなりましたが、できるだけ避けるべきもっともな理由がいくつかあります。第一に、組み合わせた脚と腿《もも》に見苦しいふくらみができます。第二に、短いスカートをはいているときに脚を組むと淫らになりかねないし、ともかく、だらしなく見えます。第三に、血行を悪くして、静脈瘤《じょうみゃくりゅう》ができやすくなります」

彼女はさらに、就職の面接時に脚を組むのは危険だと忠告し、この形式張らない姿勢は不作法な印象を与えたり、いい加減な人物に見られかねないと説いている。

きちんと礼儀正しく脚をそろえたときと、ゆったりくつろいで脚を組んだときの、基本的な気分の相違は、座っている楽な姿勢から、いつでも立ち上がる心構えがあるかないかを示す度合いにある。脚をそろえた姿勢は、ただちに行動しようとする謙虚な気持ちを表している。脚を組んだ姿勢からは、「どっかり腰を据えて」いて、気を使って急いで立ち上がろうとする気持ちなどないのがわかる。

脚の組み方が暗示すること

片方の脚をもう一方に交差させる動作をさらに注意深く見てみると、九通りの組み方があるのがわかる。それは次のとおり。

❶足首と足首の交差――これは脚を組む姿勢の中ではもっとも慎み深く、折り目正しい。交差している部分がたいへん少なく、脚の位置は、堅苦しく脚をそろえた姿勢からわずかに移したにすぎない。

❷ふくらはぎとすねの交差――これは一般的な形態ではない。足首と足首の交差と同様の趣があり、

折り目正しく「行儀がいい」。

ここで最初に挙げた、ふた通りの脚の組み方は、公式の場における高い地位の人たちだけに見られるもの。たとえばイギリスの女王は、ふくらはぎより上で脚を組んだところを写真に撮られたことは一度もない。

❸膝と膝の交差——これは本当に打ち解けた姿勢のひとつ目であり、ごく普通の社交の場でもっともよく見られる。スカートをはいた女性にとって、なにげなく太腿を出してしまいそうな動作のひとつ。したがって、（意識するしないにかかわらず）セクシーに見せることができる。

❹太腿と太腿の交差——これは前述の膝と膝の交差をさらに過激にした形態で、脚はできるだけぴったりと組み合わされる。女性の骨盤の構造上の理由（男性より広い）から、この姿勢は女性にはとりやすいが、男性によって行われることはめったにない。

❺ふくらはぎと膝の交差／❻足首と膝の交差／❼足首と太腿の交差——この三つの類似した姿勢は、どうしても片脚をもう一方の上に高く引き上げるようになってしまう。この組み方をスカートをはいた女性が行うと、太腿ばかりか股間までも露出することになる。

したがって、これはもっぱら男性にかぎられ、あとはズボンをはいている女性がたまに行うぐらい。

男っぽく見える傾向があるので、男であることを強調したがる逞《たくま》しい男性たち（あるいは自分も「男と対等にやっている」ことを示したい女性たち）に好まれる。

❽脚をからませる——この組み方では、片脚をもう一方にからませて、からめた足でその姿勢を保つ。これが女らしい強力な信号を発するのは、男性はたいてい行えないからだ。やはりこの相違も、女性の骨盤のほうが広いためである。

❾足がふくらはぎに触れる交差——この特別な脚の組み方では、交差させた足がもう一方の脚に、そのふくらはぎと平行になるように置かれる。これもまた、主に女性がとる姿勢で、やはり骨盤の構造から、男性にはきわめて窮屈な動作。

こうした脚の組み方は、たいてい形式張らない集まりで何回となく現れて、ボディー・ランゲージの一形式として、そのときの気分を無意識のうちに表す信号を人から人へと伝えていく。これらは前述の性信号以外にも、ふたりの女友達のあいだで気が合うことを知らせ合う信号としても使うことができる。もし、ふたりの女性がある問題について同意見であれば、話をしながら同じような脚の組み方をする可能性が高い。

けれども、片方がもう一方よりかなり地位が高くて、その地位を誇示しようとすると、まず間違いなく、地位の低い人とは違う脚の組み方をする。脚は暗黙のメッセージを伝えている。「私はあなたとは違う」と。

女性たちが並んで座っているときは、脚を組む方向にも意味がある。親しい間柄なら、組み合わせた上の脚を相手のほうに向ける。気の合わない相手ならば、組んだ脚をほかへ向けて、身体が反対の向きになるようにする。

脚の組み方には最後にもうひとつ、暗示的な要素があり、これは、組み合わせた両脚がぴったりと押しつけられている度合いに関係する。総じて、組み方が固いほど、その女性の気分は防御的だと言ってもいい。

前に述べたように、脚を開いた姿勢にはその人の基本的な自信が表れる。ある意味で、脚組みは開脚の反対であり、だから脚を組む人はみな防御的だろうと考えられてきた。これは単純すぎる。なぜなら、多くの人が脚を組んだほうが楽だと感じて、一人でいるときでもそうするからだ。

しかし、人前で硬くなっているときは、すっかりくつろいでいるときよりもかなり力を入れて脚を組むだろうから、無意識にとる態度であっても、脚組みのこの要素は、人目を引かずにはおかない。脚をからませたり、太腿を組み合わせるのは、この種の股間防御をもっともはっきり示すものである。

女性がこの股間防衛行為をやりすぎて、極端に両脚を押しつけたり、痛くなるほどきつくからませたりしだすと、これは「淑女は守りが堅すぎる」ということから、防御ではなくなって、一種独特な色気を帯び始める。

むしろ脚から送られる性信号は非常に強くなるので、極端に脚を固く閉じた姿勢と、大きく開いたときの中間にあたる、くつろいだ姿勢だけが、性的関心を引かずにいられる。

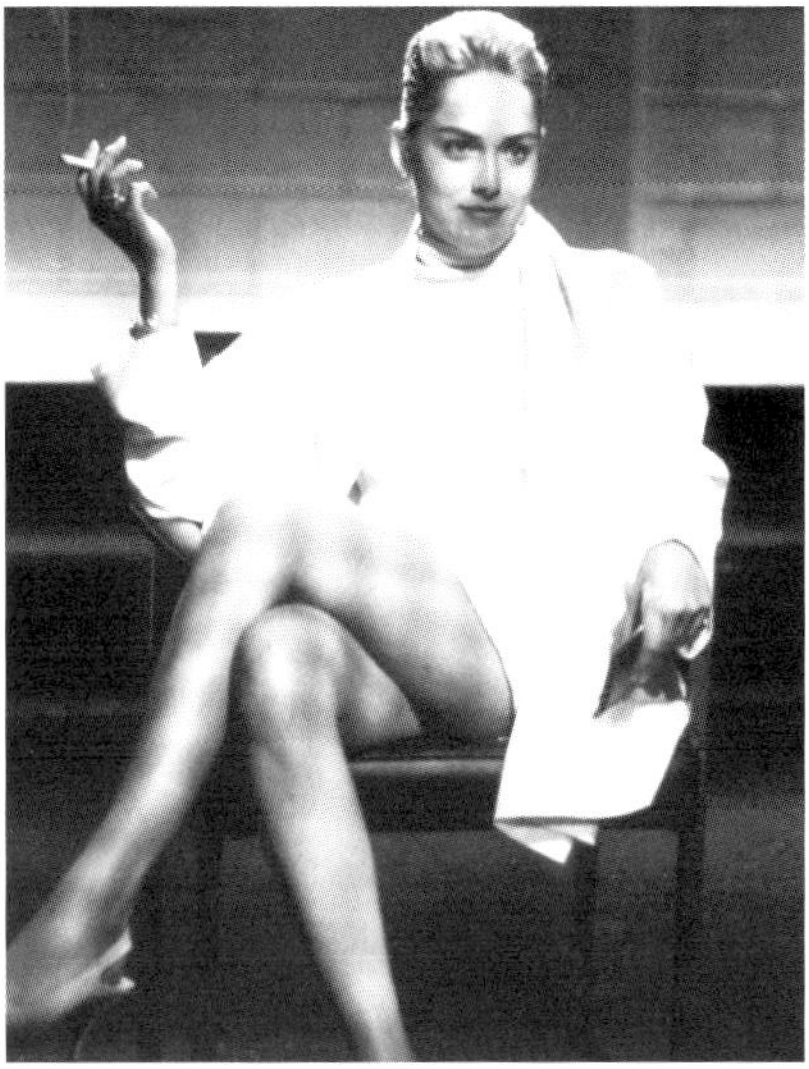

脚の魅力の重要部分は、脚がその接合部に関心を集中させることであり、シャロン・ストーンの恥じらいもなく脚を組んだ姿ほど、これを如実に示したものはない。

スカートの丈と景気

脚のもうひとつの性的な側面は、どのように衣服で隠されてきたかということにある。有史以来、大半の宗教が女性の脚を完全に覆い隠してしまうほうがいいと考えてきたのだが、これは逆に、脚にエロティックな力が秘められていると言うようなものだった。

女性たちはこうした考えに反対して、スカートをどんどん短くしてきた。脚の露出度が増すたびに、厳格なお偉方たちから、放埒《ほうらつ》で破廉恥きわまりないと非難を浴びてきたが、たいていはその後、しだいに普通のこととして受け入れられている。

驚いたことに、露出度はさらに、どんどん上がり、股間だけがわずかな生地で覆われて、脚全体が人目に触れるまでになってしまった。

西欧文化では時代によって、女性の脚が男性の目に触れる量はかなり変化してきた。前世紀において、女性の脚は長いあいだ人目に触れず、足首がちらりと見えるだけでも、とんでもないことだと見なされた。

「エロティックな脚」に対する抑圧はあまりに強く、徹底されたので、上流社会では、脚という言葉そのものが禁じられるようになった。

アメリカでは、脚は「limbs（下肢）」と呼ばれた。このほかに脚の婉曲語は、「extremities（末端）」「understandings（土台）」「underpinners（支柱）」「benders（曲がるもの）」。食卓では、トリの脚肉は「dark meat（ダーク・ミート／調理すると黒っぽくみえる肉の意）」になった。

今日では、このように徹底して上品ぶる社会的風潮は理解しがたいが、こういうことがあったので、脚はたいへん長いあいだ口にするのも憚られるようになってしまった。第一次世界大戦後に、脚はようやく姿を現して、その後でも、たびたび人々の眉をつりあげさせてきた。

一九二〇年代の反抗的な若い女性たちは、大胆にもふくらはぎや膝まで露出するようになり、これを行き過ぎと見る男性たちもいた。彼らに言わせると、新しい流行は道徳基準の低下を招き、「モダン・ガール」が売春婦のように振る舞っているという。最新の丈の短いスカートをはいて働くことを禁じられていた従業員も多かった。

有名弁護士と評される男は嘆いた。「絹のようになめらかな脚と、半ば剝《む》き出しの腿による刺激は……はなはだ有害で、抗しがたい」

ここでとくに重要なのは、こうした意見もまた、女性の脚から出る強烈な性信号の存在を明らかにしていることである。理由はいたって明快だ。人目に触れる脚の部分が多ければ多いほど、両脚の接合点を容易に想像できる。

だからと言って、二〇世紀におけるスカートの丈の変化は、世の中の性的活動力の変化を反映しているにすぎないと結論づけるのは誤りだろう。二〇世紀に一〇年周期でスカートの裾《すそ》が上下するのを見れば、ショート・スカートが経済の上昇期に現れて、ロング・スカートは経済の衰退期にふたたび現れるのははっきりしている。

狂乱の一九二〇年代のショート・スカートは、大恐慌に陥った三〇年代のロング・スカートに取って代わられた。四〇年代後半の、戦後の耐乏期のロング・スカートに代わって、活気に満ちた六〇年代には、ミニスカートが誕生。これもまた、七〇年代における景気後退期のロング・スカートに道を譲った。

若い女性たちは世間の風潮に感化され、そのスカートの丈には、彼女たちの楽天的で自信ありげな様子が表れているようだった。楽天的な態度に潑剌《はつらつ》としたお色気も加われば、スカートは短いほど大きな性的エネルギーで社会を映し出すと言えるが、それはあくまでも話の一端にすぎない。たとえば、七〇年代にスカートが長くなったのは、決してしとやかさを求めた結果ではなかった。

実は、ショート・スカートもロング・スカートも、脚の露出に関して言えば、性的魅力を秘めている。ショート・スカートは絶えず下脚部をこれ見よがしに見せつけられる利点があるので、何度も男性の目に触れることになるが、見慣れると、男性の反応を弱めてしまう欠点がある。

ストリップ・ダンサーなら誰でも知っているように、いつでも全身を衣装で覆って演技を始め、スカートをゆっくり脱いでゆくので、脚が現れて強い性的刺激を生じるようになる。したがってロング・スカートには、持ち上げたり脱いだりすると、強烈な印象を与えられる利点があるが、ほとんど四六時中、脚からの性信号をさえぎってしまう欠点もある。

ショート・スカートがいかなる性的要素にも増して象徴してきたものは、自由な気持ちである。ショート・スカートをはいた女性たちは、世の中に勢いよく飛びだし、闊歩《かっぽ》できる。長い裾をなびかせるスカートや、ぴったりした筒状のスカートをはいた女性たちは、スカートに包みこまれて、身動きがとれない。

一九六〇年代に、脚線美を誇るミニスカートや超ミニスカートをはいた娘が爆発的に急増したのは、避妊用ピルの発明と好景気によって初めて知った、自由がもたらす結果だった。長い脚は社会的メッセージを送っていた。「私たち、若い女性は活動しているの」と。

一九八〇年代が到来したときには、その活動が彼女たちをどこへ向かわせていたのかは明らかだった。それはフェミニスト運動や、真の男女平等をめざす新たなる闘争へと向かわせていた。その最後の段階で、新たな動きが生まれた。

混乱する経済状況がスカートにも入り乱れた流行を生み出して、ロングもあれば、ミディやミニもあるという状況を引き起こしている間に、「アヴァンギャルドな」女性たちは、この話にはまったく触れずに、脚の男女平等へと問題をすりかえて、男性の脚部の装いとされるジーンズや、スラックス、トラウザーをはくようになったのである。

こうした衣服はショート・スカートと同じく、初めて世に出たときは騒ぎを引き起こし、これらを身につけた若い女性たちは、名士の集まりから追い出されたが、多くの場でどんどん受け入れられるようになった。二一世紀を迎えるころには、ロンドンの街を歩く若い女性の八四パーセンがスカートよりむしろパンツを好んではくようになっていた。

ショート・スカートやロング・スカートとまったく同様に、ぴったりした女性用パンツにも利点と欠点がある。左脚と右脚が接する部分の正確な形を、初めて人の目にさらした。これは、パンツに強いエロティックな潜在力を与えた。

だが同時に、緩やかにカーブする脚の線に、美観を損なう襞やしわを加えて、脚のしなやかな形を覆い隠した。そのうえ脚をすっぽり包み、男性のアプローチを受けやすくするという脚の特性を奪って、身を守る鎧《よろい》のような印象を与えた。男性の心の目には、スカートを上げるのはたやすくて、ジーンズを脱がせるのは骨が折れるように見えるのだ。

西欧世界が、脚を出すことに対してますます寛容な態度を示して、女性たちが厳しい社会的規則に彼女たちを従わせようとするいかなる圧力も受けずに、ショート・スカートやロング・スカート、ぴったりしたパンツやだぶだぶのパンツを自由に着られるようになっても、地球上のほかの地域では、いまだにかなり制約されている。

厳格な男性聖職者らに専制統治されるイスラム諸国では、いまだに女性が人前で、どのような形であれ、脚を出すことを禁じられている。

共産主義の中国でも、二〇世紀には厳しい制約があったが、中国経済の「自由経済市場への移行」なるもののおかげで、今や変わりつつある。二〇世紀が終わろうとするころ、その兆しは現れて、セクシーな女性の脚が、中国のテレビ画面に登場するようになった。

しかし、二一世紀には、近代化の波が中国の社会全体に広がりつつあるが、それは何の抵抗もなく広がっていったわけではない。たとえば一九九八年にも、ある学生の一団が「女性の身体を露出して、美容用品を売ろうとする、俗悪なコマーシャルをテレビ画面から排除するよう」求める、正式な訴えを提出した。

関係当局は十分に検討を重ねた末、テレビで女性の脚の不適切な露出を禁じる命令を出したが、何週間もしないうちに、魅力的な脚がまた以前と同じように、美容用品を売るようになった。近代中国の自由化歓迎の風潮は、いまや止められないようだ。

「そそる脚」とは?

「下肢」が性の違いを示す、もう一つの側面は、そのなめらかさと関係がある。一七世紀のある詩人は、恋人の脚にこんなふうに思いを巡らしている。「私は喜んで、私のジュリアの、卵のように白く、毛のない脚に口づけしよう」。卵のようになめらかな肌をした女性の脚は（たまに浴室でちょっと手入れすればできあがる）、毛深い男性の脚と鮮やかな対照をなして、この違いは強力な性信号の役目を果たす。

絹やナイロンのストッキングは、女性の脚をより一層なめらかに見せる方法として、一般によく利用されてきた。このやり方をさらに進化させたのが、「スプレー式ストッキング」、あるいは「エア・ストッキング」であった。

これはスプレー式の容器にはいった、霧状の絹の粉で、脚に付着すると、非常に薄い、本物の絹のストッキングのように見える。本物より涼しくて、水をはじき、伝線しないという利点がある。とくに日本では、この技術は大当たりとなった。

現代の日本では、一二〇〇万人以上もの働く女性たちが職場で素足になることを禁じられているので、彼女たちにとって、スプレー式の溶剤はうってつけだ。職場にふさわしく、艶やかで上品な、「ストッキングをはいている」ような感じを与え、しかもタイツやストッキングのようなわずらわしさがない。

もうひとつ際立った性の違いは、ごつごつして筋肉質の男性の脚に比べて、女性の脚の形が美しくカーヴしていることだ。なだらかに上方へと向かう曲線が男性の目を惹きつけるのは、やはり男性の脚の形と違うからだが、それは溌剌として健康そうな身体を感じさせるからでもある。

オートクチュールの世界でときおり人気を博してきた、がりがりにやせた脚と、太くて締まりのない脚は、どちらも元気溌剌とした若い女性を連想させないので、男性の目には魅力的に映らない。美しい曲線を描く――あまり細くも太くもない――脚は、子孫繁栄のしるしとなる(原始時代から男性の心に植えつけられている)身体の状態を連想させる。人類のあらゆる文化に示されてきたように、子どもを産むのに適した身体は、女性らしさをアピールする重要な要素のひとつである。

たいへん長い脚をもつ女性がいるが、彼女たちには特別な利点がある。セクシーな女性に対して、よく耳にするのだが、「彼女の脚は腋《わき》の下《した》まで伸びていた」という奇妙な言いまわしがある。一〇〇〇人の男性に、もっとも素晴らしい脚をもつ女優の名をあげてもらったところ、トップの座に選ばれ

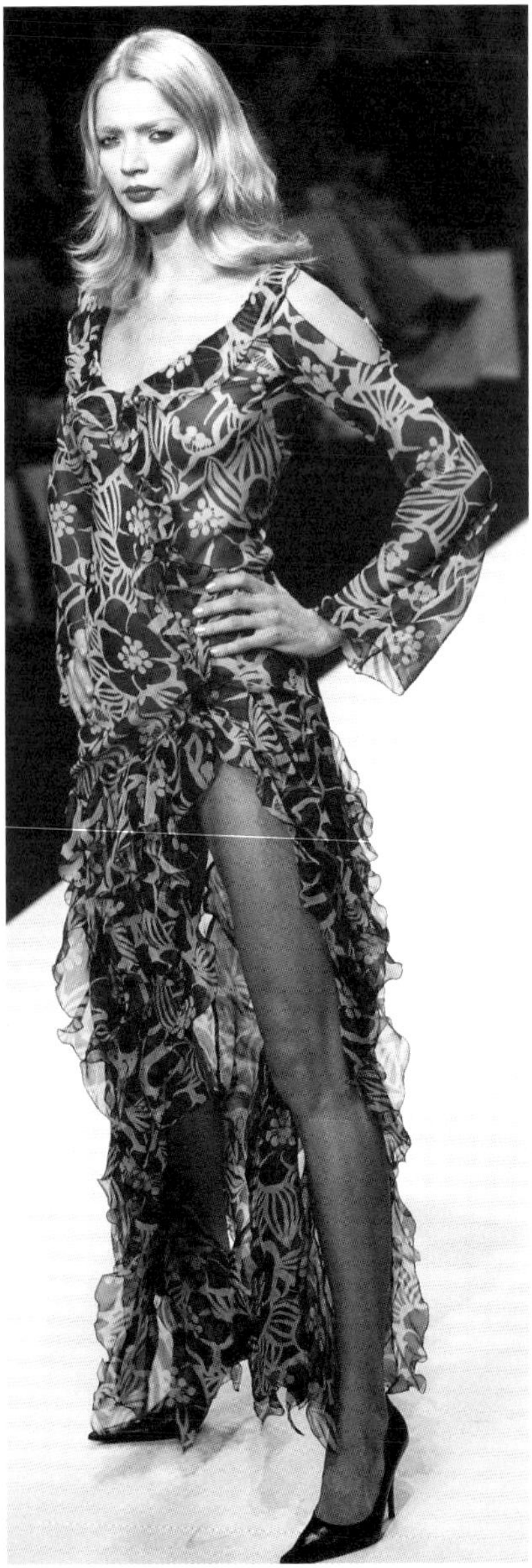

た女優（ニコール・キッドマン）は、とりわけ脚が長いことで知られていた。
女性の長い脚が男性を惹きつける理由を見つけるのは難しいことではない。大人の女性は子どもより、相対的にも、絶対的にも、脚が長い。思春期に急激な脚の成長が見られるので、脚が長くなるのは、性的な成熟期に達した表れである。したがって、驚くほど「脚のすらりとした」若い女性は、きわめて女性的な性信号を送っている。
一九四〇年代には、ピンナップ・ガールを描く画家や漫画家は、こうした脚の性質をうまくとらえて、ときにはモデルの脚を、実際の長さの一・五倍にも引き伸ばして描いた。もちろん、誇張し過ぎれば、描いた脚はクモの足のようにグロテスクに見えただろうが、程よく手を入れることで、漫画の女性には申し分のない色気が添えられた。
それ以後、二〇世紀後半から二一世紀へと向かうあいだに、現実の女性たちの脚はどんどん長くな

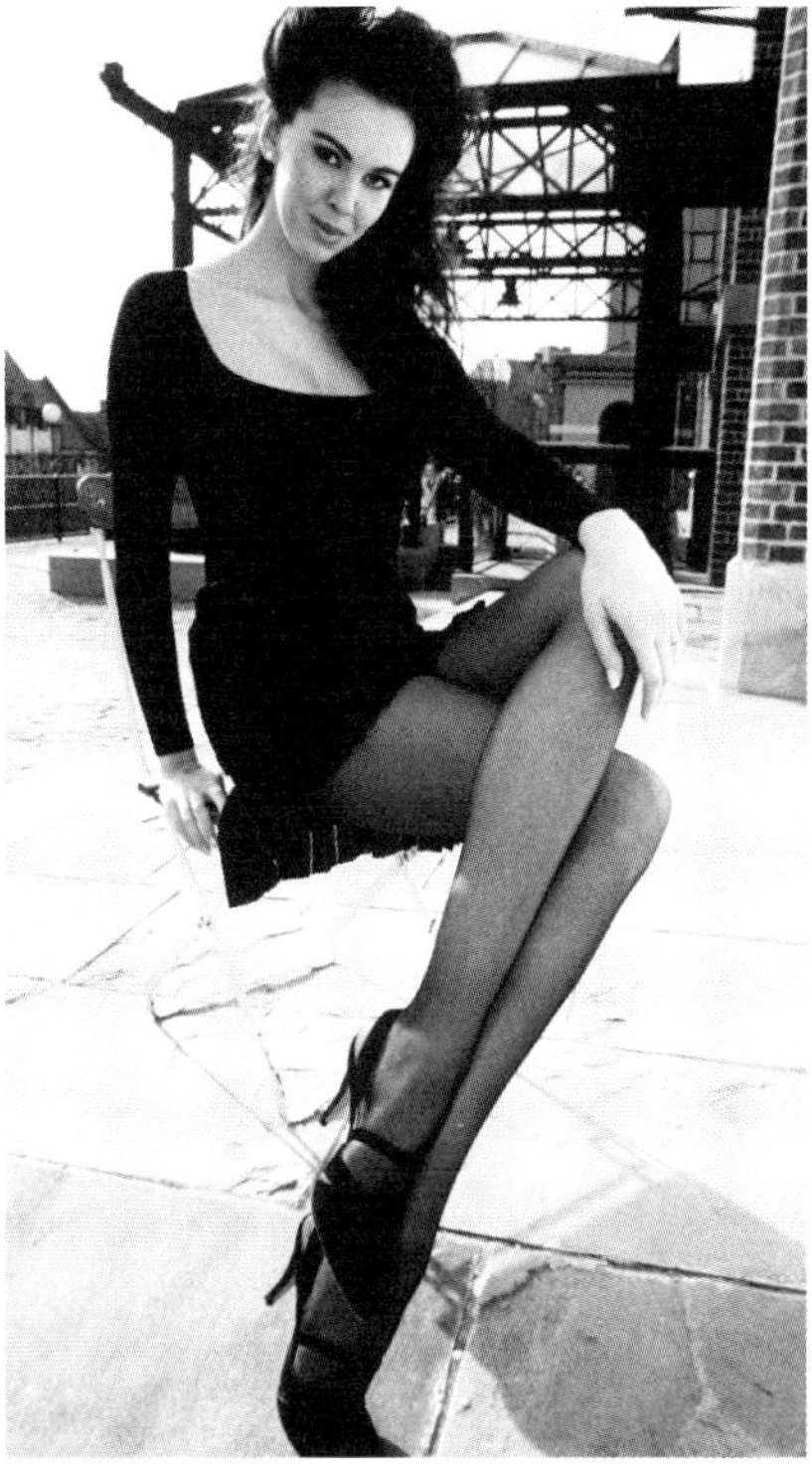

若い娘が性的に成熟するにつれ、脚は身体のほかの部分に比べて長くなる。その結果、並はずれて長い脚はいっそう大きな性的魅力をもつことになる（右）。世界一長い、レン・スコットの脚は（左）、124センチ。

っていくようだった。実際には、これは言うまでもなく、脚の長い人ほど、ファッション・ハウスや、魅力的な写真家や映画監督に気に入ってもらえるということにすぎない。年々こうした状況が進み、今日では、脚の短いモデルは、どこのファッション・ハウスでも仕事はないだろうし、ほかのどんな華やかな職業にもつけないだろう。

要約すると、女性の脚が性的刺激を与える理由は次の通り。

❶両脚の接合するところが、男性のエロティックな興味の中心であるから。

❷大胆な開脚から、ぴったり重ね合わせた脚組みまで、さまざまな姿勢がエロティックな思いを抱かせるから。

❸衣服で覆われている度合いによって、隠された肉体をどの程度エロティックに露出できるかが決ま

るから。

❹脚のなだらかな曲線が女らしい体形を強調しているから。

❺思春期における急激な脚の成長は、性的な成熟を示す信号を送ることができるから。

このようなセックス・アピールに関する問題はさておいて、女性の脚を生物学的および解剖学的に見ると、どのようなものなのか？

脚は身長の半分を占める。画家は人間を（正確に）スケッチするとき、人体をおおまかに四等分する。足の裏から膝頭の下まで、膝頭から陰部まで、陰部から乳首まで、そして乳首から頭髪のてっぺんまで。すなわち、脚を身体全体の半分の長さになるように描く。これが平均的な大人の姿である。

世界一脚の長い、十代の女性は、身長一九〇センチにして、脚が一二四センチと、標準よりおよそ三〇・五センチも長く、成人女性の身長と脚の長さとの比率はさまざまであることを示している。

脚を支える骨格は、四つの骨からなる。「大腿骨」と呼ばれる、人体でいちばん長い、大きな腿の骨。「膝蓋骨《しつがいこつ》」と呼ばれる、大腿骨の下部と連結する蝶番《ちょうつがい》関節の前面を保護する膝頭。大腿骨と関節でつながっている「向こう脛《ずね》」、または「脛骨《けいこつ》」。脛骨の横に並んでいる「副木骨《そえぎばね》」、または「腓骨《ひこつ》」。

強く、均整のとれた脚の力で、ある女性の身体は、二メートル以上も空中に舞い上がり、七・五メートルの幅跳びを成し遂げた。マラソン・ダンスは疲労困憊《こんぱい》した参加者たちによって、二一四日もの長きにわたり、延々とつづけられた。こうした体力と忍耐力による偉業は、百万年の進化の歴史における、女性の脚の進化を立証する顕著な一例である。

気持ちは歩き方に出る

歩き方については、これまで数多く記されてきた。人それぞれに、文化によっても異なる歩き方は、長年にわたり、人々の注意を引いてきた。概して、女性の歩幅は男性より短いが、個人差が非常に大きく、世に知られた多くの女性たちは、たやすく真似をされるほど、じつに個性的な歩き方をする。その説明には、メイ・ウェストやマリリン・モンローの名を挙げるだけでいい。文化によって、たとえば日本女性とアメリカ女性とのあいだには、いちじるしい相違が見られる。日本人は礼儀正しい歩き方をするのが非常に得意であるのに対して、アメリカ人はリラックスした歩き方をするのがうまい。

人間の歩き方については、毎秒約一歩の速さで、ゆっくりとぶらぶら歩くものから、毎秒二歩の速さの歩行や、毎秒四歩から五歩で急いで進む全力疾走まで、合計で三六種類に識別されているが、そのうちわずか九種類だけが女性に多く見られるので、ここでちょっと触れてみたい。

❶よろよろ歩き——これは、脚を充分に広げて歩くのが困難な人の歩き方。たいへん狭い歩幅で前進する。非常にぴったりしたタイト・スカートやきつい靴を履く女性たちによく見られる。

❷刻み足——足取りは速いが、歩幅をたいへん狭めた歩き方である。要するに、歩幅の狭い、女らしい歩き方を誇張したもので、歩幅はよりいっそう狭くなる。「うわべだけの几帳面さ」を示すと言わ

れる。

❸摺り足——刻み足を優雅にしたもの。小股で優雅な足運びにより、車に乗っているように、身体がするすると前進して見える。かつてはヨーロッパのある地域で、身分の高い女性たちの間でよく見られたが、今は主に日本でしか見られない。

印象づけるためには、裾が床まで届くスカートをはいて、足の動きを見えないようにする必要がある。

❹跳ね歩き——一足ごとに身体をはずませて軽快に歩く、十代の女性の独特な歩き方。健康で屈託のないのが見てとれる、喜びにあふれた歩き方。

❺闊歩——きわめて広い歩幅を特徴とする、冷静で威圧的な歩き方。これは、力強さを出そうと、逞《たくま》しく男性的な歩き方を真似る女性たちによく見られる。

❻くねらせ歩き——目いっぱい女らしく見せようとする女性の色っぽい歩き方。最初に体重を片方の腰にかけ、次にもう一方に移す。この歩き方は目立ちすぎると、たちまち卑猥な冗談の種になる。

マリリン・モンローは、ハイヒールの踵《かかと》を片方だけ少し切り詰めて履いたことで、かの有名なくねらせ歩きをいっそう魅力的に見せた。

❼素っ飛び歩き——不安にかられた女性が、迷いながら慌てて、ちょこちょこ動きまわる歩き方。

❽小躍り歩き——女性が必要以上に跳んだり小躍りしながら前進する、陽気な速歩。跳ね歩きを速めたもので、脚の動きがさらに活発になる。

❾走行

女性の歩き方のうち、とりわけこれは興味深い。なぜなら、女性は身体構造上、男性と少し異なるやり方で、この動作を行わねばならないからだ。

それは女性の脚と骨盤との接続具合に起因する。女性は身体構造の違いから、男性とは異なる形に脚を（からませて）組むことができるように、男性の走りにはない、回転動作が加わった異なる走り方をする。この違いが明確にされずにきたのは、私たちが運動の不得手な女性より、女性の運動選手が走るところを見るほうが多く、一流の女性選手は並はずれて男らしい走り方をするので（何百万人もの女性たちの中から）選ばれた人たちであるという事実による。

彼女たちの身体には、通常の女らしい曲線や盛り上がった乳房はなく、脂肪もかなりそぎ落とされて、走行中の脚の動かし方を見ると、足裏の前部で蹴るように進み、一般女性のように脚をぐるぐる回すような動きはまったくない。

これは、私たちがテレビでよく見る女性ランナーたちのことだが、筋肉の少ない、肉感的な女性が、たとえば、走ってバスに乗り込むところを間近で観察すると、典型的な女性の、脚を回す動きが非常に目立つ。このぎこちない走り方を見ると、女性の身体が妊娠、および出産に適した構造になるよう、特殊化されていくうちに、(原始時代に狩りをする)男の特殊技能として発達した、運動選手のように走る力を失ってしまったことがわかる。

女性の歩き方には、そのときの精神状態に起因するのもあれば、社会規則によるものもある。そうした規則は、時代によって変化し、形式を重んじた時代には、淑女は人前でどう歩くべきか、厳しく規定されていた。一世紀前には、「威勢よく大股で歩く」「当てもなくぶらつく」「小走りする」「脚を引きずって歩く」「駆けだす」のはいけないと言われていた。

昔の礼儀作法書には、世間から好感をもたれる歩き方をする女性について、次のように説明している。

「いささかもバランスを崩すことなく、身体を真っ直ぐに保ち、さりとて、しゃちほこばったところは微塵もない。中くらいの歩幅で、膝ではなく、腰から脚を前に出して歩く。腕はけっして振らず、手もぶらぶらさせない」

こうした「立派な行儀」作法は、現代では奇妙に思われる。今や女性は、一方の足をもう一方の前にどのように踏み出すかなど考えずに、何げなく玄関を出て、通りへと歩いていく。この形式張らない、新しい流儀によって、人々は礼儀作法に縛られずに、実にさまざまな歩き方ができるようになった。

最後にひとつ、触れておきたい女性の脚の動きといえばおじぎだ。現代社会から急速に消えようとしているものではあるけれど、片足をもう一方の後ろに引いて、両脚をわずかに曲げて行う会釈である。

そもそも、これはかすかに膝をついて、少しひざまずく行為である。今日では、王族を迎える婦人にしか見られない脚の動きであるが、昔はていねいな挨拶として広く使われ、たいてい、頭を下げる動作と組み合わされていた。これは男女の別なく行われたが、その後一七世紀に、このふたつの要素、脚を曲げる動作と、頭を下げる動作が別々になり、膝を曲げるおじぎは女性専用に、腰をかがめるおじぎは男性専用になった。

この男女による区分けが崩れるのが劇場で、今日では、女優も男優を真似て、膝を折るより腰をかがめて観客に会釈することが多い。

ただし、時代物を上演するときは別で、たとえば王政復古時代の喜劇であれば、その時代に適合した挨拶の形式は、おじぎと会釈を合わせたものになる。こうした場合にかぎり、その時代の人物になりきろうとする女優によって、ふたつの動作を組み合わせた最初の形式が再現される。

足

小さな足の美を求めて……

人間の足もまた、男性は大きく、女性は小さいという、性別信号の役目を果たす人体構造のひとつである。女性の足は男性の足よりも、短く、幅も狭い。男性の足の標準サイズは二六・八センチ、女性は二四・四センチ。さらに詳しく見ると、女性の踵《かかと》のほうが男性の場合よりも、足の前部（すなわち、足指のつけ根の膨らんだ部分）に比べて幅が狭い。

身体のほかの部分もそうであるように、このサイズの違いは、たえず活かされ、誇張されてきた。小さい足が女性の特徴であれば、たいへん小さな足は女性らしさの極みだということになって、その結果、移り変わる歴史の中で、数多《あまた》の女性たちが辛い思いをしてきた。小さな足の美を求めて、足は捻《ね》じ曲げられ、固く縛られ、締めつけられて、押しつぶされてきた。

しかし、こうした痛ましい変形を考察する前に、足そのものはどうなっているのか？

私たちは直立動作を当たり前だと思っているが、これはいかなる哺乳動物にとっても、ごくまれにしか行えない動作である。人間の足は、「工学の傑作」とレオナルド・ダ・ヴィンチが呼んだように、それを可能にしている。

構造上、足には二六の骨と、一一四の靱帯《じんたい》と、二〇の筋肉があり、これらを用いて、足は身体のバランスを保ち、さらには歩き、走り、跳び、踊り、蹴ることができるようにしなければならない。これまでの計算によれば、ふつうの活発な女性の場合、足が生涯に地面を打つ回数は二億七〇〇〇回以上にものぼる。

これは大変な仕事であるが、私たちがそれをちょっとでも考えることはめったにない。足が果たす不思議な役割に気づかされるのは、薄暗がりで、一歩一歩踏み出しながら、階段を昇ったり降りたりするときぐらいなものである。

あると思っていた階段がじつはなかったり、ないと思っていたところにあったりすると、ぎょっとしてバランスを失ってしまう。このようなことがたまにあると、私たちは絶えず働きつづける足の素晴らしさに気づかされる。

私たちは動き回るとき、ひと足ごとに、三つの要素からなる動作を行っている。まず、足が地面に触れたときの衝撃を和らげる働き、次は足に体重がかかったときの身体を支える働き、そして身体を前に押しだすための助けをする、推進器の働き。この三つの働きは、足を踏みだすたびに行われる。

これを効率よく行うために、私たちは進化の道程で、小さな犠牲を払ってきた。

私たちにはもはや、ほかの霊長類のように、ほかの指と向き合う太い指はない。その大きな指は、ほかの細い指と同じように横並びになってしまったので、現在のような拇指《ぼし》の動かし方で物をつかむためにはもう使うことができない。そのため木に登ろうとすると、軽業師とはおよそ程遠くさせてしまう。しかし、これは小さな損失であると同時に、私たちが快足の走りや歩きをするのに巨大な利益をもたらした。

男性が集団的狩猟者として専門化していくと、大きな足ほど、男性には際立って有利だということになった。それは獲物を追うのに欠かせなかった。女性の足はそのような進化の重圧を受けなかったので、いつまでも小さくて、敏捷《びんしょう》なままであった。

この女性本来の性質を強調しようと、女性たちは幾世紀にもわたって、履き心地の悪い、きつい靴に足を押し込めようとしてきた。

客の足を実際より小さく見せようとする靴屋によって、三つの方策が講じられてきた。第一は、靴をかなりきつめにつくる。第二は、靴の先をとがらせ、第三は、踵を高くする。一番めは足を締めつけ、二番めは足を流線形にし、三番めは踵の位置を上げることで、足を小さく見せてくれる。

要するに、自然な状態に対するこうした修正は、「さらに魅力的な」足をつくるかもしれないが、足にひどい負担もかける。足を手術する患者の八〇パーセントが女性であるのは単なる偶然ではない。女性の身体全体のバランスは、極端な形をした「流行の靴」によって崩され、足の痛みや、背中の痛み、さらに頭痛までも引き起こすようになるが、大足の醜さに対する根深い恐怖心が女性たちを駆り立てている。「どた靴」や「ガチョウの足」といった言葉は、ますます彼女たちを追いつめるのだ。不運にも男のような大足をした女性は、あからさまに変人扱いされる。そればかりか、あまりにも異様に見えるため、アメリカのジャズ・ピアニストのファッツ・ウォーラーは、そういう女性を題材にした歌まで作っている。

彼女に嘲笑と完全な拒絶以外の何ものも与えていないこの歌には、次のような歌詞が出てくる。

「北のハーレムで、二人用のテーブルにつくと、俺たち四人、俺と、あんたの大きな両足と、あんたがいた。あんたの足首から上を見ていれば、あんたは確かにかわいいけれど、そこから下にはまったくひどい足がある。ああ、あんたの足はでかすぎる。あんたの足がでかすぎるから、求める気にはなれないよ……ああ、あんたのペダルの先はばかでかい。俺にはあんたが化石のように見える……」

シンデレラと纏足

というわけで、多くの女性たちがどんな苦労も惜しまず、足をできるだけ小さくしようとしてきたのは、少しも不思議ではない。小さな足に対する憧れは、昔からかなり強く、流行を追う貴婦人の中には、いっそう先のとがった履物に足をすべり込ませて特別な恩恵にあずかろうと、細い足指を切断した人たちもいたと言われている。

切断の話が出れば、どうしてもシンデレラの残酷物語を思い出さずにはいられない。現代のディズニー版はまったく罪がないが、原作は血腥《ちなまぐさ》く、残忍きわまりない。

ある王子は嫁を探していたが、王子が求める女らしさを備えた女性は、足がきわめて小さくなければいけなかった。小さな毛皮の上靴を履いてみて、花嫁になれるかどうかが試された。

ある姉妹は何としても花嫁に選んでもらおうとした。姉が靴に足を入れようとしたが、合わなかった。そこで、母親は娘に拇指《おやゆび》を切断するよう命じ、王子と結婚したら、もう歩く必要もないのだから、失うものなどないと言い聞かせた。

娘は拇指を切り落とし、血の出る足を上履きに押しこんだが、王子と馬車で走り去ろうとしたとき、王子は上靴から血が流れ出て、ストッキングに染みができているのに気がついた。王子が娘を母親のもとに返すと、母親は下の娘を差し出した。

今度は、哀れな娘は足を上靴に押し込むために、踵《かかと》を切り落とさねばならなかった。またもや血がほとばしり、手の内を見抜かれて断られてしまった。

その後で、ようやく王子はシンデレラに出会った。シンデレラは、その小さな足が靴にぴったり合ったので、恥ずかしそうに頬を染めながら、足フェチ王子の花嫁になった。

この物語には、高い階級層の男性は、ほかはどうであれ、足の小さな女性なら誰でも気に入るという、奇妙な前提条件があることを、現代の読者は見落としてきたようだ。なぜなら、現代版シンデレラは姉妹を醜い姉妹に変えて、シンデレラをつねにたいそう美しくしているからだ。

しかし、これはごまかしである。王子は花嫁に対し、足が小さな毛皮の上靴にぴったり合わねばならぬという、たったひとつの条件しか出していない（ちなみに、上靴はガラスの靴ではない。ガラス（verre）は毛皮（vair）の誤訳）。

どうして王子がそんなに足にばかり重きを置いたのか理解するには、この物語が中国で生まれたことを知る必要がある。中国の上流家庭では、幾世紀にもわたり、幼い娘たちの纏足《てんそく》が一般の習わしになっていた。娘の足の小さいことは、きわめて重要な美のしるしであった。

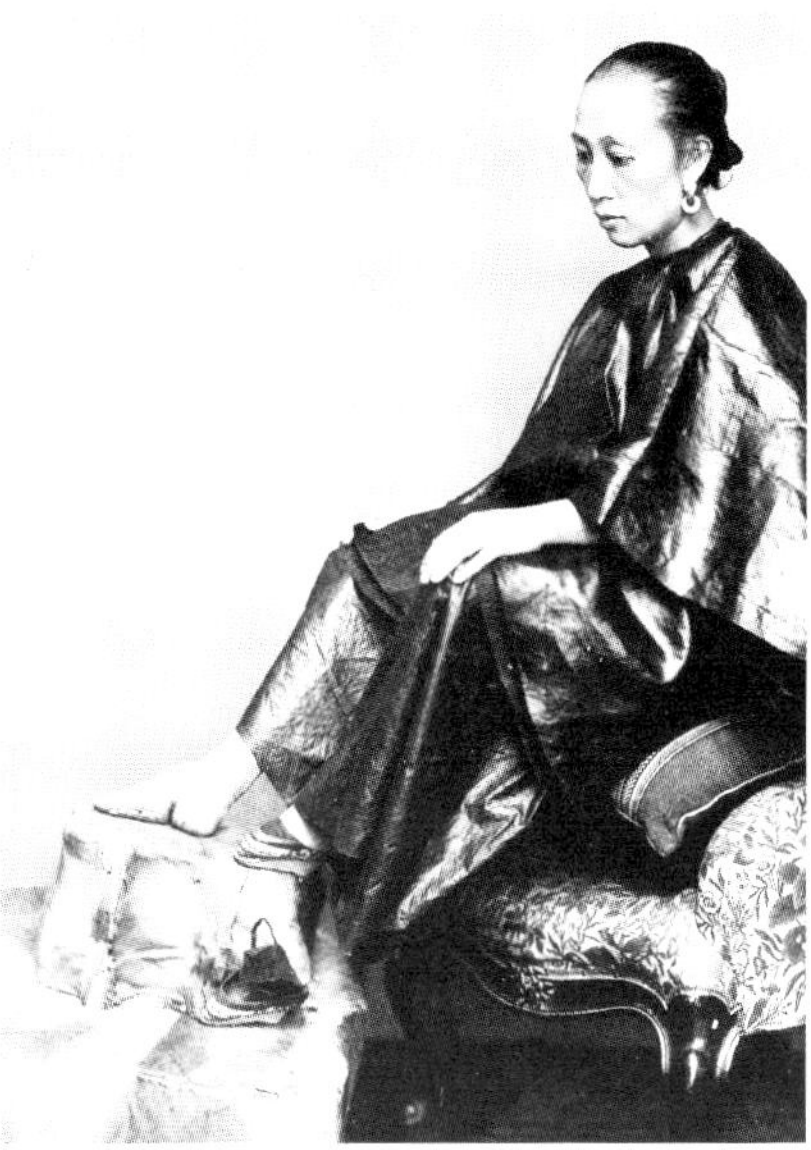

中国では1000年ものあいだ、上層階級の娘たちは永久に足がつぶれるまで、無理やり足を固く縛られた。

中国の纏足は一〇世紀に始まって、それから一〇〇〇年以上もつづいた。驚いたことに、これがじつに野蛮な習慣だということで禁止されたのは、二〇世紀の初めになってからである。

纏足は次のように行われた。

幼児期の娘は、自由に走りまわることができるが、まもなく、一般に六歳ないし八歳になると、足の指と足の裏を結びつけられて、激痛に苛《さいな》まれる。

まず、足は湯で洗い清めて、揉《も》みほぐされる。次に、幅五センチ、長さ三〇五センチの包帯が四本の細い指に巻かれて、指を容赦なく折り曲げていく。

それから、包帯は踵にきつく巻きつけられて、折れ曲がった指と踵が近づくように引き寄せる。残りの包帯は、足が広がって、元の状態にもどることがけっしてないよう、ぐるぐると巻きつけられる。拇指だけがこの手荒な扱いを免れて、縛られずに済んだ。

泣き叫ぶ少女は叩かれた。足を無理やり新しい形に慣れさせるために、痛くても、押しつぶされた足で歩くよう強制された。二週間ごとに、新しい靴を履かされて、そのたびに靴は前より〇・二五センチずつ短くなっていった。

とても信じられないことだが、目標は、足の長さを正常の三分の一にまで縮めて、千金に値する「七・六センチの金の蓮《ゴールデン・ロータス》」にすることだった。

このような娘たちは大人になるまでに、足に永久の障害が出て、まともに歩けなくなり、身体の自由もほとんど利かなくなった。

これは、奇形が社会にもたらす思いがけない贈り物だった。彼女たちは超小型の女らしい足をもつばかりか、文字通り、夫から離れられなくなった。そのうえ、いかなる肉体労働もできないのは明らかであったので、高い身分をたえず示すことにもなった。

二〇世紀に、中国の近代化と高級官吏社会の一掃によって、女性をこのような不自由に陥れる異常な習慣はようやく廃絶された。

ハイヒールに執着する男

中国の纏足《てんそく》が好まれる理由のひとつは、セックスと関係があった。小さな足は、それを崇める男性たちから、「金の蓮《ゴールデン・ロータス》」と呼ばれたが、これにはいくつか変わった点で、エロティックな意味があった。

纏足女を愛する男たちは、セックスの前戯の最中に、女の足にキスするだけでなく、実際に足ごと口に入れて、貪《むさぼ》るように吸うと言われていた。もっとサド的な男は性交中、女の萎《な》えた足をきつく握って、悲鳴を上げさせて楽しんだ。

さらに、両足を合わせると、捻じ曲がった形が穴をつくるので、それを膣の象徴として使うことができた。実際の膣も、纏足によるぎこちない歩き方でさらに良くなると言われた。「女性の足が小さければ小さいほど、膣の襞《ひだ》も素晴らしくなる」

「金の蓮《ゴールデン・ロータス》」については、このような異様にエロティックな考えのほかに、纏足女性の無力さを考えるだけで、何となく性的興奮を覚えるというのもあった。身体の一部を縛られて、彼女たちは男の意のままに、幾世紀も辛い目にあわされてきた。

中国以外のどこであろうと、足が一般に象徴するものは、たとえ束縛の要素はなくとも、セックスにまつわるものが多い。非常に大きな足をした男はペニスも大きく、非常に小さな足をした女は膣も小さいと、広く信じられてきた。けれども、これは足のサイズにおける生物学上の性差を単純展開したにすぎない。

靴はたびたび女性の性器のシンボルとして使われてきた。そしてこれこそが「靴に住んでたお婆さん」が（言い換えれば、彼女の生活は、性器を中心に動いていた）、「子どもが多くててんてこまい」になった理由である。

これはまた、新婚旅行に出発するカップルの車のうしろに靴が結びつけられたり、情熱的な男性が愛する貴婦人の靴でシャンペンをよく飲んだ理由を説明している。

古いフランスの伝統によれば、夫と末永く幸せに暮らしたいと願う花嫁は、結婚式で履いた靴を決して捨てたりせずに、取っておかねばならないという。そしてシチリア島の花婿を探す娘たちは、いつも枕の下に靴を置いて寝た。

このような習慣は、靴とセックスとの象徴的なつながりを裏付けている。

靴と足はどちらもそれ自体が、これらを愛するフェティシストたちの不思議な世界では重要な役割を果たす。

女性の靴に性的執着を示す男性たちにとって、彼らが耽溺《たんでき》する靴のスタイルはたいてい、踵が非常に高くて錐《きり》のように先の細い、極端な形をしたハイヒールにかぎられる。奇妙な性的空想の世界で、このデザインの靴は、自虐的な男性マゾヒストに対する残忍な武器となり、彼を支配する女性パートナーは、とがったヒールで彼の身体を踏みつける。

裸足は、一風変わった性愛対象物の役目を果たす。キスされ、愛撫され、舐《な》められ、しゃぶられる。これに取《と》り憑《つ》かれた男性は、従属的な立場に立つこともあれば、そうでないこともある。

支配的な女性パートナーの足元でちぢこまり、彼女の命令にしたがって彼女の足に仕えるのかもしれない。あるいはまったく逆に、彼のほうが優位にたち、彼女の足を口にあてて、快感の域を超えるほどに感じさせ、無力な女性パートナーを優しくいたぶるのかもしれない。または、サド・マゾ的な要素はなく、通常の前戯がいっそう刺激的になるよう、女性の裸足が撫でられ、キスされるのかもしれない。

大半の人たちにとって、慎《つつ》ましい足にこれほどまでの性的関心を示すのは、実に奇異に感じられる。なにしろ足はほとんど一日じゅう、バクテリアや菌類をも増殖させる革の覆いで包まれているのだから。足の匂いはたいへん広範囲におよぶので、それを抑えるための特別な製品まで売られている。これは足のエロティック度を少しも上げない。

それでは、どうして一部の人たちは、構造上性差のないこの身体部位に、それほど性的刺激を感じるのか？　ほかならぬその道の達人、カサノヴァは、なにゆえに「性欲旺盛《おうせい》な男性は、女性の足にとりわけ惹きつけられる」と言ったのか？

答えはふたつ。ひとつは、臭腺などの性をイメージさせるものと関係がある。足には、その人に関する個人的な信号を発する特殊な皮脂腺がある。私たちが裸足で歩けば、どこに行こうと、自然に、それぞれ固有の香りを残すことになる。今日でも、ある部族民はこの香りを嗅《か》ぎわけられるので、道の匂いをクンクン嗅いで、そこを誰が、いつ通ったのかを当てることができる。これがこじつけに思われるなら、ブラッドハウンド犬が二四時間前の人間の匂いを、三マイル以上も離れたところから、その間に縦横に残る、ほかの強い匂いを無視して、わずか一八分で追跡できるということは覚えておくべきだ。

私たちが衣服をまだ身につけていなかった太古の昔には、人間の足に備わる、この匂いの信号装置にはかなり効用があったのだが、現代の都市生活ではすっかり様変わりしてしまった。風通しの悪い靴の中では、バクテリアが急速に繁殖し、匂いの分泌物はすぐに消えてしまう。毎日、履物を取り替えて足を洗わないと、この快い自然な匂いはたちまち損なわれ、足は悪臭を放ちだす。

現代生活の重圧や不安を感じるとき、手のひらが汗ばんでいるのに気づくことがあるが、靴に包まれた足も同じように汗をかくことまではわからない。水分は、自然が意図したとおりに蒸発できないので、足は辛い思いをすることになる。

したがって、多くの人々が足にキスしたり爪先をしゃぶるなんて、エロティックで心そそられるどころか、不愉快きわまりないと考えるのも不思議ではない。現代人の足を本来あるべき状態より、とかく陥りがちな状態のものと見なしているのだ。

足は寝室で靴の牢獄《ろうごく》から解放されて、浴室で洗い清められ、愛する人の愛撫を受けるために差し出されると、まったく異なる性的誘いとなる。足は突然、自然が意図したとおりのかぐわしい対象物となり、足との親密な接触は、その足をもつ女性にとっても、彼女に優しく気を遣う男性にとっても、刺激的になり得る。

足にはこの原始的な魅力のほかに、事の最中に象徴的に誘因する力もある。女性の爪先をしゃぶることで、好色な男性に、唇で巨大な乳首や、特大のクリトリス、あるいは女性の舌までも覆い隠しているような感覚を抱かせる。

こうした象徴的な同一視は、人によっては、不自然に思うかもしれないが、さまざまな精神医学の研究から、性的刺激を受けた瞬間に、身体の一部が簡単にほかの器官の「身体構造上の投影」になることは、よく知られている。性的に興奮した頭の中で、唇は陰唇に、口腔は膣に、硬い指は男根に、胸は尻になる。

さらに、前戯が行われているあいだ、女性の足は何も感じないわけではない。キスされ、しゃぶられ、舐められると、かなり敏感になる。靴から解放された足は、激しい性欲をかきたてる接触に、はっきりとした反応を示す。オーガズムに達しているあいだ、爪先が大きく開き、あるいは固く丸まって、足が絶頂の極みにもだえる身体の動きに精いっぱい合わせようとしているように見える。

要約すれば、女性の足は最近まで、おぞましい扱いを受けてきたにもかかわらず、その持ち主と相手の男性のどちらにとっても、大昔と変わらぬ強力なエロティックな部位となっている。

靴の数は富の証

足のエロティックな側面はさておき、男女の性に関係ない場では、女性の足は高い身分を誇示するための身体局部として、たびたび使われてきた。これにはいくつかの形態がある。たとえば異国風の高価な靴や、金の足首飾り、宝石をはめ込んだ、足指用リング、足指の爪に時間をかけて施される装飾。

格別身分の高い女性の中には、収集する靴の数で、権力や富を示してきた人たちもいる。最近では、フィリピンの「鉄のおしゃれ女」イメルダ・マルコスが顕著な一例で、彼女は新しい靴を買いに、絶えず世界を旅行した。噂によれば、三〇〇〇足余りの靴をもち、それをマニラのマラカニアン宮殿の五つの部屋に収納していたという。彼女は夫とともに政権を追われたあとで、部下の生活必需品よりも「自分の足を満足させるほうを優先させた」として訴えられた。彼女は「愛と感謝のシンボル」として集めてきたのだと反論し、とにかく、靴は一〇六〇足だけで、三〇〇〇足もないと主張した。

不思議なことに、一〇六〇足のうちの一二二〇足が、先ごろオープンしたフィリピン履物博物館に現在、展示されているので、概算すると、マルコス夫人は今日までに、新たに二〇〇足余りの収集にこぎつけたことになる。

さらに度を超えていたのが、ナポレオン三世の妃となった、王女ウジェニーの場合で、彼女は一度履いた靴は二度と履かなかった。幸い、彼女の足はたいへん小さかったので、毎日脱ぎ捨てられてゆく靴は、まとめて養護施設に送られ、裸足の少女たちに履いてもらうことができた。

身分の高い女性たちの履物の中でも、おそらくもっとも桁外《けたはず》れな例が、二〇〇三年春、ロンドンのハロッズに展示された。『オズの魔法使い』でドロシーが履いていた、魔法のルビーの上靴にヒントを得て、特別に紡いだプラチナ糸に六四二個のルビーがちりばめられた、デザイナー、スチュアート・ヴァイツマンによる、錐のように細い踵の、赤いハイヒールである。これは、一〇〇万ポンド（約一五〇〇万ドル）で売り出された。

最後に、かつての異常に小さな足に対する強い憧れは痛ましい習慣であり、それは今もって、私たちに影響をおよぼしていることを認めねばならない。

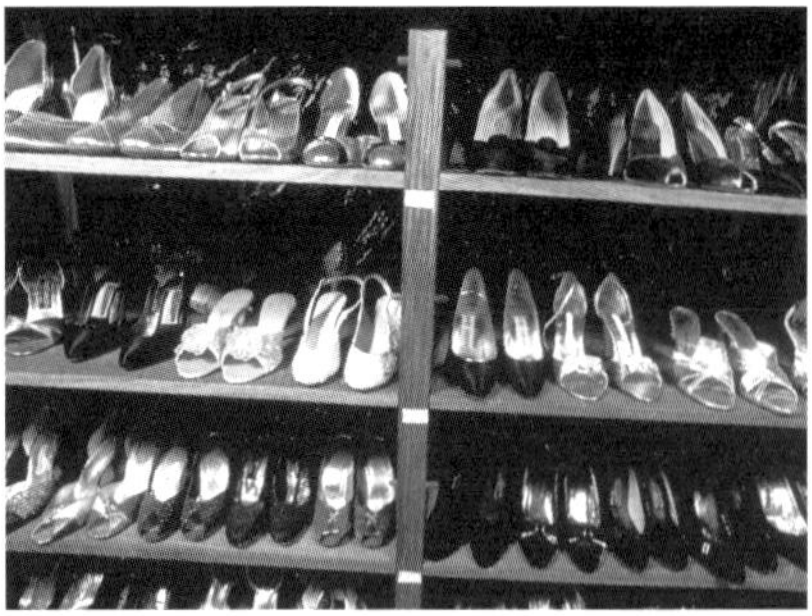

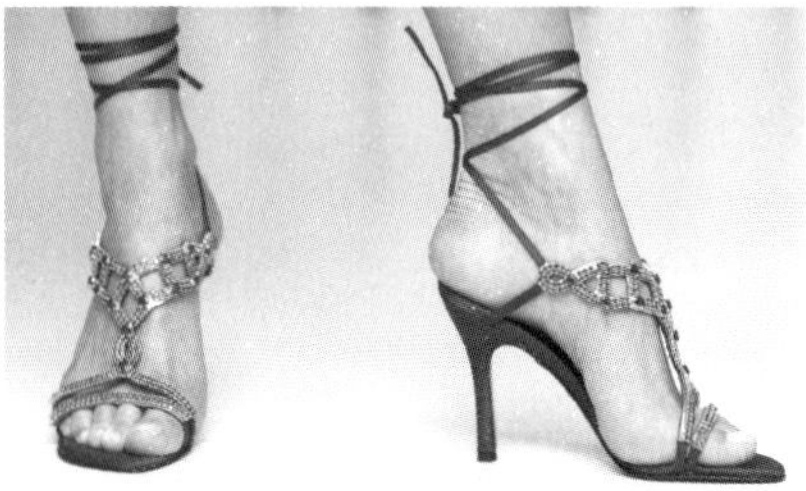

上流婦人の中には、収集する靴の量で権力や富を誇示する人たちもいた。イメルダ・マルコスは世評によれば、3000足以上もの靴を所有していた（上）。2003年に展示された、上流婦人の履物の最たる桁外れな一例が、オズの魔法使いの魔法のルビーの上靴にヒントを得て、特別に紡いだプラチナ糸に642個のルビーがはめこまれた、デザイナー、スチュアート・ヴァイツマンの、踵が錐のように細くて高いハイヒール。100万ポンド（約1500万ドル）で売り出された（下）。

斬新な靴のデザイナーたちは、流行を追う女性客に、またしても残酷な要求を突きつけようとしている。

魅惑的な靴はますます幅が狭く、爪先もいっそう細くとがって、二〇〇三年には、靴は今後、これまでよりもさらに二〇パーセント、幅が狭く、先も鋭くとがるだろうと言われた。それで、アメリカの一部の女性たちを、新しい美容整形法である「細い足指の切除」に駆り立ててしまった。

足治療士たち（足の手術の専門家）はこれまで、この種の治療を施すことを拒否してきたのだが、そのうちの何人かは、小さな骨を切除して第二指か第三指を短くするという、それほど荒療治でもない施術に応じるようになった。そのおかげで、女性たちは足を小さく見せてくれるデザイナー・シューズに、切断してもらった足を押し込むことができる。シンデレラは生きているのだ。

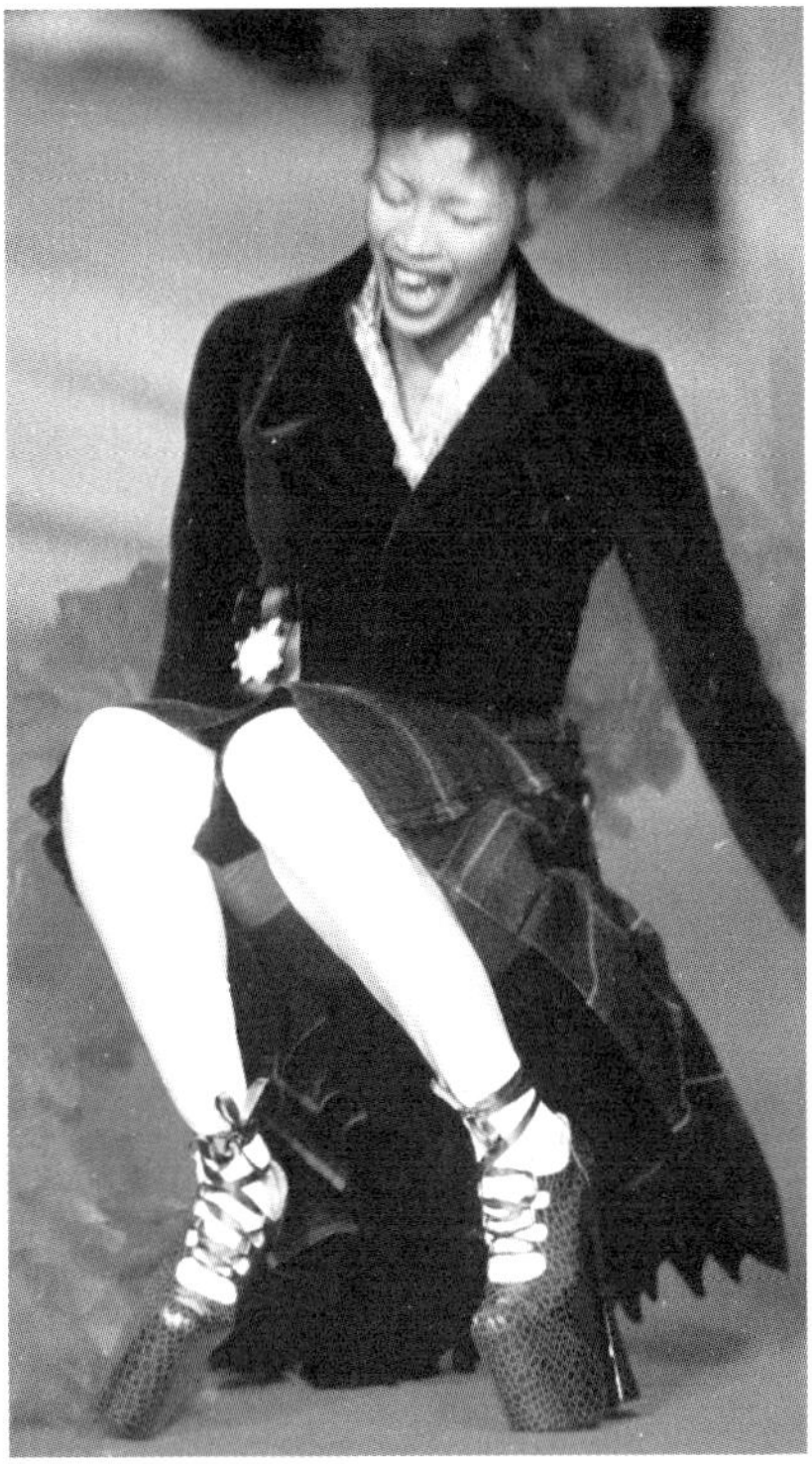

ファッション・デザイナーたちは、実際に女性が歩かねばならないということまでは考えに入れていないようだ。モデルがバランスを失ってしまうほど、異様に履きづらい靴もある。

参考文献

進化

Morris,Desmond. The Human Sexes.(Network Books,London,1997).
〔羽田節子訳・日高敏隆監修『セックスウォッチング』小学館〕
〔小林清衛編注『人間の行動とその歴史：男と女の未来のために』金星堂〕

頭髪

Aurand,A.Monroe. Little-Known Facts about the Witches in OurHair.Curious Lore about the Uses and Abuses of Hair Throughout the World in all Aages.(Aurand Press,Harrisburg,1938).
Berg,Charles. The Unconscious Signigicance of Hair.(Allen and Unwin, London,1951).
Cooper,Wendy. Hair：Sex,Society,Symbolism.(Aldus Books,London,1971).
Corson,Richard. Fashions in Hair.(Peter Owen,London,1965).
〔藤田順子訳『西洋髪型図鑑』女性モード社〕
Macfadden,Bernarr. Hair Culture.(Macfadden,New York,1939).
McCracken,Grant. Big Hair: A journey into the Transformation of Self.(Indigo,London,1997).
〔成実弘至訳『ヘア・カルチャー：もうひとつの女性文化論』PARCO出版〕
Powers,Rosemary. 'The Human Form in Palaeolithic Art.(Modern Geology'.19, pp.109-346,1994)
Severn,Bill. The Long and Short of It. Five Thousand Years of Fun and Fury Over Hair.(David McKay,New York,1971).
Sieber,Roy. Hair in African Art and Culture: Status,Symbol and Style.(Prestel Publishing,New York,2000).

Trasko,Mary. Daring Do's.A History of Extraordinary Hair.(Flammarion, Paris,1994).
Woodforde,John. The Strange Story of Fales Hair.(Routledge,London,1971).
Yates,Paula.Blondes. A History From Their Earliest Roots.(Putnam,New York, 1984).
Zemler,Charles De.Once over Lightly, the Story of Man and his Hair. (Author,New York,1939).

眉

Cosio,Robyn,and Robin,Cynthia. The Eyebrow.(ReganBooks,New York,2000)
Herrera,Hayden. Frida: a Biography of Frida Kahlo.(HarperCollins,New York, 1983).〔野田隆・有馬郁子訳『フリーダ・カーロ：生涯と芸術』晶文社〕
Lavater,J.C. Essays on Physiognomy.(John Murray,London,1789).
Parker,Nancy,and Kalish,Nancy. Beautiful Brows: the Ultimate Guide to Styling,Shaping,and Maintaining Your Eyebrows.(Three Rivers Press,New York,2000).

耳

Mascetti,Dniela,and Triossi,Amanda. Earrings from Antiquity to the Present. (Thames and Hudson,London,1999).

目

Argyle,Michael,and Cook,Mark. Gaze and Mutual Gaze.(Cambridge University Press, Cambridge,1976).
Cross,Richard. Mood-Provoking Visual Stimuli.(UCLA,1965).

Eden,John. The Eye Book.(Viking Press,New York,1978).
〔大須賀二子訳『これだけは知っておこう目の新知識』白揚社〕
Elworthy,Frederick Thomas. The Evil Eye.(John Murray,London,1895).
〔奥西峻介訳『邪視』リブロポート〕
Gifford,Edward S. The Evil Eye.(Macmillan, New York,1958).
Hess,Eckhard H. The Tell-Tale Eye.(Van Nostrand Reinhold, New York,1975).
Maloncy,Clarence. The Evil Eye.(Columbia University Press, New York,1976).
Potts,Albert M. The World's Eye.(The University Press of Kentucky,1982).
Walls,Gordon Lynn. The Vertebrate Eye.(Hafner, New York,1967).

鼻

Gilman,Sander L. Making the Body Beautiful. A Cultural History of Aesthetic Surgery.(Princeton University Press,New Jersey,1999).
Glaster,gabrielle. The Nose: A Profile of Sex, Beauty and Survival.(Simon and Schuster,New York,2002).

頬

Baird,John F. Make-up.(Samuel French,New York,1930).
Bates,Brian,and Cleese,John. The Human Face.(BBC Books,London,2001).
Brophy,John. The Human Face.(Harrap,London,1945).
Brophy,John. The Human Face Reconsidered.(Harrap,London,1962).
Izard,Carroll E. The Face of Emotion.(Appleton-Century-Crofts,New York,1971).
Liggett,John. The Human Face.(Constable,London,1974).
〔山本明・池村六郎共訳『人相：顔の人間学』平凡社〕
McNeill,Daniel. The Face: a Guided Tour.(Liitle Brown & Company, London,1998).

Picard,max. The Human Face.(Cassell,London,1931).

唇

Anon. Lips in Art.(MQ Publications,London,2000).

Ragas,Meg Cohen,and Kozlowski,Karen. Read My Lips: a Cultural History of Lipstick.(Chronicle,San Francisco,1978).

口

Beadnell,C.M. The Origin of the Kiss.(Watts and Co.,London,1942).

Blue,Adrianne. On Kissing: from the Metaphysical to the Erotic.(Weidenfeld & Nicolson,London,1996).〔阿尾正子訳『キス、キス、キス！：だれも知らない「口づけ」のアレ・コレ』原書房〕

Garfield,Sydney. Teeth,Teeth,Teeth.(Arlington Books,London,1972).

Huber,Ernst. Evolution of Facial Musculature and Facial Expression.(Johns Hopkins Press,Baltimore,1931).

Morris,Hugh. The Art of Kissing.(Doubleday,London,1977).

Perella,Nicholas James. The Kiss,Sacred and Profane.(University of California Press,Berkeley,1969).

Phillips,Adam. On Kissing,Tickling,and Being Bored.(Faber and Faber, London,1993).

Tabori,Lena. Kisses.(Virginia,London,1991).

首

Dubin,Lois Sherr. The History of Beads.(Thames and Hudson,London,1995).

腕

Comfort,Alex. The Joy of Sex.(Crown,New York,1972).
〔安田一郎・青木日出男訳『ジョイ・オブ・セックス：完全版』河出書房新社〕
Friedel,Ricky. The Complete Book of Hugs.(Evans,New York,1998).
Stoddart,Michael D. The Scented Ape.(Cambridge University Press, Cambridge,1990).
Watson,Lyall. Jacobson's Organ.(Penguin Books,London,2000).
〔旦敬介訳『匂いの記憶：知られざる欲望の起爆装置：ヤコブソン器官』光文社〕

手

Groning,Karl. Hande; beruhren,begreifen,formen.(Frederking & Thaler, Munich,1999).
Harrison,Ted. Stigmata: A Medieval Mystery in a Modern Age. (Penguin Books,New York,1996).
Lee,Linda,and Charlton,James. The Hand Book.(Prentice-Hall,New Jersey, 1980).
Morris,Desmond. The Human Sexes.(Network Books,London,1997).
〔羽田節子訳・日高敏隆監修『セックスウォッチング』小学館〕
〔小林清衛訳『人間の行動とその歴史：男と女の未来のために』金星堂〕
Napier,John. Hands.(Allen and Unwin,London,1980).
Sorrell,Walter. The Story of the Human Hand.(Bobb-Merrill Co., Indianapolis,1968)
Ward,Anne,et al. The Ring,from Antiquity to the Twentieth Century (Thames and Hudson,London,1981)
Wilson,Frank R. The Hand.(Vintage Books,New york,1999).

胸

Anon. Breasts in Art.(MQ Publications,London,2000).

Ayalah,Daphna,and Weinstock,Issac J. Breats.(Hutchinson, London,1980).

Burr,Timothy. Bisba.(Hercules Publishing,New Jersey,1965).

Holledge,James. The Cult of the Bosom. The Ups and Downs of the Bosom Over the Ages.(Horwitz,Sydney,1966).

Latteier,Carolyn. Breasts:The Women's Perspective on an American Obsession.(Haworth Press,Binghamton,NY,1998).

Levy,Mervyn. The Moons of Paradise: Reflections on the Breast in Art.(Arthur Barker,London,1962).

Niemoeller,A.F. The Complete Guide to Bust Culture.(Harvest House, New York,1939).

Prose,Francine,et al. Master Breasts.(Aperture Foundation, New York,1998).

Snoop,Fabius Zachary. From The Monotremes to the Maddonna. A study of the breast in culture and religion.(John Bale & Co.,London,1928).

Spiegel,Maura,and Sebesta,Lithe. The Breast Book: an Intimate and Curious History.(Workman,New York,2002).

Stoppard,Miriam. The Breast Book.(Penguin Books,New York,1996).

Wilson,Robert. Book of the Breas.(Playboy Press.Chicago,1974).

Witkowski,G.-J. Anecdotes historiques et religieuses sur les seins (A. Majoine,Paris,1903).(French text study of women's breasts in history and a rt).

Yalom,Marilyn. A History of the Breast.(Alfred A. Knopf,New York,1997).
〔平石律子訳『乳房論』筑摩書房〕

ウエスト

Bulwer,John. A View of the People of the Whole World.(William Hunt, London,1654).

Fontanel,Beatrice. Support and Seduction.(Harry N.Abrams, New York,1997).

Fowler,Orson S. Intemperance and Tight Lacing.(Fowlers and Wells,New York,1846).

Lord,William Barry. The Corset and the Crinoline.(Ward,Lock & Tyler, London,1868).

Moore,Doris Langley. The Woman in Fashion.(Batsford,London,1949).

Sante,Madame de la. The Corset Defended.(Carler,London,1865).

Steele,Valerie. The Corset: a Cultural History.(Yale University Press,New Haven,2001).

Waugh,Norah. Corsets and Crinolines.(Batsford,London,1954).

Zilliacus,Benedict. The Corset.(Helsinki,1963).

腹

Flugel,J.C. The Psychology of Clothes.(Hogarth Press,London,1930).

Hobin,Tina. Belly Dancing.(Duckworth,London,1982).

Laver,James. Modesty in Dress.(Heinemann,London,1969).

背中

Draspa,Jenny. Bad Backs & Painful Parts.(Whitefriars,Chester,1996).

Inglis,Brian. The Book of the Back.(Ebury Press,London,1978).

恥毛

Kiefer,Otto. Sexual Life in Ancient Rome.(Routledge,London,1934).
〔大場正史訳『古代・ローマ風俗誌』桃源社〕

Licht,Hans. Sexual Life in Ancient Greece.(Routledge,London,1932).

Manniche,Lise. Sexual Life in Ancient Egypt.(Kegan Paul International,London, 1987).〔酒井伝六訳『古代エジプトの性』法政大学出版局〕

性器

Bryk,Felix. Circumcision in Man and Woman: Its History, Psychology and Ethnology. (American Ethnological Press,New York,1934).

Chalker,Rebecca. The Clitoral Truth. The Secret World at your Fingertips.(Seven Stories Press,New York,2000).

Denniston,George C. and Milos,Marilyn Fayrc. Sexual Mutilations: a Human Tragedy.(Plenum Press,New York,1997)

Dingwall,Eric John. The Girdle of Chastity.(Routledge,London,1931).

Ensler,Eve. The Vagina Monologues.(Villard Books,New York,1998).
〔岸本佐知子訳『ヴァギナ・モノローグ』白水社〕

Fisher,Seymour. The Female Orgasm.(Allen Lane,London,1973).

Frankfort,Ellen. Vaginal Politics.(Quadrangle Books, New York,1972).

Ladas,Alice Kahn,et al. The G Spot, and other recent discoveries about human sexuality.(Holt,Rhinehart and Winston,New York,1982).

Loughlin,Marie H. Hymeneutics. (Associated University Presses,London, 1997)

Lowry,Thomas P. The Classic Clitoris: Historic Contributions to Scientific Sexuality.(Nelson-Hall,Chicago,1978).

Ridley,Constance Marjorie. The Vulva.(Saunders,Philadelphia,1975).

Salmansohn,Karen. The Clitourist: A Guide to One of the Hottest spots on Earth.(Universe Publishers,New York,2002).
Schwartz,Kit. The Female Member.(Robson Books,London,1989).
Walker,Alice,and Pratibha,Parmar. Warrior Marks：female genital mutilation and the sexual blinding of women.(Harcourt Brace,New York,1993).
〔ヤンソン柳沢由美子　日本語字幕監修『戦士の刻印：女性性器切除の真実』発行者不明（映像資料）〕
Weir,Anthony,and Jerman,James. Images of Lust：Sexual Carvings on Medieval Churches.(Batsford,London,1986).

尻

Aubel,Virginia(ed.). More Rear Views.(Putnam,New York,1984).
Hennig,Jean Luc. The Rear View.(Souvenir Press,London,1995).
Tosches,Nick. Rear View.(Putnum,New York,1981).

脚

Anon. Sheer Silk Leg.(J & G Trading Co.,London,1970s).(Described as 'a fetish magazine for those appreciative of the sensual properties of long legs,stockings and heels'.)
Karan,Donna,et al. The Legs.(Thames and Hudson,London,1998).
Platinum. Footwork.(Star Distributors,New York,1990).(Described as 'a magazine for foot and leg worshippers'.)

足

Anon. Foot Steps.(Holly Publications,North Hollywood,California,1989).
Arnot,Michelle. Foot Notes.(Sphere Books,London,1982).

Gines,Doug(ed.). Kiss Foot, Lick Boot: Foot,Sox,Sneaker & Boot Worship. (Leyland Publications,San Francisco,California,1995).

Jackson,Beverly. Splendid Slippers: a Thousand Years of an Erotic Tradition.(Ten Speed Press,Berkeley,California,1997).

Levy,Howard S. Chinese Footbinding.(Neville Spearman,London,1966).

Vanderlinden,Kathy. Foot: a Playful Biography. (Douglas & McIntyre,New York,2003).

Wigglesworth,Linda. The Sway of the Golden Lotus.(Chinese Costumes and Textiles,London,1996).(Catalogue for the exhibition of a collection of Chinese shoes for bound feet.)

全般

Angier,Natalie. Woman: An Intimate Geography.(Little Brown,London, 2000).

Baron-Cohen,Simon. The Essential Difference.(Allen Lane,London, 2003).

Biss,Hubert E.J. Atlas of the Anatomy and Physiology of the Female Human Body.(Baillier,Tindall & Cox, London,1951).

Boston Women's Health Collective. Our Bodies, Ourselves: A Book By And For Women.(Simon & Schuster,New York,1976).

〔日本語版翻訳グループ訳『からだ・私たち自身』松香堂書店〕

Broby-Johansen,R. Body and Clothes.(Faber,London,1968).

〔中田満雄訳『着装の歴史：人間と衣服の相関』文化出版局〕

Campbell,Anne(ed.). The Opposite Sex: the Complete Guide to the Differences Between the Sexes.(Ebury,London,1989).

Cassou,Jean,and Grigson,Geoffrey. The Female Form in Painting.(Thames and Hudson,London,1953).

Comfort,Alex. The Anxiety Makers. (Nelson,London,1967).

Comfort,Alex. The Joy of Sex.(Crown,New York,1972).
〔安田一郎・青木日出男共訳『ふたりだけの愛のよろこび』双葉社〕
Davis,Kathy. Reshaping The Female Body. (Routledge,New York,1995)
Davine,Elizabeth. Appearances.A Complete Guide to Cosmetic Surgery. (Piatkus,Loughton,1982).
Dickinson,Robert Latou. Human Sex Anatomy.(Williams & Wilkins, Baltimore,1949).〔現代性科学研究会訳『人体性解剖学図譜』美学館〕
Dolezal,Seemanthini Niranjana. Gender And Space : Feminity,Sexualization And The Female Body.(Sage Publications,New Delhi<Editors>,2000).
Ford,Cellan S., and Beach,Frank A. Patterns of Sexual Behaviour.(Eyre & Spottiswoode,London,1952).〔小原秀雄訳『動物と人間の性行動』新思潮社〕
Fryer,Peter. Mrs Grundy.Studies in English Prudery.(Dennis Dobson,London, 1972).
Gabor,Mark. The Pin-up, a Modest History.(Pan,London,1972)
Gamman,Lorraine,and Makinen,Merja. (Female Fetishism. New York University Press, New York,1995).
Gardiner,Leslie E. Faces,Fegures and Feelings.(Burstock Courtenay Press, Brighton,1971).
Garland,Madge. The Changing Form of Fashion.(Dent,London,1970).
Ghesquiere,J.,et al. Human Sexual Dimorphism.(Taylor & Francis London, 1985).
Gifford-Jones,W. On Being A Woman.(McMillan,New York,1971).
Goldman,George D.,and Milman,Donald S. <editors>. Modern Woman: Her Psychology & Sexuality.(Charles C. Thomas, Springfield,Illinois,1969).
Goldstein,Laurence<ed.>. The Female Body:Figures,Styles,Speculations. (University of Michigan Press, Ann Arbor,1991).

Goodman,W.Charisse. The Invisible Woman: Confronting Weight Prejudice in America. Gurze Books,Carlsbad, C.A., 1995).
Groning,Karl. Decorated Skin.(Thames and Hudson,London,1997).
Guthrie,R.Dale. Body Hot Spots.(Van Nostrand Reinhold, New York,1976).
Halcs,Dianne. Just Like a Woman.(Virago Press,London,1999).
Jacobus,Mary,Keller,E. F.,and Shuttleworth S. <Eds.>.(Body/Politics. Women and the Discourses of Science.Routledge,London,1990).
〔田間泰子・美馬達哉・山本祥子監訳『ボディー・ポリティクス：女と科学言説』世界思想社〕
Jennings,Thomas. The Female Figure in Movement.(Watson-Guptill Publications, New york,1971).
Katchadourian,Herant A.,and Lunde,Donald T. Biological Aspects of Human Sexuality.(Holt,Rinehart & Winston, New York,1975).
Kiefer,Otto. Sexual Life in Ancient Rome.(Routledge,London,1934).
〔大場正史訳『古代・ローマ風俗文化史』桃源社〕
Kinsey,Alfred C., et al. Sexual Behavior in the Human Female.(Saunders,Philadelphia,1953).
〔朝山新一等共訳『人間女性における性行動』コスモポリタン社〕
Kraft-Ebing,Richard von. Psychopathia Sexualis.(Pioneer,New York,1946).
〔現代性科学研究会訳『異常性愛の心理』美学館〕
Kupfermann,Jeanette. The MsTaken Body.(Robson,London,1979).
Lang,Theo. The Difference Between a Man and a Woman.(Michael Joseph, London,1971).
〔泉ひさ訳『男と女のちがい：性染色体からの出発』黎明書房〕

Lanson,Lucinne. From Woman to Woman: A Gyndecologist Answers Questions About You and Your Body.(Alfred A. Knopf, New York,1975).
〔池上千寿子編訳『ランソン先生のからだの本』亜紀書房〕

Licht,Hans. Sexual Life in Ancient Greece. (Routledge,London,1932).

Lloyd,Barbara,and Archer,John.(eds.). Exploring Sex Differences. (Academic Press,London,1976).

lloyd,charles W. Human Reproduction and Sexual Behavior. (Kimpton,London, 1964). 〔藤井久四郎他訳『性と生殖の医学：その基礎と臨床』医歯薬出版〕

Maccoby, Eleanor(ed.). The Development of Sex Differences.(Tavistock,London, 1967). 〔青木やよひ他訳『性差：その起源と役割』家政教育社〕

Markun,Leo. The Mental Differences Between Men and Women: Neither of the sexes is to an Important Extent Superior to the Other.(Heldeman-Julius Publications,Girard,Kansas,1927)

Masters,William.H.,and Johnson,Virginia,E Human Sexual Response. (Churchill,London,1966)〔謝国権、ロバート・Y・竜岡共訳 『人間の性反応』池田書店〕

Masters,William.H.,Johonson,Virginia.E.,and Kolodny,Robert C. Sex and Human Loving.(Little Brown,Boston,1985).

McDowell,Colin. Dressed to Kill.(Hurchinson,London,1992).

Montagu,Ashley. The Natural Superiority of Women. (Allen and Unwin, London,1954).
〔田中寿美子訳『女性：この優れたるもの』法政大学出版局〕
〔中山善之訳『女はすぐれている』平凡社〕

Moor,Doris Langley. The Woman in Fashion.(Batsford,London,1949).

Morris,Desmond. The Naked Ape.(Jonathan Cape,London,1967).
〔日高敏隆訳『裸のサル：動物学的人間像』角川書店〕

Morris,Desmond．The Human Zoo.（Jonathan Cape,London,1969）．
〔矢島剛一訳『人間動物園』新潮社〕
Morris,Desmond．Intimate Behaviour.（Jonathan Cape,London,1971）．
〔石川弘義訳『ふれあい：愛のコミュニケーション』平凡社〕
Morris,Desmond．Manwatching.（Jonathan Cape,London,1977）．
〔藤田統訳『マンウォッチング』小学館〕
Morris,Desmond,et al．Gestures.（Jonathan Cape,London,1979）．
〔多田道太郎、奥野卓司訳『ジェスチュア』筑摩書房〕
Morris,Desmond．The Book of Ages.（Jonathan Cape,London,1983）．
〔日高敏隆訳『年齢の本』平凡社〕
Morris,Desmond．Bodywatching.（Jonathan Cape,London,1985）．
〔藤田統訳『ボディウォッチング』小学館〕
Morris,Desmond．Bodytalk.（Jonathan Cape,London,1994）．
〔東山安子訳『ボディートーク：世界の身ぶり辞典』三省堂〕
Morris,Desmond．The Human Animal.（BBC Books,London,1994）．
〔中村保男訳『舞い上がったサル』飛鳥新社〕
Morris,Desmond．Human Sexes.（Network Books,London,1997）．
〔羽田節子訳・日高敏隆監修『セックスウォッチング』小学館〕
〔小林清衛編注『人間の行動とその歴史　男と女の未来のために』金星堂〕
Morris,Desmond．Body Guards.（Element Books,Shaftesbury,1999）．
〔鏡リュウジ監訳『世界お守り大全：ビジュアル版』東洋書林〕
Morris,Desmond．Peoplewatching.（Vintage,London,2002）．
Morgan,Peggy（ed.）．The Female Body: An Owner's Manual.（Rodale Press,Emmaus,Pennsylvania,1996）．

Nicholson,John. Men and Women.How Different are They? (Oxford University Press,New York,1993).
〔村上恭子訳『男は女より頭がいいか：なぜ男が社会を支配してきたのだろう』講談社〕
Parker,Elizabeth. The Seven Ages of Woman.(Johns Hopkins,Baltimore,1960).
Ploss,Herman Heinrich,et al. Woman. An Historical,Gynaecological and Anthropological Compendium.(Heinemann,London,1935).
Prevention Magazine, The Female Body.(Rodale Press,Emmaus,Pennsylvania,1996).
Psychology Today, The Female Experience.(Psychology Today, Del Mar, California,1973).
Rilly,Cheryl. Great Moments in Sex.(Three Rivers Press,New York,1999).
Robinson,Julian. Body Packaging: a Guide to Human Sexual Display.(Elysium, Los Angeles,1988).
St.Paige,Edward. Zaftig: the Case for Curves.(Darling and Co,Seattle,1999).
Sherfey,Mary Jane. The Nature and Evolution of Female Sexuality (Random House,New York,1972).
Short,R.V.,and Balaban E. (eds.)The Differences Between the Sexes.(Cambridge University Press,New York,1994).
Shorter,Edward. A History of Women's Bodies. (Allen Lane,London,1983).
〔池上千寿子・太田英樹訳『女の体の歴史』 草書房〕
Steele,Valerie. Fashion and Eroticism.(Oxford University Press,New York,1985).
Steele,Valerie. Fetish: Fashion,Sex and Power.(Oxford University Press,New York,1996).

Stewart,Lea P.,et al. Communication Between the Sexes: Sex Differences and Sex-Role Stereotypes.(Gorsuch Scarisbrick,Scottsdale,1986).

Thesander,Marianne. The Feminine Ideal.(Reaktion Books,London,1997).

Turner,E.S. A History of Courting.(Michael Joseph,London,1954).
〔高野弥一郎訳『恋愛とその成功法』東京ライフ社〕

Walker,Alexander. Beauty in Woman Analysed and Classified.(Thomas D.Morison,Glasgow,1892).

Warner,Marina. Monuments and Maidens: The Allegory of the Female Form. (University of California Press,Berkeley,2001).

Wildeblood,Joan. The Polite World.(Davis-Poynter,London,1973).

Woodforde,John. The History of Vanity.(Alan Sutton,Stroud,1995).

Wykes-Joyce,Max. Cosmetics and Adornment;Ancient and Contemporary Usage.(Philosophical Library,New York,1961).

PICTURE CREDITS

【頭髪】P30：quarius Library　P31：Magnum Photos/Ferdinando Scianna　P35：Rex Features/Still Press Agency.　P39：Gettyimages/Hulton Archives　P42：Powerstock.com/ E Bernager　P43：Perou/www.perouinc.com.　【額】P59：Rex Features　P59：Gettyimages/Maurizio Cigognetti　P61：AKG Images　P63：Hutchison Library/Sarah Errington　P64：Corbis/Bettmann　P65：Rapho/Francoise Huguier　【耳】P76：Royal Geographical Society/C Boulanger　P77：Robert Estall Photo Library/Carol Beckwith/Angela Fisher　P78：Rex Features/Mark Campbell　【目】P85：Rex Features/Richard Jones　P97：Photolibrary.com.　P98：Powerstock.com/Baldomero Fernandez.　P99：Topham Picturepoint/IMAS　P101：Colin Campbell　P103：Aquarius Library　【鼻】P116：Eye Ubiquitous/Bennett Dean　P117：Robert Estall Photo Library/ Angela Beckwith/Carol Beckwith　【頬】P128上：Robert Estall Photo Library/Carol Beckwith　P128下：Magnum Photos/Bruno Barbey　P129：Popperfoto.com.　P131：Eye Ubiquitous/Frank Leather　【唇】P133：Gettyimages/Robert Daly　P136上：Hutchison Library/Michael Macintyre　P136下：Gettyimages/Paul Chesley　P137：Kobal Collection　P144：Gettyimages/Jacques Jangoux　P145：Corbis/Hulton Deutsch Collection　P147：Rex Features　【口】P159：Rex Features　【首】P167：Hutchison Library/Michael Macintyre　P169：Photolibrary.com.　P170：Corbis/Jeremy Horner　P171：Robert Estall Photo Library　【肩】P179：Perou/www.perouinc.com　P183：Corbis/Pierre Vauthey　【腕】P191：Katz Pictures　P197：Rex Features　P201：Hutchison Library/Michael Macintyre　【手】P205：Hutchison Library/Michael Macintyre　P219：Topham Picturepoint/Image Works　P223：Topham Picturepoint/Image Works　【乳房】P245：theartarchive　P246上：Gettyimages/Hulton Archive　P246下：Gettyimages　P247：Kobal Collection　P249：Corbis Sygma/Stephane Cardinale　【ウエスト】P255上：Mary Evans Picture Library　P255下：Corbis/Archivo Iconografico, S.A.　P257：Corbis/Eric Robert　【腰】P267：Gettyimages/ Ron Chapple　P269：Topham Picturepoint　【腹部】P275：Rex Features/Yael Tzur　P279：Robert Estall Photo Library/Carol Beckwith　【背中】P289：Magnum Photos/Eve Arnold　P291：Rapho/Laurent Monlau/Marie-Jose Crespin's jewellery ornaments, fashion stylist from Dakar, Senegal　P295：Photolibrary.com.　【恥毛】P308：Rex Features　P309：Rex Features　P313：Magnum Photos/Thomas Hoepker　【尻】P350：Rex Features/Juergen　P351上：Rex Features/ Edward Hirst　P351下：Rex Features　P353：Katz Pictures/FSP　【脚】P365：Topham Picturepoint　P372：Topham Picturepoint/PA　P373：Rex Features　【足】P385：AKG Images　P392上：Rex Features/SIPA Press　P392下：Topham Picturepoint/PA　P393：Rex Features

ブックデザイン／菊地信義
本文ＤＴＰ／昭和ブライト
校正／秦　玄一
編集協力／前嶋裕紀子

《小学館》
編集／吉田兼一
制作／山崎法一
資材／苅谷直子
宣伝／庄野　樹
販売／奥村浩一

ウーマンウォッチング

THE NAKED WOMAN

2007年3月7日　初版第一刷発行

著　者　デズモンド・モリス
訳　者　常盤新平
発行人　佐藤正治
発行所　株式会社 小学館
〒101-8001 東京都千代田区一ツ橋2-3-1
電話　編集☎03-3230-5617
販売☎03-5281-3555
印刷所　凸版印刷株式会社
製本所　牧製本印刷株式会社

ISBN 978-4-09-693016-8 Shogakukan, Inc